정영화 · 이경란 역

Larry R. Churchill ·
Joseph B. Fanning · David Schenck 저

What Patients Teach
The Everyday Ethics of Health Care

좋은 의사
나쁜 의사

환자들이 체험으로 말하다

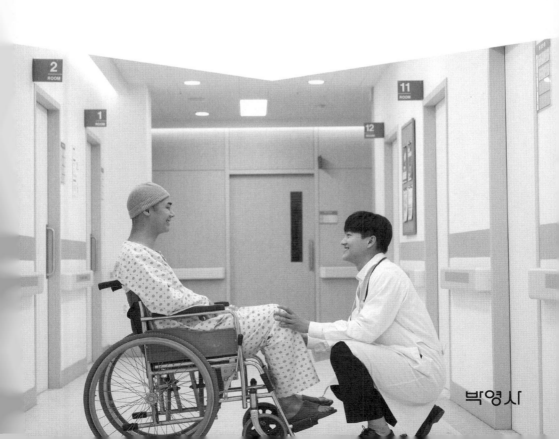

박영사

인간의 뛰어남이 담고 있는 특별한 아름다움은
바로 그 **취약성**에 있다.

마사 누스바움 『선량의 취약함』 2, 핀다르의 『네메아』 해석

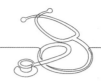

역자의 말

　우리는 어느 날 문득 이 세상에 왔다. 우리의 의도와는 상관없이 낯선 이 세상에 던져졌다. 누가 맘먹고 우리를 이곳으로 데려왔는지 원래 짜인 각본대로 그렇게 되었는지 그것도 모른 채 하여튼 우린 여기에 와 있다. 기왕에 여기에서 우리가 살아야 하고 우리의 존재가 그런 거라면 잘 살다 가는 것이 우리의 역할일지 모른다. 잘 살다가 다시 우리가 온 곳으로 되돌아가는 것이 우리의 운명인 듯하다.

　누구나 이 세상에 태어나면 제멋대로 한바탕 웃으며 살아간다. 앞으로 닥쳐올 위기를 짐작도 못한 채 제멋대로 산다. 하지만, 우리 모두는 누구나 끝내 취약한 존재가 되고 만다. 언젠가는 병을 얻거나 다쳐서 환자가 된다. 이게 삶일진대 누가 그 매정함을 탓하랴.

　환자가 되면 우린 어쩔 수 없이 병원을 찾는다. 고약한 냄새 때문에 고개를 돌리던 병원이 이젠 고향집 같다. 뻣뻣하던 의사와 간호사의 얼굴이 그리워진다. 내가 이리 아픈데 설마 나를 외면하진 않겠지. 내 얼굴이 이처럼 간절한데 어찌 내 앞에서 냉랭하게 고개를 돌릴 수 있겠어. 혹시 너무 바빠서 그런다 해도 난 괜찮아. 내 병을 고칠 수만 있다면 모두 다 참을 수 있어. 그렇다. 위기를 맞아 마음이 연약해진 우리는 다 감수할 수 있다. 내 몸이 예전처럼 돌아올 수만 있다면 아무것도 문제가 되지 않는다. 병을 얻은 환자는 치유만을 간절히 바랄 뿐이다.

녹록하지 않은 길을 뚫고 진료실을 찾는다. 의사를 만나야 뭔가 하소연을 할 수가 있을 것 같다. 그런데 심장이 말을 듣지 않는다. 제멋대로다. 뛰는 가슴을 도저히 가라앉힐 수가 없다. 뭐가 그리 무서운지 모르겠다. 잘못한 게 하나도 없는데 꼭 누가 날 잡으러 오는 것 같다. 의사와는 눈을 맞출 수가 없다. 그래도 간호사가 나을 것 같아 그녀에게 맥없이 미소를 보낸다. 흐르는 침묵이 두렵다. 컴퓨터 화면을 보는 의사의 눈길을 기다리는 내 맘이 애처롭다. 환자는 어렵게 의사에게 도움을 청한다. 거절당할까 두렵다. 부디 앞에 있는 의사와 간호사가 나의 치유를 위해 노력할 결심을 해주길 두 손 모아 빈다. 의사와 간호사도 잘 알고 있다. 왜 이렇게 힘든 공부를 했는지, 어떤 마음으로 이 일을 시작했는지, 여기에 있는 이유가 무엇인지 너무나도 잘 안다. 우리의 목표는 환자의 치유이다. 이제 남은 일은 하나, 환자와 의료진이 마음을 맞추는 일이다. 아무리 서로의 목표가 똑같고 모두 그럴 마음이 있다고 해도, 상호간에 마음을 맞추지 못하면 원하는 성과를 얻을 수 없다. 효율적인 진료를 위해 가장 중요한 건 의사-환자 간의 긴밀하고 긍정적인 상호관계인 것 같다.

진료실에서는 누가 뭐래도 의사가 주도권을 가진다. 고객이 왕이라고 환자가 최우선이라고 쉽게들 말하지만, 그게 사실이라고 믿는 환자나 환자 가족은 없을 것이다. 진료의 목적이 환자의 의학적인 문제를 효율적으로 해결하는 데 있기 때문에, 진료실에서는 의사가 가지고 있는 지식과 정보가 절대적이다. 따라서, 도움을 청하는 입장에 있는 환자는 의료진의 전문적인 지식과 기술을 빌리는 대가로 자신의 권리를 유보하게 된다. 의사들은 이런 힘의 불균형을 자칫 잘못 이해함으로써 환자를 오랫동안 함께 걸을 동반자로 생각하기보다 이끌고 가야 할 대상으로 취급하기 쉽다. 이와 같이 잘못된 의사의 판단과 태도는 환자를 진료과정에서 소외시키는 결과를 초래함으로써 의사-환자 간 상호작용을 방해하는 가장 큰 장애물이 된다.

긍정적인 의사-환자 관계가 형성되지 못하면, 끝내 효율적인 진료를 기대할 수 없다. 그리고, 만족스럽지 못한 진료 성과는 진료실 갈등을 유발할 수 있을 뿐만 아니라, 환자로 하여금 의사와 진료실을 떠나겠다는 결심을 하도록 만들 수도 있다. 의료인들은 반드시 기억해야 한다. 환자가 자신의 권리를 유보하면서 의료인들과 병원에 힘을 실어주는 일은 환자가 어떤 이유로든 병원을 떠나겠다고 결심하는 순간 물거품이 된다는 사실을 잊지 말아야 한다. 더욱이, 환자가 떠나면 의사도 없고 병원도 없다는 사실을 외면하지 말아야 한다.

이 책은, 장기간 질환과의 여정을 걸어온 환자들이 자신들과 관계를 맺었던 다양한 의료인들, 특히 의사들을 기억하며 인터뷰한 내용들을 정리한 것이다. 환자들은 특히 자신들과 의료인들과의 관계에 대해 자세하게 서술한다. 감동스러웠던 순간은 물론 섭섭했던 관계에 대해서도 솔직하게 털어놓는다. 의사의 잘못된 태도를 일깨워주고 진정 유익한 상호관계가 무엇인지를 가르쳐 준다. 의술의 의미는 물론 인간으로서의 진정한 삶도 가르쳐준다.

이들의 가르침은 때론 감사하고 때론 아프지만, 한마디 한마디가 모두 다 너무나 소중하다. 특히 진료실에서 주도권을 가지고 있는 의사들에게 더없이 귀한 지침을 제공한다. 저자들은 그 내용을 대표할 수 있는 제목으로 "What Patients Teach: The Everyday Ethics of Health Care"를 사용했다. 우리는 이 책의 내용을 모두 번역한 후에 적절한 제목을 찾기 위해 다각도로 생각했다. 그리고 끝내, 이 번역서의 제목이 의사-환자 관계의 중요성을 강조할 수 있으면 좋겠다는 판단을 했다. "좋은 의사 나쁜 의사: 환자들이 체험으로 말하다"는 이런 고심 끝에 선정한 제목이다.

환자들의 가르침은 준엄하다. '나쁜 의사'가 자신들의 가르침을 외면한다면, 환자들은 단호하게 회초리를 들 것이다. 의사가 의사일 수 있는 기회마저 빼앗을지 모른다. 환자들의 가르침은 따뜻하다. '나쁜 의사'가 자신들의 가르침을 진지하게 받아들여 '좋은 의사'로 탈바꿈한다면, 환자들은 뜨거운 박수와 함께 감사의 포옹으로 다가올 것이다. 마음을 활짝 열고 감동의 스토리를 함께 만들어 갈 것이다. 환자들의 가르침은 창조적이다. '좋은 의사'가 그 따뜻한 체온을 쉬지 않고 동료 의료인들과 세상에 전파한다면 환자들은 그에게 하염없는 애정과 존경을 보낼 것이다. 그리고, 그들은 이런 훌륭한 의사들과 함께 따뜻하고 효율적인 진료실 그리고 한층 밝아진 세상을 만들어나갈 것이다.

임상의사로 살아온 40여 년을 되돌아보면, 수많은 환자들의 맑고 밝은 얼굴이 떠오른다. 얼마나 고마운 일인지 모른다. 비좁고 혼잡한 진료실에서 부족한 의사와 함께해준 환자들께 다시 한번 감사드린다. 환자들의 가르침에 고개를 숙인다. 풋내기 의사를 채찍으로 가르쳐서 오랫동안 임상의사로서 보람을 느끼며 살 수 있도록 해준 나의 환자들 아니 나의 스승님들께 큰절을 올린다. 더불어, 큰 가르침을 주신 환자들께 이 책을 바친다.

환자들이 장기간 걸어온 질환과의 여정은 물론 그들의 마음속 깊은 곳으로부터 울려 퍼지는 부르짖음을 생생하게 표현하기 위해 임상의사의 오랜 경험과 함께 사람과 삶이 좋아 소설에 파묻혀 살아온 인문학자가 어렵게 마음을 맞추었음을 밝혀둔다. 또한, 사랑하는 아내 이경란 박사의 격려와 너그러운 동료애가 없었다면 감히 이 책을 완성할 수 없었을 것이라는 사실도 수줍게 밝히고 싶다.

2023년 여름
여의도공원을 걸으며
정영화

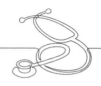

감사의 말

우리는 이 책에 다양한 방식으로 기여한 다음의 여러 분들께 감사를 표한다. 밴더빌트 통합건강센터 책임자인 Roy O. Elam 은 우리가 이 연구를 수행할 수 있도록 재정적 지원을 아끼지 않았고, 우리가 연구를 진행하는 동안 우리를 꾸준히 격려해주었다. 옥스포드 대학교 출판부의 Peter Ohlin과 그의 가장 유능한 동료인 Lucy Randall은 출판 과정의 모든 일들이 원활하게 진행되도록 도와주었다. Katie Haywood는 원고의 서식을 만드는 데 뛰어난 기술을 발휘해주었다. 그가 아니었다면 원고를 이렇게 훌륭하게 준비할 수 없었을 것이다. Jessica Ryan은 원고의 최종 버전을 최고의 솜씨로 편집해주었다. 처음부터 우리의 목적을 이해했던 Kathryn Montgomery는, 그녀가 이전에 발간했던 우리의 책인 『치유자』에서 했던 것처럼, 우리의 계획서와 원고를 꼼꼼하게 검토해 주었다. 결정적인 단계에서 우리 원고에 대해 빈틈없는 논평을 해준 Howard Brody, 예리하고 솔직한 편집 작업으로 우리를 도와준 Allison Adams에게 감사를 드린다. 노스캐롤라이나주 그린스보로의 호스피스 및 완화의료(HPCG) 센터 의료책임자인 Juan-Carlos Monguilod와 다른 행정직원들은 호스피스 환자들 14명과의 인터뷰를 하는 데 귀중한 도움을 주었다. 우리 연구에 대해 환자들과 가족들에게 설명하고 그들로부터 동의서를 받아준 HPCG의 뛰어난 사회복지사들인 Holly Bessey, Anne Batten, Debbie Garner, Beth Mills, 그리고 Madara Shillinglaw에게 특별한 감사를 드린다.

『치유자』를 위한 인터뷰에 응해 주시고, 그 후에 우리가 인터뷰할 환자들의 명단을 우리에게 제공해준 의사들에게 감사를 드린다. 통상적인 치료의 풍부함과 지혜에 대한 Ruel Tyson의 가르침은 수십 년 동안 우리의 기준점이었다. 밴더빌트 대학교의 생의학윤리와 사회를 위한 센터에서 일하는 학자들과 교사들, 그리고 특히 센터 책임자인 Keith Meador에게 감사드린다. 색인 작업을 도와준 동료 Paula DeWitt, 그리고 우리를 늘 웃게 해주는 유능하고 쾌활한 조교 Denise Lillard에게 고맙다고 말해주고 싶다.

누구보다 우리가 가장 큰 빚을 지고 고개 숙여 감사해야 하는 이들은 우리의 인터뷰를 허락해준 환자들과 우리 인터뷰 계획이 차질 없이 진행되도록 도와준 그들의 가족들이다. 우리들이 그들의 통찰력 중 일부나마 받아 적을 수 있었다면 우리는 대만족이다.

Larry Churchill은 이 프로젝트에서 재미와 배움을 얻은 것에 대해 공동 저자인 Joe와 David에게 감사를 표한다. 그리고, 가까운 곳에 있든 먼 곳에 있든, 살아 있든 이미 고인이 되었든 간에, 그가 사는 동안 그를 겸손하게 하고 지속적으로 영감을 준 모든 가족들께 감사를 드린다. 특히, 늘 그렇듯이, Sande에게 감사를 표한다.

Joseph Fanning은 상호성에 기반을 둔 가르침과 웃음, 엄격함 그리고 경이로움으로 가득 찬 독서 모임에 대해 공동 저자인 Larry와 David에게 감사를 표한다. 그리고, 언제나 격려를 아끼지 않았던 그의 부모 Tom and Gail Fanning에게도 감사를 드린다. 더불어 매일 밤 집에서 그를 포옹으로 맞이해준 아이들, Ben, Mia, 그리고 Willa에게 고마움을 전한다. 마지막으로, Carrie의 호기심과 동료애에 감사한다.

David Schenck는 현상학과 생명윤리가 서로를 풍요롭게 할 수 있다는 사실을 깨닫게 해준 Dick Zaner에게 감사한다. 스토리들을 듣고 또 들어준 Kelia Culley에게 고마움을 표한다. 끝으로, Polanyi가 말한 바와 같이, 심층 연구에 필수적인 유쾌함을 경험하게 해준 공동 저자 Larry와 Joe에게 한없는 감사를 드린다.

| 차 례 |

붙이는 글 · 253

들어가는 글

『좋은 의사 나쁜 의사(What Patients Teach)』는 우리 삶에 꼭 필요하지만 아직까지 충분히 탐구되지 않았던 질문에 대한 해답을 얻으려 한다. 환자는 치료를 위해 의료진과 관계를 맺을 때 어떤 문제를 중요하게 생각하는가? 우리는 이 질문으로부터 일련의 관련된 질문들을 떠올릴 수 있다. 임상의사의 어떤 특성이 환자의 치유에 긍정적인 관계를 만들 수 있고 어떤 특성이 이러한 관계를 방해하는가? 의사-환자 간의 관계가 어떻게 임상 상황 밖의 환자의 삶 속에서 표출되는가? 우리는 언제 환자의 목소리에 귀를 기울이는가? 그리고, 여기서 얻은 경험들이 의학윤리와 생명윤리에[슬기로운 환자생활을 위한 지침을 마련하는 데] 어떤 교훈을 주는가? 이 책은 이러한 질문들에 대해 체계적이고도 상세한 해답을 찾아보려고 한다.

우리의 연구는 한 환자의 인터뷰로부터 출발한다. 이 사례는 우리가 이 책에서 소개하고 해석하려는 인터뷰들의 범주를 나누는데 중요한 지침을 제공하였다. 환자는 지금까지 여러 의사들을 만나왔고 수많은 약물들을 복용해왔다. 그리고, 그 약물들 중 대다수는 고용량이었다. 그는 근위축성 측삭경화증, 다시 말해 루게릭병 (ALS: amyotrophic lateral sclerosis; Lou Gehrig's disease)으로 진단받았다. 그는 처음 진단을 받고 매우 놀라고 당황했다. 그래서 곧바로 다른 의사를 찾아가 도움을 청했다. 다음의 인용문에서 환자는 새로 찾은 의사와의 첫 만남에 대해 자세히 설명한다.

난 그때 쇼크 상태였습니다. 그냥 앉아서 그[의사]를 쳐다보았습니다. 그가 나를 보며 말했습니다. "아시다시피 ALS일 수 있습니다…. 하지만 아닐 수도 있습니다. 이 약들을 보십시오… 그것들은 약의 부작용일 수 있습니다." 그러고 나서 그는 또 나를 보며 얘기했습니다. "지금까지 누가 당신의 체중에 대해 말한 적이 있습니까?" 그때 난 그의 말을 당장 멈추게 하고 싶었습니다. 그런데 의사는 계속해서 말했습니다. "당신은 지금 수많은 약물들을 사용하고 있습니다. 그런데, 그 가운데에는 체중조절을 위해서 반드시 끊어야 하는 그런 약물들이 있습니다."

환자의 이야기는 이어진다.

난 체중조절에 관심이 있었지만 그 문제에 짜증이 났던 것도 사실이었습니다. "제발 내가 먹는 것에 대해 더 이상 언급하지 말아 주십시오." 그러나, 의사는 **나**에 대해서 그리고 **내 삶**에 대해서 말을 계속했습니다. 그때 나는 크나큰 갈등의 구렁텅이 속에 빠져 있었던 것 같습니다. 그리고, 이런 감정들을 음식으로 달래고 있었습니다. 외로웠습니다…. 그런데 이번에 만난 의사가 처음으로 이 문제에 관심을 가지고 물어 주었던 것입니다.

몇 주일이 지나지 않아서 이 환자는 집중 체중관리프로그램에 들어갔다. 그리고, 복용하던 대부분의 약들을 끊거나 용량을 줄였다. ALS 증상도 사라졌다. 그때의 상황에 대해 환자가 정리해서 말했다.

그는 나에 관한 모든 것을 알고 싶어 했습니다. 검사결과만을 확인하려 하지 않았습니다. 내 말을 들어보십시오. 난 그를 만날 때마다 그에게 모든 것을 다 말할 수 있었습니다…. 내 생각에 그는 정말로 내 삶을 구원해 주었습니다. 그는 나에게 진짜 의사였습니다.

이 책의 특징

이 책은 네 가지 특징을 가지고 있다. 첫째, 우리가 해석하고 결론을 이끌어내는 데 이용한 환자 인터뷰는 경험에 기초하고 있다. 둘째, 우리는 질환과 그것이 상징하는 삶의 취약성을 가끔 나타나는 이상소견이 아니라 인간을 곤경에 빠뜨리는 핵심으로 이해한다. 셋째, 이 책은 일상적인 관계 역학을 통상적이고 지배적인 "거대 결정" 모델이 아니라 의료윤리에 필수적인 무엇으로 표현한다. 마지막으로, 이 책에서는 통상적인 임상적 만남의 윤리적 구조와 리듬에 대해 환자들이 이해하는 대로 취약성과 반응성에 초점을 맞추어 자세하게 기술하고 있다. 간단히 말해, 우리는 의료윤리의 핵심 가치들이 생명윤리학자들과 의료인들에 의해 제대로 분석되고 확립되어 있다고 인정할 수 없다. 그렇기 때문에 우리는 이에 대해 좀 더 적절하게 해석하고자 한다.

이 책의 제목을 보면 책에 담길 내용과 핵심 논쟁거리를 짐작할 수 있을 것이다. "좋은 의사 나쁜 의사(What Patients Teach)"라는 제목에서, 환자가 자신의 주치의와의 관계를 어떻게 인식하고 있는지, 특히 의사의 전문적인 기술과 약물이나 외과적 처치에 더해 이러한 관계가 치유인자로서 치료에 얼마나 중요한 역할을 하는지에 대해 우리에게 말하는 바를 자세히 기술할 것이라는 사실을 충분히 짐작할 수 있을 것이다. 그리고 또한, 부제로 제시한 "일상적 의료윤리(The Everyday Ethics of Health Care)"라는 문구에서 이것들이 근본적으로 윤리적 관심사이고 일상적으로 일어나는 일들이라는 사실을 이해할 수 있을 것이다. 유감스럽게도 이런 윤리적 측면들이 일상적으로 고려되고 있지 않은 것이 현실이지만, 이들은 거대 담론이나 중요한 윤리적 결정을 내릴 때에만 적용되는 것은 아니다. 중환자실에서 생명유지장치를 떼려고 하는 경우나 이식프로그램에서 장기가 부족한 경우와 같이 드라마나 극적 시나리오의 영역에서만 이와 같은 윤리적 고려를 하는 것이 아니다. 대부분의 임상적 면담에서 환자-의사 관계는 어쩔 수 없이 치료효과에 영향을 주게 마련이다. 그리고, 그 과정에 어떤 일들이 묵시적이거나 암암리에 벌어질 수 있지만, 여기에는 언제나 도덕적 측면이 존재한다. 큰 결정을 하지 않더라도, 우리가 누구이며 무엇을 하고 있는지에 대한 윤리적 고려가 필요하다. 위에 인용한 인터뷰에서 강조한 바와 같이, 의사-환자 관계는 언제든지 상황을 더 좋게 혹은 더 나쁜 방향으로 흘러가게 만들 수 있다. 의사-환자 관계의 윤리적 속성은 앞으로 우리가 주의를 기울이려고 하는 윤리적 관심사의 배경이 될 것이다.

우리가 연구를 결심한 이유

우리 저자들은 의과대학교의 대형 의료원에서 일하는 교원들이고, 우리의 교육, 연구 그리고 진료는 대부분 임상 상황의 윤리학에 초점이 맞추어져 있다. 병원에서 우리는 매우 다양한 임상 상황에서 윤리적 자문에 응하거나 이를 위해 대기하고 있다. 이런 활동을 하면서 우리는 환자와 가족들이 직면하는 매우 도전적인 상황들을 마주하게 된다. 우리는 사례들을 자문하면서 어떻게 하면 상황이 좀 더 개선될 수 있을까 우리 스스로에게 되묻는 때가 종종 있다. 좀 더 구체적으로 말하면, 치료과정에서 환자와 가족들이 필요로 하는 것들을 우리가 세심하게 청취하고 보살핀다면 임종 관리와 치료가 어떤 모습으로 변할까 하고 자문해 본다. 만약 우리가 가족과 의료진 간의 동반자관계를 발전시키는 데 좀 더 지속적인 관심을 가져왔다면 이들 사이의 신뢰에 손상이 덜했을까? 경과에 대해 좀 더 일찍 솔직하게 알려주었다면 "곤경에 처한" 가족들이 덜 힘들었을까? 우리가 좀 더 지속적으로 윤리적 자문을 해주었다면 환자 가족과 의료진이 서로 이해하는 관계를 공고하게 맺을 수 있지 않았을까? 또한 우리는, 이 분야에 종사하는 다른 분들과 마찬가지로, 우리가 환자, 가족 그리고 의료진과 당면한 과제들을 풀어나갈 때 생명윤리의 기본 원칙을 얼마나 무시해왔는지 다시 한번 더 반성했다. 우리가 자문한 문제의 윤리적 측면을 "자율성 존중", "유익성", "무해성"과 "정의"의 문제로 되돌아볼 때 우리가 문제해결에 도움을 주지 못했음을 반성했다. 경우에 따라, 사례의 윤리적 문제들이 오히려 신뢰 관계의 와해, 환자와 가족의 가치에 대한 불충분한 고려, 치료계획으로의 연결 실패 혹은 시기 선택과 조절의 문제, 즉 총체적으로 "의사소통" 문제로 이해되는 경우가 있었다. 물론, 중환자에 대한 대리 결정을 내릴 경우와 같이 자율성에 대해 심각한 의문이 제기되는 때도 있었다. 그러나, 대부분의 경우에 문제들은 이보다 좀 더 가벼워 다른 윤리적 척도를 이용하여 성공적으로 분석할 수 있었다. 가장 흔히 마주친 문제들을 표현하자면, 한마디로 현대적 의료 전달체계의 문제라고 할 수 있는 복잡한 병원 내 상호관계망 속에서 구성원들 간에 나타나는 태도와 행동의 부적절성 그리고 목표와 목적을 달성하지 못함으로써 발생하는 불협화음이라고 정리할 수 있다. 우리가 보기에 이런 문제는 병실은 물론 외래에서도 흔히 나타나는 것 같다. 이런 분석을 바탕으로 우리는 환자들의 목소리에 귀 기울일 수 있는 기회를 만들기 위해 그리고 환자들과 대화를 나눈 후에 흔히 발생하는 이러한 관계 문제를 해결할 수 있는 더 나은 윤리적 개념과 방법을 찾아내기 위해 우리가 가진 최대한의 역량을 쏟아붓기로 하였다.

우리는 이 책을 데이비드 쉔크와 래리 R. 처칠이 2012년에 출간한 『치유자: 뛰어난 임상의사들(Healers: Extraordinary Clinicians at Work)』의 후속서 혹은 자매서라고 생각한다.[1] 『치유자』에서는 50명의 임상의사들을 대상으로 시행한 인터뷰를 통하여, 치료에 성과가 있었던 환자들과 관계를 형성하는 데 있어서 무엇이 핵심 요소였는지에 대해 조사하여 그 결과를 기술하고 분석하고 있다. 이제, 우리의 동료 조셉 B. 패닝과 힘을 합하여, 이 쌍둥이 책의 후속편인 환자 측면의 보고서를 쓴다.[2] 우리는 이 책이 의사, 간호사, 건강관리사, 다양한 분야의 상담사, 종교인, 사회복지사, 생명윤리 자문역 등, 직업적으로 환자와 관련된 일을 하는 이들에게 도움이 될 것으로 믿는다.

연구방법과 발표

이 책을 위한 연구를 수행할 목적으로 『치유자』 연구에 참여했던 십여 명의 임상의들로부터 각각 4명에서 6명씩의 환자들을 소개받아 환자 관점에서 본 스토리들을 얻었다. 정보제공자들에 관해 좀 더 자세히 설명하면, 우리는 확실한 목적을 가지고 있었기 때문에, 깊이 생각하고 명확하게 표현할 수 있는 환자, 다양한 치료를 위해 의사들로부터 많은 진료를 받았던 환자, 무슨 일이 일어났고 무슨 일이 일어나지 않았는지를 파악할 수 있는 환자를 선별하려고 노력하였다. 그 결과 우리는 총 1,600페이지 이상의 인터뷰 기록을 얻을 수 있었고 그 기록들이 이 책의 기초자료가 되었다. 환자들은 다양한 질병들을 가지고 있었으며 중증도도 매우 다양하였다. 즉, 암, 당뇨병, 관절염, 대사 증후군, 심부전증, 우울증 등 다양한 질병을 가진 환자들이 대상이 되었다. 환자의 연령도 22세에서 90세까지 다양하였다. 여자가 35예, 남자가 23예였고, 51예가 백인, 7예가 흑인이었다.[3] 대상 환자들 중 14예는 인터뷰 당시 호스피스 치료 중이었다. 그 밖의 연구 방법과 가정에 관한 세부사항들은 부록에 기술해 놓았다.

이 책을 저술함에 있어서 우리는 '반드시 환자들이 자신들의 언어로 말할 수 있도록 허용해야 한다'는 기본 원칙을 따랐다. 우리가 그렇게 생각한 주된 이유는 그들의 표현에 통찰이 담겨 있는 경우가 많았기 때문이다. 게다가 그들의 말에는 다른 어떤 것으로도 표현할 수 없는 순수함과 진정성이 담겨 있었기 때문이다. 우리는 편집을 최소화했다. 가끔 반복된 문구를 삭제하거나 어떤 주제에 대한 말을 시작하고 멈추고 다시 시작하는 순서를 조정하거나 계획되지 않은 대화 과정에 주제에서 약간 벗어난 내용의 일부를 편집하였다. 하지만 일부 문법적 실수, 구어적 표현, 특이한 개별적 표현은 대화를 생생하게 그려낼 수 있도록 하기 위해 그리고 이 작업에 크게 기여한 환자들을 존중한다는 차원에서 그대로 두었다. 이와 같이 우리가 환자들로 하여금 스스로 말하도록 배려했음에도 불구하고, 이 책의 여러 지점에 우리가 해석한 흔적이 존재함을 인정할 수밖에 없다. 선택 과정, 발표, 강조, 그리고 특히 교훈을 이끌어 내는 데에 우리가 개입한 흔적이 있다. 인터뷰를 공정하고 철저히 진행하고 주의를 기울여 해석하려 노력했지만, 다른 해석이 있을 수 있음도 우리는 잘 알고 있다. 진실은 여러 개일 수 있다. 부디 앞으로 다른 연구자들이 이러한 해석 작업을 계속해 주길 진심으로 바란다.

내용

제1장 "환자로 산다는 것"에서는 한 인터뷰로부터 뽑은 10개의 이야기 혹은 장면들을 통해 이 책의 주제들을 소개한다. 첫인상, 정보 전달, 인간적 유대, 배려 같은 주제들은 55개의 인터뷰로부터 가장 흔하게 얻을 수 있는 주제들이다. 우리는 이들 이야기를 통해 시간 경과에 따른 임상적 관계를 유추할 수 있다. 우리는 살면서 환자가 되었을 때에 많은 교훈을 얻기 때문에 이러한 매핑(mapping) 과정

은 중요하다. 질환은 단지 극복해야 하는 그리고 건강해지면 외면해 버리는 장애물이나 일탈이 아니라, 인간의 취약성이라는 삶의 근본적 차원에 관해 특별하게 교훈을 주는 존재이다.

제2장 "임상 공간이 치유에 미치는 영향"에서는 신뢰와 치유를 향상시키고 촉진할 수 있는 관계 기술과 태도에 대해 요약하고 설명한다. 제3장 "잘못된 출발과 자주 겪는 실패"에서는 환자들이 경험한 관계의 실패 사례들, 때에 따라서는 첫 번째 진료부터 관계 실패를 경험한 환자들의 두드러진 대처방식에 대해 이야기한다.

제4장 "세 가지 여정"에서는 우리가 얻은 인터뷰 중에서 가장 감동적이었던 세 개의 내러티브 혹은 이야기를 간단한 소개와 최소한의 분석 및 해설을 덧붙여 소개한다. 여기에서 우리는 질문과 관찰만 하고, 환자들이 마음껏 길게 자신들의 이야기를 풀어놓도록 하였다. "소염제 이부프로펜과 사랑"은 만성 통증 환자가 어떻게 이 질환을 관리하는가에 대한 이야기이다. "주파수 맞추기"는 웰빙에 대한 그리고 의사와의 관계에 대한 또 하나의 모델을 제시한다. 그리고, "우리 모두는 같은 것을 원한다"는 삶을 마무리하는 시간에 경험한 치유에 관한 이야기이다.

마지막 두 장에는 인터뷰에서 얻은 소견들에 대한 우리의 윤리적 분석을 담는다. 여기에서 우리는, 일상적인 진료의 구조, 리듬 그리고 지평을 분석한 결과 의료윤리를 이해하고 이를 적용하기 위해 다른 종류의 핵심 개념이 필요하다고 주장한다. 그리고, 의료윤리에 대한 전문적인 표현들과 생명윤리에 관한 작업들을 널리 알리고 뛰어난 핵심 개념을 이용하여 이들을 재정립할 필요가 있다고 주장한다. 환자중심의 진료를 확립하는 일은 이러한 상호관계를 위한 환자들의 윤리적 토대를 좀 더 공고히 해야만 가능할 것이다.

제1장

환자로 산다는 것

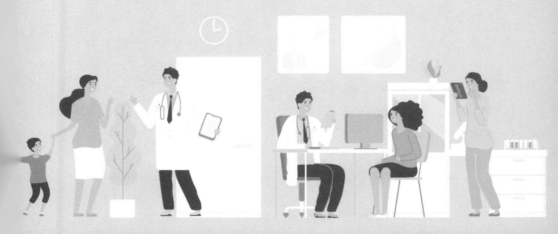

환자로 산다는 것

환자가 된다는 것은 대인관계 측면에서나 윤리적으로 매우 특별한 경험이다. 우리는 이런 경험의 구조, 리듬 그리고 지평을 연구하기 위해 이 책을 썼다. 우리는 환자가 된다는 사실의 구조, 리듬 그리고 지평을 규정함으로써 우리가 삶의 가장 심오한 차원으로 접근할 수 있는 특별한 창을 마련할 수 있을 것이라고 주장한다. 물론 이런 주장은 누구나 인정하는 것이 아니기 때문에 어떤 이들에게는 받아들이기 쉽지 않을 수도 있다. 우리는 일반적으로 건강과 웰빙을 표준 상태로 생각하고 이에 관심을 집중하고 있기 때문에 건강하지 못한 시기에 얻은 통찰을 무시하거나 가볍게 여기는 경향이 있다. 우리의 소망이기 때문에 그렇기도 하겠지만, 우리는 자아감과 윤리적 틀을 지키기 위해 건강을 표준으로 간주하는 경향이 있다. 우리는, 이러한 일반적 경향성에 반해, 환자가 되어 맺게 되는 대인관계와 윤리적으로 배우는 것들이 우리가 어떻게 살아야 하는지에 대해 특히 많은 교훈을 준다고 주장한다. 우리가 이 책을 쓴 목적은 이런 교훈들을 소개하는 것이다. 그렇기 때문에 우리는 도움을 청하고 치유에 영향을 줄 수 있는 관계를 형성하는 경험에 집중하고, 질환에 대한 경험은 너무 많이 언급하지 않으려 한다. 질환 자체나 그 의미에 대해서는 이미 훌륭한 설명들이 많이 존재하기 때문이다.[1] 그러나, 어떻게 치료 관계가 형성되는지, 그 관계가 왜 성공하는지 혹은 실패하는지, 이러한 관계가 어떻게 삶에 대한 특히 윤리적 자기이해에 대한 기본적 신뢰로 나타나는지에 관한 설명은 거의 없는 실정이다. 이런 문제에 대한 해답을 얻어내는 일은 우리가 환자를 머리가 아니라 삶의 템포로 이해하려 할 때, 다시 말해 인간으로 이해하려고 노력할 때, 그때서야 비로소 환자 인터뷰를 연구하고 해석하는 과정을 통해 알아낼 수 있는 작업일 것이다.

여기서 우리가 해야 할 일은 다음 질문에 해답을 얻어내는 것이다. "환자들이 가르치려 하는 바를 충분히 주의 깊게 그리고 귀 기울여 듣는다면 우리는 살아가는 데 도움이 될 만한 새로운 가능성들을 찾아낼 수 있을까?" 혹은 다른 표현으로, "자신이 환자일 때의 삶으로부터 우리는 매일매일 살아나가는 데 도움이 될 만한 어떤 교훈을 얻을 수 있을까?"

우리 모두는 살아가면서 큰 위기를 겪게 마련인데 그중 하나가 우리 자신 혹은 우리와 가까운 누군가가 환자가 되는 일이다. 이런 위기에 처하게 되면 누구나 중대 고비를 맞게 된다. 즉, 삶 자체 그리고 우리 생활의 취약성이 우리로 하여금 환자가 되도록 한다. 환자가 된다는 것이 곧 삶의 실패자가 된다는 것을 의미하지는 않는다. 환자가 된다는 것은 취약한 상태가 되는 직접적이고도 예견되는 상황이다. 그리고 취약성은 본디 삶의 조건이고 심지어는 삶 그 자체라고도 할 수 있다. 그러므로, 환자가 된다는 것을 병적인 상태로 생각해서는 안 된다. 따라서, 임상의사들과 의료인들은 환자가 된다는 것의 의미나 중요성을 독점적으로 해석할 수 있다고 주장해서는 안 된다. 특히 환자가 질환의 경과 중에 겪는 일들의 도덕적 중요성에 대해 얘기할 때에는 더욱더 그렇다.

삶의 취약성은 우리의 모든 인터뷰들을 관통하는 실타래이다. 지난 3년 동안 우리는 인터뷰 대상자들의 삶이 어디서 깨졌는지 그리고 어디서 치유되었는지에 대해 그들이 이야기하는 것들을 들어왔다. 이 두 가지 모두 취약한 상태의 일면이다. 우리는 삶을 가능케 하는 박테리아의 바다 속에서 살아간다. 이 안에서는 우리의 삶뿐만 아니라 모든 생명체의 삶이 가능하다. 하지만, 흔히 그런 것처럼 우리가 박테리아에 너무 의존하게 되면, 그들이 우리에게 대들 경우에 우리는 취약한 상태가 되고 만다. 다시 말해, 우리는 우리가 생각하는 것 이상으로 우리가 살고 있는 세계와 다방면에서 긴밀하게 얽혀 있기 때문에 이들을 구별하거나 이들과 경계를 나누는 일이 불가능한 경우가 드물지 않다. 또한, 우리가 어디에서 얽혀 있든지 간에, 그런 상태에 우리는 취약하고 위험하다. 우리는 이러한 공생 관계가 붕괴되는 수많은 경우에도 취약하다. 그러나 마찬가지로, 우리가 얽힌 곳이 어디든 간에 우리는 성장하고 배울 수 있고 치유하고 회복할 수 있다. 이것이 바로 사람다운 삶이고 우리가 살아가고 존재하는 방식이다. 신체와 세계를 쉽게 분리할 수 없듯이 신체와 자아 역시 쉽게 분리할 수 없다. 사실 우리는 환자가 되었을 때 신체와 자아 혹은 신체와 세계 사이에 존재하는 틈을 가장 많이 발견한다. 이때 우리는 당면한 공백과 단절을 극복하는 데 도움을 얻기 위해 의사들과 관계를 맺으려 한다. 이와 같이, 세계와 분리될 가능성 그리고 아끼고 추구하는 것과 우리를 연결시켜주던 고리가 끊어지는 경험으로부터 환자가 되는 과정이 시작된다.[2]

우리가 이런 상황을 명확하게 고찰하기 위해서는 병드는 것과 환자가 된다는 것을 구분할 필요가 있다. 우리는 여기에서 출발하여 사람들이 의료인들을 찾고 환자로서 살아가는 과정에 나타나는 다양한 취약성을 스케치할 예정이다. 그런 다음에 우리는 인터뷰에서 얻은 환자 생활의 공통적인 단면을 확인하고, 그렇게 함으로써 환자로서의 경험을 탐구해 나갈 계획이다. 이런 과정을 통해 우리는 다음 장에서 인터뷰들에 대해 좀 더 자세히 분석할 수 있을 것이다.

환자와 질병의 구별

어떤 면에서 보면, 환자가 된다는 것과 병드는 것을 구별하는 일은 매우 간단하다. 환자가 된다는 것은 간단히 말해 임상의사와 관계를 맺는 것을 의미한다. 물론, 병이 들었지만 여전히 환자가 되지 않는 사람들이 있을 수 있다. 그리고 환자들 중 일부는 건강한 상태일 수도 있다. 하지만, 좀 더 세분해 보면 상황이 매우 복잡해진다. 질환을 얻었지만 병이 경미하고 회복 가능성이 커 보이기 때문에 의사에게 가서 환자가 되는 일을 피하기로 결정할 수 있다. 다른 한편으로는, 질환이 너무 심해서 환자가 되는 것이 추가적으로 고통과 아픔만 초래할 것이라고 생각하여 환자가 되지 않기로 마음먹을 수도 있다. 혹은, 병이 들어 임상의사를 만나고 싶어도 찾아갈 의사가 없기 때문에, 돈이 충분하지 않아서, 만나고 싶은 의사로부터 진료를 받는 일을 가족들이 허락하지 않기 때문에 환자가 될 수 없는 경우도 있다.

본질적으로 환자가 된다는 것은 단기적이든 장기적이든 간에 임상의사와 관계를 맺는 것을 말한다. 그리고 이 관계는 환자의 건강을 돌보고자 하는 공통된 목표에 근거를 둔다. 즉, 환자와 의사가 모두 질환의 위협이나 현실을 인식하고 이에 초점을 맞출 때 의사-환자 관계가 정립된다. 마찬가지로, 양자는 아픔과 고통의 위협이나 현실을 인식하고 이를 해결하려고 함께 노력해야 한다. 마지막으로 짚고 넘어가야 할 것은, 환자와 의사가 건강, 감염증 혹은 생명을 위협하는 종양 중 어느 문제를 다루든지 간에, 이들 사이의 관계는 언제나 죽음의 지평 ― 그것이 멀든 가깝든, 그것을 두려워하든 받아들이든 ― 안에서 형성된다는 사실이다. 환자가 된다는 것이 무슨 의미인지에 대해서는 표 1.1에 다시 한번 요약한다.

환자가 되는 상태를 설명하는 데 질병의 언어를 사용할 필요는 없고 우리 역시 이를 사용하고 싶지 않다는 사실을 짚고 넘어가자. 환자가 되는 것을 "병에 걸리다", "어떤 상태로 고통받다", 혹은 "사고를 당하다"의 문제로 축소시키는 것은 치유의 성격뿐만 아니라 도덕적 관점을 협소하게 만드는 과오를 범하는 일이다. 이런 표현들은 환자가 겪는 경험들을 지칭할 수는 있어도 환자가 된다는 것이 무엇인지를 나타내거나 정의하지는 못한다. 질병 분류학은 강력하고 효과적인 관념화 도구이다. 그리고, 이렇게 관념화한 질병 표식들은 "보지 않는(not-seeing)" 시스템이 되기 쉽다. 질환을 보지 않는다. 사람을 보지 않는다. 환자를 보지 않는다. 이와 같이,

질병 분류는 물론 쓸모가 있지만 일반적으로 우리가 알고 있는 것보다 그 활용 범위가 제한적이다. 더욱이, 이러한 분류가 오히려 독이 될 수도 있다는 사실은 간과되기 십상이다.

우리는 특히 의료계에서 환자에 대해 일상적으로 이야기하는 특유의 병리학 언어를 가능한 한 사용하지 않으려 한다. 또한 기술적 혹은 유사-기술적 어휘를 사용하여 "환자성(patient-hood)" 같은 신조어를 만들어내는 일도 피하려고 한다. 그럼으로써 환자가 된다는 것이 임상의사와 관계를 맺는 것을 의미한다는 기본 개념으로 돌아가려고 한다.

───── 표 1.1 **환자가 된다는 것**

───
환자가 된다는 것은 다음의 요소를 포함한다.
....

1) 임상의사와의 관계
2) 환자의 건강을 돌보고자 하는 공유된 의도
3) 질환의 위협 또는 현실
4) 상당한 아픔/괴로움의 위협 또는 현실
5) 죽음의 지평(가까운 또는 먼)
───

환자가 되기로 결심하기

환자가 된다는 것은 자신과 자신의 삶 그리고 자신이 속한 사회에 대단히 중요한 결과를 초래하는 매우 특별한 관계 속으로 들어가는 것을 의미한다.[3] 우리의 인터뷰 대상자들이 어떻게 그리고 왜 이렇게 중요한 결정을 내렸는지가 우리의 주요 관심사였다. 앞서 언급한 바와 같이, 우리가 환자들에게 처음으로 던진 질문은 다음과 같다. "처음에 의사를 만나기로 결정한 이유는 무엇인가요? 그때 당신의 삶에 어떤 변화가 생겼나요?"

환자들이 이런 질문에 대답하는 목소리를 들으면서 우리는 어떤 교훈을 얻게 될까?

우리는 때때로 우리 몸이 생각하는 대로 말을 듣지 않아서 임상 의사를 찾는다.

나는 별로 아프지 않았지만 혈압에 문제가 좀 있어서 침을 맞고 싶었습니다. 예전에 침술에 대해 얘기를 들은 적이 있었고 언젠가 침을 한번 맞아보려고 했습니다. 이미 말씀 드린 것처럼 난 어디가 아프거나 의학적 문제를 가지고 있어서가 아니라 그냥 의사를 찾아갔습니다. 그렇게 한 달에 한 번씩 그녀를 만났지만, 그건 단지 예방의학적 의미였습니다. 다시 말해 몸에 균형을 깨뜨리는 무슨 문제가 생겼는지 매달 확인하는 것이 목적이었습니다.

그러나 종종 갑작스럽게 그리고 극적으로 기능 장애가 발생하기도 한다.

나는 자동차로 돌아가 문을 열었습니다. 그런데 느닷없이 내가 그를 올려다보고 있는 게 아니겠습니까? 나는 그때 도로 위에 넘어졌는데 "아이쿠, 왜 이러지?"라고 생각했습니다. 어지럽거나 하는 전조 증상도 없었고, 그냥 정신을 잃었습니다. 나는 곧장 정신을 차렸고, 눈을 떴을 땐 그가 나를 내려다보고 있었습니다.

그리고 신체의 기능 장애가 상당한 통증을 동반하는 경우도 드물지 않다.

나는 배가 아파서 하루 종일 집에 있었는데 낫지 않고 계속해서 아팠습니다. 다음 날에도 불편했지만 그때는 그냥 속이 좀 거북한 정도였습니다. 그때 그녀가 말했습니다. "의사에게 가 보는 게 좋을 것 같아요. 가서 좀 더 알아보기로 해요. 서둘러 병원에 가 보는 게 정말 좋을 것 같아요." 난 "알았어"라고 대답한 후 곧바로 병원을 찾았고, 그들은 그날 밤 나를 수술했습니다. 그들은 내가 충수염에 걸렸다고 판단했습니다.

또한, 자신에게 무슨 일이 일어났는지 잘 모르는 상태로 병원을 찾는 경우도 있다. 어떤 환자는 비뇨기과 진료를 받게 된 경위를 설명하며 "글쎄요, 전립선에 혹이 있다는 얘기를 듣고 클리닉에 갔습니다"라고 말했다. 이 질병은 인터뷰에서 그가 말한 대로 갑자기 그의 삶에 들어왔다. 준비가 됐든 안 됐든 간에, 그때부터 그에게 새로운 세상이 펼쳐진 것이다.

그리고 거기에는 우리의 취약성이 가지고 있는 고통스럽고 종종 당혹스러운 요소가 내포되어 있다. 때때로 우리는 우리 몸의 어떤 부분, 우리 자신의 어떤 측면이 "우리의 나머지 부분"과 다른 것처럼 느낀다. 그 예로서 이 환자의 경험을 살펴보자.

어느 날 아침에 일어났을 때 나는 내가 오른쪽 다리를 질질 끌고 있다는 것을 알았습니다. 뭔가 잘못됐다는 건 알았지만 그게 뭔지는 몰랐습니다. 사실 그때 나는 크게 걱정하지는 않았습니다.

그러나 일단 차를 몰고 헨더슨빌로 가서 의사에게 이에 대해 처음으로 말했습니다. 의사는 나에게 복도와 바깥을 왔다 갔다 하라고 시켰습니다. 그리고는 말했습니다, "글쎄요, 제 생각에 당신은 뇌졸중에 걸린 것 같습니다. 지금 곧바로 병원에 입원하십시오." 그리고 나서 나를 데리고 가더니 여러 서류에 서명을 하게 했습니다.

때때로 이러한 취약성은 너무 강렬해서 우리가 상상할 수 있는 어떤 것보다도 가까운 무엇에 의해 배신당했다고 느낄 수 있다. "암이 재발했는데 그 이후로 난 더 이상 살아야 할 아무런 이유도 찾을 수 없었습니다." "심장이 그냥 말을 듣지 않았습니다." "다리가 제멋대로 휘청거렸습니다." "손이 쉬지 않고 떨렸습니다." 우리 자신과 분열되는 이런 경험들은 매우 흔하고 대단히 강렬하기 때문에, 우리는 그것에 대해 다양한 방식으로 이야기한다.

하지만 우리는 보통 "내 머리가 항상 상쾌한 상태입니다"라고 말하지 않는다. 혹여 누군가가 그랬다면, 아마도 그가 고질적인 두통의 병력을 가지고 있다든지 하는 매우 특별한 이유가 있는 경우일 것이다. 한편, 우리는 "내 다리가 나를 산 꼭대기까지 데려다주었습니다" 혹은 "내 손이 최대한 안정적이었습니다" 이렇게 말할 때가 있다. 그러나 이 역시 다리나 손에 문제가 있을 확률이 상당히 높은 경우에 하는 말이다.

가족과 인터뷰한 녹취록을 읽다 보면 신체의 취약성이 가족의 일원이 되는 취약성과 얼마나 자주 필연적으로 연결되는지를 느끼게 된다.

남편과 나는 가정을 꾸리고 싶었습니다. 그런데, 요즘 많은 사람들이 그런 것처럼, 한동안 열심히 노력했지만 일이 계획대로 잘되지 않았습니다. 시간이 흐르면서 스트레스가 점점 더 쌓이기 시작했습니다. 나는 스트레스가 많은 직장에서 오랫동안 일을 했고 그 스트레스가 어느 정도까지 출산 문제에 기여하고 있는지 궁금했습니다.

가족이 해체되는 동안에도 역시 수많은 취약성이 존재한다.

그녀가 지금까지 쌓아온 경력으로 볼 때 그녀가 턱관절(TMJ; temporomandibular joint)에 도움이 될 수 있다고 친구가 말해주었기 때문에 나는 그녀를 만나기 시작했습니다. 그때까지 나는 이미 일반 치과의사와 TMJ 전문의에게 진료를 받아 보았지만 여전히 아팠고 어떤 해결책을 찾아내지도 못했습니다. 나는 그때 이혼 상태였습니다. 그 시점에 이혼은 마무리되었지만 내 턱에는 여전히 문제가 많았습니다.

또한 우리의 몸은 다양하고 독특한 방식으로 우리 공동체와 연결되어 있다. 다음은 환자가 자신의 일 때문에 병이 나서 의사를 만나게 되고 결과적으로 직장생활에 지장을 초래하게 된 사례이다.

내가 가르치고 있던 학교에서 사고가 하나 있었습니다. … 그때 난 몹시 화가 났었습니다. 나는 무슨 말을 하거나 어떤 행동을 하지 않았지만, 긴장감 때문에 거의 폭발 직전이었습니다. 그때부터 나는 소변을 멈출 수가 없었습니다. 나는 계속해서 소변을 봐야 했습니다.

우리는 살면서 질병을 치료하는 임상의사가 오히려 신체적 장애를 악화시키는 경우 혹은 그로 인해 혼란을 겪는 경우를 종종 보게 된다.

그리고 폭력이 발생할 수도 있다. 간단히 설명할 수 없지만, 폭력은 신체뿐만 아니라 사회와 신체 관계, 마음과 신체 관계, 정신과 신체 관계에도 해를 입힌다.

내가 처음 총에 맞았을 때 난 아무 도움도 받을 수 없었습니다. 그때 나는 아마도 내가 신이 좋아하지 않는 일을 했을지도 모른다는 생각을 하게 되었습니다. 내 말은 내가 정말로 깊은 죄의식에 빠졌다는 겁니다.

마지막으로 우리는, 우리의 몸이 때때로 불가피하게 우리보다 훨씬 더 단단한 물질 세계의 일부와 부딪치게 된다는 사실을 기억해야 한다.

나는 2년 전쯤에 캐나다의 외딴 지역에서 인디애나 존스 스타일로 등반을 하던 중 추락해서 4번 요추(L4; 4th lumbar spine)가 부러지고 두개골이 산산조각 난 경험을 가지고 있습니다.

우리의 신체는 아름다움과 기쁨을 선사한다. 하지만 이 등반의 예에서 보듯이, 우리 신체는 아름다움과 기쁨 속에서도 여전히 취약하고 위험할 수 있다. 이 사례의 경우, 기쁨과 취약성은 의료진과 구조 요원, 신경외과 의사와 병원 직원, 그리고 마지막으로 집으로 돌아가 척추지압사와의 관계로 이어졌다. 우리의 신체는 여러 물체들 중 하나이고 사회적 존재이며 상처받고 치유되는 존재이다. 그리고 환자가 되었을 때 우리가 의사들에게 데려가는 존재 역시 우리의 신체이다.

환자의 삶을 그린 삽화

우리가 인터뷰를 시작하면서 가장 먼저 발견한 것들 중 하나는 환자들이 자신과 자신의 주치의와의 관계에 대해 얼마나 절실하게 이야기하고 싶어 하는가 하는 점이다. 환자들은 열정적으로 말할 뿐만 아니라 기꺼이 밝히길 원한다. 실제로, 그들은 정말 적극적으로 자원해서 우리에게 말해 주었다. 우리 모두가 잘 알고 있는 바와 같이, 우리는 담당의사와의 관계, 우리의 건강, 우리가 가지고 있는 질환 그리고 회복에 대해 누군가에게 말할 필요를 느끼고 심지어는 그렇게 하길 간절히 원한다. 사실, 이렇게 말할 수 있고 말할 수 있도록 허락받고 말할 수 있도록 초대받는 것이 치유의 필수적인 부분이라고 생각할 수도 있다.

인터뷰는 이런 표현과 말하기에 매우 특별한 기회를 제공한다. 엄격히 말해서 인터뷰는 내러티브가 아니다. 기본적으로 인터뷰는 대화이다. 다시 말해 인터뷰에는 임상의사의 태도, 중요한 순간의 사례와 그에 대한 설명, 지혜 이야기, 일화 및 메타 통찰력 등 매우 광범위한 자료들이 포함되어 있다. 하지만 우리가 소개하는 대부분의 인터뷰에는 주로 임상의사와의 관계에 관한 짧은 스토리들이 포함되어 있다. 따라서, 우리는 인터뷰에 포함된 일화에 대한 간략한 설명들을 좀 더 자세히 살펴봄으로써 환자 경험 전체에 대한 윤곽을 파악하고 싶었다.[4]

우리 모두는 의료인들에 대해 이야기를 한다. 또한 우리 자신이

나 우리 삶의 중심에 있는 누군가에 대해서도, 아버지나 여동생, 자식이나 할머니, 가장 가까운 친구 혹은 동료에 대해서도 이야기한다. 이런 이야기들은 완전한 설명이 아니라 흔히 짧은 서사 혹은 내러티브로 표현되는 경향이 있다. 우리는 이러한 일화를 "삽화(vignettes)"라 칭하려고 한다. 이 단어를 사용함으로써 우리는 이런 이야기들이 부분적으로 두 명 이상의 배우들이 서로 대화하고 관계를 맺는 연극이나 영화의 장면과 유사하다는 점을 강조하고 싶다. 그럼으로써 우리는 치유 관계에 있는 임상의사와 환자 사이에서 지속적으로 발생하는 역동적인 교류를 포착하는 일에 관심을 가질 수 있을 것이다.

우리의 인터뷰에서 이 "삽화"들은 임상의사와의 관계에 관한 긴 서사의 일부이다. 그러나 일상생활에서 이러한 삽화들은 보통 당황, 항의 혹은 감사의 표현으로서 각각 따로 표현된다. 각각의 삽화는 그것이 아무리 짧거나 평범하더라도, 모두 우리와 우리를 도와주는 사람들이 어떻게 고통을 견디는지 그리고 견뎌왔는지에 대한 이야기를 담고 있다. 이와 같이 각각의 삽화는 우리가 스트레스 많고 종종 분열되어 버린 세상을 어떻게 헤쳐 나가는지에 대한 긴 이야기의 한 부분이다. 다시 말해 삽화들은 그런 세계의 치유에 대한 단면들이다.

우리 모두는 의사에 대해 이야기하는 데 매우 익숙하다. 이제 이러한 이야기는 우리 문화 속에서 중요한 장르들 중 하나가 되어 강력하고 중요한 영역을 차지하고 있다. 그러나, 이런 이야기들이 대부분의 경우 임상의사-환자 관계를 좀 더 완전하고 깊이 있게 이해하는 데 장애가 되고 있는 것도 사실이다. 왜 그럴까?

- 스토리들은 매우 부정적인 경향이 있다. "그가 그런 짓을 했다는 게 믿겨지나요?!"
- 스토리들은 짧은 경향이 있다. 핵심에 너무 빨리 도달한다.
- 스토리들은 진부하게 표현된다. "그 많은 돈을 받고는….", "그가 내 목숨을 구했어."
- 이야기들은 종종 뒷담화로 이어진다. "당신은 이런 의사를 무어라고 부르나요...?"
- 이야기들은 "전능한 의사"라는 피곤한 (그리고 도움이 되지 않는) 개념을 바탕에 깔고 있다. 이는 담당의사를 신성시하거나 악마화하는 공통된 과정이며, 이런 생각은 의사와 우리의 인간성을 모두 부정한다.

그럼에도 불구하고 임상의사와의 만남에 대해 이야기하고 싶은 충동은 대단히 중요하다. 이런 이야기를 끝까지 쫓아가면 우리는 우리가 가장 불안하게 생각하거나 가장 두려워하는 곳에 도달하게 될 것이다. 이런 현상은 이야기들이 매우 정형화되어 있어서 틀림 없이 발생하는 것이라고 프로이트는 말한다. 그리고 이런 스토리들을 통해 이 엄청난 에너지가 어디에 저장되고 어떻게 소비되는지를 알 수 있을 것이라고 그는 우리에게 말해주고 있다.

불행히도 우리는 담당의사에 대해 "제대로 얘기하지 못하는" 때가 많다. 우리의 스토리는 영웅과 악당(의사) 혹은 탄원자와 피해자(우리)의 이야기가 아니다. 환자와 의사 관계에 대한 단서를 찾으려면 스토리를 말해야 하고 또한 청취해야 한다. 하지만 이 장르의 규칙으로 인해 우리가 스토리에 좀 더 깊숙이 들어가지 못하고 익숙한 역할들을 지나치는 경향이 있다. 아이러니컬하게도, 지금껏 해온 방식의 의사 이야기를 통해서는 임상의사와의 상호관계에서 발생하는 두려움과 취약성을 주의 깊게 살필 수 없다. 우리는 스토리 속으로 좀 더 깊숙이 들어가 불편함의 정확한 원인을 찾아 내고 환자와 의사들이 어떻게 처신하는지에 대한 좀 더 심도 있는 설명을 듣길 원한다. 우리는 우리가 인터뷰에서 반복적으로 확인하는 삽화들이 이런 목적을 달성하기 위한 초석이 되리라 믿는다.

다음에 10가지 유형의 장면들, 즉 우리의 인터뷰 대상자들이 우리와 자주 공유했던 10가지 장면들을 소개한다. 이 목록은 인터뷰 녹취록을 이용한 상세 연구를 통해 얻은 것이다.

1. 임상의사와의 장기적인 관계들 대부분은 환자의 "첫인상"으로부터 시작된다.
    - "그녀를 만나자마자 알았습니다."
    - "내가 그녀의 사무실로 걸어 들어갔을 때 나는 이제 살았다고 느꼈습니다."
    - "그가 처음 우리 아빠를 만났을 때, 우리는 '그래, 우리가 찾던 그 사람이야'라고 말했습니다."
2. 좋은 "정보 전달"은 매우 빠르게 확립된다.
    - "그녀는 나를 위해 그 도표들을 그려 주었습니다."
    - "그는 정말 자기 시간을 내서…."
    - "그녀와 이야기를 나눈 후, 나는 내가 알고 싶은 모든 것을 알 수 있었습니다."
3. 종종 특정의 개별적인 문제를 "해결"한다.
    - "그 이후로 나는 그것에 대해 어떤 어려움도 겪지 않았습니다."
    - "그녀는 내 어깨에서 그 고통을 바로 없애 주었습니다."
    - "내 딸이 얼마나 빨리 회복했는지 보셨어야 했는데…."

4. 환자는 자신이 가장 취약할 때, 힘 있는 사람이 "내 편"이라고 느끼는 것이 무엇보다 중요하다.

   - "그가 들어와서 말했습니다. '그녀에게 이보다 더 나은 곳을 찾아줄 수는 없나요?'"
   - "당신이 H 박사님의 환자라는 것을 그들이 알았다면⋯."
   - "그녀가 나를 지켜봐 주지 않았다면 내가 어떻게 했을지 모르겠습니다."

5. 환자들은 담당의사와의 관계가 치유적인 이유를 설명하면서 자신들이 느꼈던 임상의사와의 특별한 "인간적 유대"에 관해 반복해서 언급했다.

   - "그는 자신의 병에 대해 나에게 많은 이야기를 해주었습니다⋯."
   - "그는 사실 한 인간으로서의 나에게 관심이 있습니다!"
   - "그녀는 우리 가족의 친구입니다. 이건 사실입니다."

6. 임상의사와의 장기적인 관계에 대해 설명할 때, 환자는 대부분 의사와 허심탄회하게 나눈 "어려운 대화"에 대해 말한다.

   - "그녀는 아무것도 숨기지 않았습니다."
   - "그는 우리에게 전혀 숨김없이 사실 모두를 말해 주었습니다."
   - "그들은 우리에게 있는 그대로 모두 말해 주었습니다."

7. 우리의 인터뷰 대상자들은 담당의사가 "특별한 배려"를 해준 이야기를 할 때 특히 신이 났다.

   - "그녀가 무엇을 해주었는지 아십니까?"
   - "이것을 보면 그가 어떤 사람인지 아실 겁니다."
   - "믿기지 않게도 그날 밤 그가 응급실에 와주었습니다."

8. 우리는 인생 이야기 질문을 통해 환자들이 치유와 "전체성 회복"에 대해 설명할 수 있도록 하였고, 이를 통해 자신들의 삶에서 가능했던 것과 불가능했던 것에 대한 감각을 변화시켰다.

   - "그 대화 이후로 어떤 것도 예전 같지 않았습니다."
   - "그녀는 저뿐만 아니라 저의 두 아이 모두에게 생명의 은인입니다."

- "저는 …할 때까지 진짜 제 병에 대해 누구에게도 도저히 이야기할 수 없었습니다."

9. 환자는 "온전히 함께하는" 임상의사를 특별한 재능을 가진 존재로 생각하였다.
   - "그녀 같은 사람을 만난 적이 없습니다."
   - "그는 시인의 성품을 가지고 있습니다."
   - "나에게 어떤 일이 일어나든지 간에, 그는 정말 훌륭한 사람입니다."
   - "그것은 그녀의 천직입니다. 그녀는 천상 치유자입니다."

10. 인터뷰는 의사와 환자가 제공하거나 경험한 치유에 대한 통찰을 담은 "지혜 이야기"로 가득 차 있다.
    - "이제 이해합니다. 왜 호스피스가…."
    - "그녀는 정말 이에 대한 제 딸의 심정을 존중했습니다."
    - "그런 말을 할 줄 누가 알았겠습니까?"

우리 모두는 이런 삽화들을 잘 알고 있다. 비록 그것들이 존재하지 않거나 정반대인 경우를 일부 알고 있을지라도, 우리에게 낯선 것은 없다. 모든 삽화는 일반적으로 우리가 의사들에 대해 이야기하는 스토리의 일부를 그 주제로 다룬다. 그러나 우리가 인터뷰에서 발굴한 삽화들은 매우 특별한 관계, 즉 임상의사와의 관계에 대한 세부사항을 심도 있게 다루고 있다. 그것들은 특별한 역사에서 비롯되며 공유한 경험에 뿌리를 두고 있다. 그리고 경험들은 종종 매우 강력하여 인생을 바꾸는 것일 수도 있다. 여기에 틀에 박힌 문구의 반복은 없다. 대신 신뢰와 헌신으로부터 구축된 문장들이 담겨 있다.

이어서 우리는 한 인터뷰를 소개함으로써 각각의 삽화들이 합쳐져 어떻게 30년 동안 유지해온 환자와 의사와의 관계에 대해 이야기하는지를 보여주고자 한다. 더불어 이 사례를 통해 앞에 소개한 10가지의 흔한 삽화 유형들에 대해 좀 더 구체적으로 설명하려고 한다. 또한 인터뷰의 각 부분에 다른 인터뷰에서 얻은 삽화들을 추가로 제시할 예정이다.

　인터뷰에서 얻은 삽화들을 앞에 소개한 순서에 따라 배치하지는 않았다. 열 개의 삽화들 중 "첫인상"을 제외하고는 모두 인터뷰 과정의 어느 순간에도 나타날 수 있다. 그럼에도 불구하고, 그들이 어떤 순서로 나타나든지 간에, 그들은 상호간에 연결되어 한결 더 견고해지는 집짓기 블록 같은 관계를 가지고 있다. 그들이 쌓여가는 과정을 지켜보는 것은 스토리를 따라가는 한 가지 방식이다. 또 다른 방식은 이것들이 임상의사와의 장기적인 치유 관계를 형성하는 다양한 측면에서 우리가 찾아내야 할 요소들이라고 생각하고 따라가는 것이다.

첫인상

- 첫 번째 혹은 두 번째 의사를 만났을 때 잘 왔다고 느끼는 당신의 확신

내가 [첫 번째] 방문에 대해 기억할 수 있는 단 한 가지는 우리가 단지… 어쨌든지 나는 편안했다는 사실입니다. 그는 나에게 어떤 특별한 인상을 주지 않았지만, 다른 의사를 찾고 싶다고 내가 생각하도록 만들지도 않았습니다. 그리고 그는 항상 상대방과 여유를 가지고 이야기하고, 충분한 시간을 내어서 상대방이 독립된 인간으로 어떤 사람인지를 알고자 하였습니다. 나의 경우도 그랬다고 기억합니다. 내가 지난 30년 동안 경험해온 일을 되돌아보면 말입니다.

첫인상

우리가 거기서 그의 방으로 걸어 들어갔을 때 모든 것이 즉시, 그리고 완전히 변했습니다. 그가 들어왔을 때… 어떤 사람들은 존재와 태도만으로도 무게감을 풍기지 않습니까? 그는 상대방의 눈을 똑바로 쳐다보았습니다. 그는 모든 것을 읽고 있었습니다. 내 말은 그가 나에 대해 모르는 게 아무것도 없었다는 겁니다. 그때 그가 나에게 물었습니다. "이분이 당신의 아내입니까? 결혼한 지 얼마나 됐습니까?" 이렇게 개인적인 것들을 물어보기 시작했습니다. 그래서 난 혼자 생각했습니다. 이게 무슨 상관인지 잘 모르겠다고요…. 우리가 어떤 것에 관심이 있는지, 취미 같은 것들 말입니다. 이제는 그가 진정으로 자신의 환자들이 어떤 사람인지, 무엇이 그들을 움직이게 하고, 그들이 찾아온 동기가 무엇인지 알고 싶어 한다는 사실을 나는 분명히 알고 있습니다.

정보 전달

- 의사는 관련 있는 그리고 알고 싶어 하는 정보의 연속적인 변화를 알려준다.

그 기간 동안에 발생한 일들 중에 이 주제와 상호관계에 대해 분명하게 알려주는 사건이 있습니다. 나는 약 2년 후에 산부인과 의사를 찾아갔던 것으로 기억합니다. 산부인과 의사인 J 박사에게 갔었는데 그때 그가 말했습니다. "종양이 있는 것을 알고 계시지요." 그리고 그는 덧붙였습니다. "그런데 그것이 좀 자란 것 같습니다." J 박사는 웅얼거리는 말투로 내게 이런 엄청난 말을 했습니다.

하지만 내 생각에 그는 예전에 내게 중요한 말을 해주었습니다. "종양이 점점 커지는지 우리 함께 좀 두고 봅시다"라는 얘기입니다. 만약 내가 2년 동안 기다리지 않고 방금 처음으로 방문한 것이었다면 나는 의학적인 치료가 당장에 꼭 필요한 상태라고 판단했을 겁니다. 당신은 문제가 있을 때마다 어떻게 다른 의사의 의견을 구하나요? 자궁절제술을 할지 말지를 결정하는 경우처럼요?

나는 추가 의견을 구하기 위해 H 박사에게 전화했습니다. 나는 진료실에 찾아가 그에게 내가 왜 왔는지에 대해 말했고 그는 나를 쳐다보며 대답했습니다. "어떻게 해드리면 좋겠습니까?" 그래서 난 대답했습니다. "J 박사에게 전화해서 그가 뭐라고 말하는지를 제게 알려주면 좋겠습니다." 그랬더니 H 박사는 바로 그에게 전화를 걸었습니다. 그때 소리가 들렸습니다. "J 박사님, H입니다." 그리고는 J 박사가 H 박사에게 의학적 용어로 무어라 설명했습니다. 난 그가 펜을 꺼내 처방전 패드에 나팔관 그림을 그려가며 나에게 설명했던 일을 기억합니다. 하지만 내가 기억하는 그의 말한 마디는, "당신은 아이를 더 가질 계획이 있습니까?"입니다. 나는 대답했습니다. "선생님, 저는 더 이상 아이에 관심이 없습니다." 그는 말했습니다. "그럼 됐습니다." 왜냐하면 그는 내가 부분 자궁절제술을 받지 않기를 바랐기 때문입니다. 그는 말을 이어갔습니다. "더 이상 아이를 가질 계획이 없다면 그냥 자궁을 모두 떼어 내십시다."

내 편

- 임상의사는 언제든지 환자의 지지자 역할을 할 준비가 되어 있다. 그리고 때로는 대변자 역할을 할 수도 있다.

그래서 나는 그가 시키는 대로 했습니다. 그런데 내가 병원에 있는 동안 일이 벌어졌습니다. 병원에서 내 약을 모두 회수해 가서 약을 먹을 수 없었기 때문에 혈압이 높아졌던 것입니다. 그들(병원 직원)은 "혈압이 조금 올랐습니다"라고 말했습니다. 그래서 내가 얘기했습니다. "H 박사님께 전화해서 알려주십시오." 그때 난 그들과 이야기하고 싶지 않았기 때문입니다. 그가 나를 보러 병원에 와서 내가 어떻게 지내는지 살펴봐주었고 나에게 어떤 약을 줘야 하는지 의료진에게 말해주었으며 그에 대한 어떤 비용도 청구하지 않았던 것을 기억합니다.

내 편

그리고 그녀가 실제로 내 담당의사들을 모두 불러 모은 때도 있습니다. 이런 일은 딱 한 번 있었지만, 내가 그러자고 했으면 그녀는 여러 번 다시 그렇게 했을 겁니다. 사실 그녀는 나랑 같이 병원에 와서 치료 계획에 대해 담당의사들과 함께 이야기를 나누었습니다.

인간적 유대 I

• 전형적인 임상적 상호관계를 넘어서는 인간적 관계가 있다.

H 박사님이 늘 하시는 일들 중 하나를 소개합니다. 여러 해 동안 그는 우리 가족의 주치의였습니다. 그는 우리를 개개인의 환자로 대해 주기 때문에 난 우리 가족 모두를 H 박사님에게 소개했습니다. 내가 그를 크로거에서 만난 이후로 그는 늘 나에 대해 잘 알고 있었습니다. 나는 여기 올 때마다 궁금합니다. 그는 항상 나를 잘 알고 있다고 말하는데, 그가 모든 환자들에게 그렇게 하는지 궁금합니다. 그가 나와 우리 가족을 아는 것처럼 모두에게 그럴까요? 나는 그것이 요령인지, 아니면 그가 늘 모든 환자에게서 기억할 만한 뭔가를 발견하는 것인지 잘 모르겠습니다.

심지어는 고등학교 졸업식이 있었던 일요일 밤에도 그가 캠퍼스에 왔습니다. 난 "H 박사님이다"라고 외쳤고, "H 박사님!" 하고 그를 불렀습니다. 그랬더니 그가 "예, 지금 당신들 모두를 찾고 있었습니다"라고 말하고는 "마이클은 벌써 만나 안아주었지요"라고 하더군요. 마이클은 졸업생(환자의 손자)입니다. H 박사님은 말했지요. "당신들 모두를 찾고 있었습니다." 왜냐하면 그는 우리 가족 모두의 의사였으니까요. 그리고 그가 그 일요일 밤에 우리에게 마지막으로 당부한 말은 이것입니다. "내가 필요하면 언제든지 전화하십시오."

진료는 신뢰로부터 시작된다고 말할 수 있다. "내가 잘 온 것 같아." "내 편을 얻은 것 같아." 우리는 이처럼 종종 내가 찾은 의사가, 지금 내 앞에 있는 사람이 내가 만나기를 바랐던 바로 그 사람이라는 사실을 깨닫는 때가 있다. 그다음에는 보통 정보의 공유와 기술 정보에 대한 설명이 이어진다. 이런 경우에 환자는 임상의사가 환자와의 관계에 어떻게 접근하는지를 쉽게 이해할 수 있다. 대화할 때 서로 존중하는 마음을 가지고 있나요? 설명이 알아듣기 쉬운가요 아니면 전문용어로 가득한가요? 임상의사가 몹시 서두르나요 아니면 질문을 듣고 대답할 시간을 느긋하게 기다려 주나요? 이 모든 것들은 잠깐 동안만 대화해보면 금세 확인할 수 있으며 의료 정보를 나누면서 쉽게 파악할 수 있다. 이러한 첫인상은 그 자체로 강력한 힘을 발휘할 수 있다. 그러나 나중에 세부적인 환자 생활로 들어가면 환자와 임상의사가 훨씬 더 친밀하게 함께 노력해야 하는 시기가 올지도 모른다. 이때가 바로 의사-환자 관계가 결정적으로 시험받는 시점이다. 다시 말해, 이러한 시점에 의사-환자 간에 인간적인 유대가 형성되어 있다면, 결정적인 그 순간에 놀라운 수준의 신뢰관계가 구축될 수 있을 것이다.

임상적 관계가 지속됨에 따라, 다른 돌봄 제공자들, 병원 절차, 보험 규정, 가족 구성원에 의해 어떤 방식으로든 환자의 진료가 방해를 받는 일이 생기면 또 다른 전환점이 찾아온다. 이럴 때 환자의 마음속에 움트는 의문은 다음과 같다. "그녀가 지금 진짜 내 편인가? 난 이 사람들을 도저히 상대할 수가 없어. 여긴 그들의 세상이지 내 세상이 아니잖아. 의사의 세상이란 말이야. 그녀가 이런 세상에서 나를 위해 무엇인가를 해줄까?" 의사가 환자를 지지해줄 때 그리고 가장 강력한 힘으로 환자를 위해 애써줄 때, 환자는 자신의 편에 선 대변자를 얻었다고 느낄 것이다. 그렇게 되면 그 관계는 신뢰와 감사의 관계로 나아가게 된다. "나는 이 사람을 믿을 수 있어. 내가 힘들 때 그녀는 나를 떠나지 않을 거야."

신뢰가 생기고 함께하는 시간이 길어질수록, 의사와 환자가 서로에 대해 더 많이 알 수 있는 기회가 생긴다. 그들의 관계는 단지 임상적인 단계에 국한되지 않는다. 가족과 졸업, 출생과 사망, 축하와 슬픔 등 모든 인간적 기본 관계에서 교류한다. 거의 모든 환자들이 이런 종류의 유대감을 치유 관계에서 특히 중요한 측면으로 꼽았다. 누군가는 그것을 전문적인 틀에서 벗어났다가 곧바로 다시 그 안으로 돌아가는 능력으로 표현한다. 즉, 친밀하면서도 항상 전문적인 관계라고 말한다.

인간적 유대

한번은 제 딸이 마약에 빠졌습니다. 그래서 애리조나의 프로그램에 참가하게 되었습니다. 저는 F 박사에게 가야 했는데, 그때 그가 제게 어떻게 지내는지 물었습니다. 그 말을 듣고 그날 전 저의 바닥을 보이고 말았습니다. 저는 비명을 지르면서 펑펑 울어버리고 말았습니다. 그는 제게 말했습니다. "잠깐만요. 제가 손을 좀 잡아 드릴까요?" 제가 손을 내밀자 그는 "왜 우십니까? 왜 이렇게 힘들어하십니까?" 그러고 나서 그는 말을 이었습니다. "남편께서 돌아가신 후에 오셨을 때도 이렇지는 않으셨는데, 정말 무슨 일이십니까?"

그래서 제가 그에게 말했습니다. "남편이 저를 떠난 후 제가 모든 일들을 감당해야 하는데… 그리고 제가 무엇이든 모두 혼자 결정해야 합니다.""저는 딸의 두 아이들을 데리고 있는데 그 아이들은 둘 다 10대입니다." 그리고 저는 계속 말했습니다. "저는 할 수 없어요, 도저히 어떻게 할 수가 없어요." [환자는 웃는다] 그는 제게 말해 주었습니다. "아니요, 할 수 있습니다." 그 순간 다른 어떤 사람보다도 의사가 저를 제가 마땅히 있어야 할 곳으로 데려다 주었던 것 같습니다. 그는 제게 말해 주었습니다. "당신은 할 수 있습니다. 당신은 강한 사람입니다. 당신은 할 수 있습니다." 저는 말했습니다. "글쎄요, 제가 잘 할 수 있을 것 같지 않아요." 그는 다시 제게 말했습니다. "곧 괜찮아질 겁니다." 그러고 나서 저는 편안해졌습니다.

이제 다시 인터뷰로 돌아가 보자.

배려 I

- 의사는 예기치 못한 장소 예기치 못한 시간에 나타나서 일을 잘 해결해 준다.

문: H 박사가 "필요하면 전화하십시오"라고 말했을 때, 당신은 어떤 생각이 드셨습니까? 혹은 어떤 느낌을 받으셨습니까?

답: 곧바로 그의 관심을 느꼈고 신뢰하는 마음이 생겼습니다. 그가 친구라고 느껴졌습니다. 실제로 그는 우리의 주치의이지만 우리의 친구이기도 합니다. 아버지께서 돌아가신 후에 우리는 아버지의 장례식 프로그램을 그에게 가져다 줬습니다. 약 1년 반이 지나서 그는 아버지를 늘 병원에 모시고 다녔던 제 여동생에게 말했습니다. "제 사무실로 오시겠습니까? 보여드릴 게 있습니다. 아직도 제 책상 위에 있는 것이 무언지 아시겠습니까? 당신이 가져다 준 아버님 장례 프로그램입니다." 그는 그때까지 그것을 간직하고 있었고 책상 위에 두었던 것입니다. 이것을 보면 그가 가지고 있는 우리에 대한 관

심이 어떤지 알 수 있습니다.

문: 그럼 당신 아버지도 H 박사의 환자였습니까?

답: 네. 그렇습니다. 그 얘기를 듣고 싶으십니까?

온전히 함께하기 I

- 환자는 자신과 자신의 삶에 집중하는 임상의사로부터 온전한 관심을
  받고 있다고 느낀다.

우리는 아버지를 위해 좋은 의사를 찾고 있었습니다. 아버지는 맹
인이었고 당뇨 환자였으며 다양한 건강 문제를 가지고 계셨습니다.
우리가 찾아갔던 한 의사는 차트로 문을 밀고 들어와 차트를 보면
서 손을 내밀었습니다. 이 별난 의사는 아버지가 보지 못한다고 해
서 마치 아버지가 전혀 듣지도 못하는 것처럼 행동했습니다. 그는
언제나 제 여동생에게 말했습니다. "그런데 아버지가 이러저러했습
니까?" 그러면 여동생은 아버지께 여쭤봅니다. "아, 아버지, 이러저
러하셨어요?" 그러고 나서 의사는 아버지의 처방전을 써서 여동생
에게 건넵니다. 저희 아버지는 당신 물건을 꼭 가지고 계시길 원했
기 때문에 그리고 아시다시피 아버지께서는 그걸 가지고 계실 수
있기 때문에, 제 여동생은 돌아서서 그걸 아버지께 드리곤 했습니
다. 제가 아버지께 말씀드렸습니다. "아버지, H 박사님께 가시는
게 좋겠어요." 저는 아버지께서 H 박사님께 다니기 시작한 후 위
암에 걸리셨는지 어떤지는 잘 기억나지 않습니다. 하지만 제 여동
생이 제게 한 얘기들 중 하나는 H 박사님께서는 늘 아버지에게
"목사님, 안녕하셨습니까?"라고 말씀하신다는 것입니다. 그리고 처

방전을 적으면 손을 뻗어 그것을 아버지의 손에 쥐어 주셨습니다. 결과적으로 말씀드리면, 이런 일들을 통해 우리는 그를 신뢰할 수 있었던 것 같습니다. 아버지께선 제게 물으셨습니다. "어떻게 이런 의사를 찾았니?" 그리고 아버지께서 임종하실 무렵에는 끝내 H 박사님께서 제게 이렇게 말씀하셨습니다. "다음 약속을 잡을 필요는 없습니다. 여기 오시기 전에 사무실로 전화해서 내가 있는지 그것만 확인하시면 됩니다. 그러고 나서 그냥 오십시오. 언제나 오실 수 있도록 조치해 놓겠습니다. 오고 싶으실 때 언제든지 보기로 합시다." 잘 아시겠지만, 이런 관계는 대부분의 경우 우리가 기대하기 힘든 그런 관계일 겁니다.

온전히 함께하기

또 한번은 그가 제 유방암 진단에 대해 알려주기 위해 저에게 전화했던 적이 있었습니다. 그때 저는 무슨 일인지 빨리 말해달라고 그를 추궁해서 통화를 어렵게 만들었습니다. 하지만 그는 천천히 그리고 부드럽게 제게 설명해 주었고, 제가 울음을 터뜨렸을 때에는 묵묵히 들어주었습니다. 그는 언제 침묵해야 하는지를 잘 알고 있어서 그때마다 제가 스스로 진정하거나 잠깐 생각을 정리할 수 있었습니다. 이 경우에는 저의 격한 반응이 멈출 때까지 지켜봐 주었습니다. 당시에는 이것이 고마운 일인 줄 몰랐지만 나중에 크게 감사하는 마음을 갖게 되었습니다. 그는 조심스럽게, 저를 염려하면서, 그리고 저의 울음을 허용하면서 그 어려운 일을 계속해 나갔습니다. 사실 그때 그가 할 수 있는 일은 많지 않았습니다. 저는 화가 많이 나 있었습니다. 그런데도 그는 끊임없이 자상한 목소리로 대화를 이끌어 갔습니다. 천천히 암에 대해 설명했고, 힘 있는 친구가 저를 지지해주고 있다는 사실을 제게 일깨워 주었습니다. 시간이 흐를수록 저는 그를 든든한 기둥으로 생각하게 되었습니다.

어려운 대화 I

- 의사는 환자가 나쁜 소식을 받아들이고 어려운 선택을 잘할 수 있도록 돕기 위해 바로 그곳에 있다.

답: 그 후에 어머니께서 돌아가시고 여동생도 세상을 등졌을 때 우리는 임종(end-of-life) 전환기를 겪었습니다. 우리는 H 박사님과 함께 그 일을 겪었습니다. 박사님께서는 그때 우리 모두를 앉혀놓고 모든 것을 설명해 주셨습니다.

문: 그가 했던 여러 가지 일들 중에서 임종 전환기 동안 특히 도움이 되었던 일이 있습니까?

어려운 대화

그때 스미스 박사님은 비서를 시켜 제게 전화해서 "내일 시내로 나오라"고 했습니다. 저는 좋은 일이 아닐 것이라는 사실을 금세 알아차렸습니다. 그는 말했습니다. "짐, 나는 지금까지 당신의 주치의로서 당신과 함께해 왔고 당신을 정말 좋아합니다." 그렇게 말한 뒤에 그는 말을 이어갔습니다. "하지만 당신이 한 짓은 자살행위나 마찬가지라는 사실을 알려드려야 할 것 같습니다. 나는 당신이 죽는 걸 보고 싶지 않습니다. 술을 계속 마실 거면 그냥 나가서 내 환자 명단에서 당신 이름을 빼달라고 하십시오. 나도 당신을 더 이상 보고 싶지 않으니까요." 그리고 젠장, 그때 그 소리는 제 귀에 지옥처럼 묵직하게 들렸습니다. 아시다시피 그는 여러 해 동안 저의 주치의였습니다. 그런 사람이 그런 말을 저한테 쏟아부었습니다. 배에다 대고 직접 총을 쏘는 것과 똑같았습니다. 그날 이후로 저는 술을 완전히 끊어 버렸습니다.

배려 II

답: 토요일에 어머니께서 우리 딸애 집에서 뇌졸중을 일으켰을 때 저와 여동생은 농구 경기를 보러 갔었기 때문에 우리는 거기서 호출을 받았습니다. 그때는 휴대전화가 없던 시절이었습니다. 응급구조대원들이 도착했을 때 어머니께서 말씀하셨습니다. "전 성 누가 병원에 가고 싶습니다. 거기에 H 박사님께서 계시니까요." 그때가 토요일 밤 11시쯤이었습니다. 응급구조대원이 말했습니다. "센트럴 병원으로 모셔다 드리겠습니다. 그곳이 가장 가까운 곳입니다." 어머니는 다시 말했습니다. "아닙니다, 저는 성 누가 병원에 가고 싶습니다. 거기에 H 박사님께서 계십니다." 응급구조대원이 대답했습니다. "사모님, 제 말씀을 들어 보십시오. 이 시간에 그분께선 나오지 않으실 겁니다. 그분께서 오늘 밤에 병원에 나오지 않을 거라는 걸 잘 알고 계시잖습니까?" 그녀는 주장을 굽히지 않았습니다. "아무튼 제가 가고 싶은 곳은 거기입니다." 응급구조대원들은 "좋습니다"라고 대답하고 어머니를

성 누가 병원으로 모시고 갔습니다. 그리고 응급구조대원들이 떠나기도 전에 H 박사님께서 오셨습니다.

어려운 대화 II

답: 어머니께서 뇌졸중으로 쓰러졌을 때 H 박사님께서는 우리 모두를 불러 모으셨습니다. 그리고 그는 어머니를 도와준 여동생과 이런 일에 관여하는 것을 좋아하지 않는 또 다른 여동생을 포함하여 모든 사람들이 다 오도록 확인하셨습니다. H 박사님께서는 말씀하셨습니다. "베시(둘째 여동생)가 그 자리에 있으면 좋겠습니다. 그러니 그녀에게 꼭 와야 한다고 말해주십시오. 의논할 일이 있습니다." 박사님께서 이렇게 당부하신 것은 베시가 겁이 많아서 오지 않으려 할지 모른다고 생각하셨기 때문입니다. 우리가 튜브를 빼내는 것과 같은 일들에 대해 박사님께 여쭤어 봤을 때, 사실 H 박사님께서는 어떤 일이 벌어질지 모르시는 상태였습니다. 그런데 어찌 되었든 어머니께서는 다시 일어나서 이야기도 하기 시작했습니다. 그 후로 어머니께서는 작은 뇌졸중을 몇 번 더 겪었고 H 박사님께서는 그레이스랜드 병원에서 재활치료를 하자고 권하셨습니다. 그리고 끝내 그는 클리어워터 호스피스 병원으로 옮기자고 말씀하셨습니다. 그때 저에게는 호스피스 경험이 있어서 거기에 대해 좀 알고 있었습니다. 그러나 우리는 호스피스에 대해 완전하게 다 알고 있지는 못했습니다. 하지만 박사님께서 권하시는 거니까 우리 모두는 그렇겠다고 말씀드렸습니다. 그리고 그건 아주 좋은 경험이었습니다.

일반적으로 임상의사가 특별한 시간에 특별한 장소에서 정말로 예외적인 무언가를 해줄 때 상호관계는 확고한 기반 위에 놓이게 된다. 여기에서 예외적인 무언가는 단지 어떤 절차나 진료실 방문에 국한되지 않는다. 우리가 배려에 대해 말할 때, 우리는 보통 담당의사가 늦은 밤이나 주말에 응급실로 와주는 것에 대한 이야기를 한다. 그러나, 의사가 휴가 중에 전화로 안심시켜 주는 경우를 생각할 수도 있고, 의사가 병원에 예상보다 훨씬 오랫동안 남아 있거나 심지어는 우리가 필요로 할 때까지 있어 주는 경우를 생각할 수도 있다. 이런 경우 환자와 의사 모두에게 그들의 관계는 완전히 새로운 의미의 공유된 느낌으로 나타나게 된다.

관계는 오로지 각자가 함께하는 범위까지만 확장될 수 있다. 우리는 "온전히 함께하기(full presence)"라는 말을 사용함으로써 환자를 온전한 존재로 이해하고 그의 말을 온전하게 듣고자 하는 사람을 표현하고자 한다. 이는 임상의사의 눈과 귀에 국한된 말이 아니라 환자에게 신경을 집중하는 모든 상황을 말한다. 이런 식의 대접을 받을 때, 우리는 환자로서 신뢰와 용기가 솟구쳐 오름을 종종 느끼게 된다. 역할의 차이를 고려할 때 환자가 임상의사에게 "온전히 함께하기"를 요구하기는 어렵다. 하지만 확실히 말해, 환자는 자기 자신에게 반응할 준비태세를 갖출 수 있고 자기 자신과 온전히 함께하려고 노력할 수 있다. 왜냐하면 함께하기는 단지 한 사람이 다른 사람에게 제공하는 것일 뿐만 아니라, 자기가 자기 자신에게 제공하는 것이기도 하기 때문이다. 이렇게 "온전히 함께하는" 경우에 환자-의사 관계가 어떤 인간 관계에서도 보기 힘든 정도의 수준까지 향상될 가능성이 크다.

환자와 의사는 오랫동안 함께 지내면서 우리가 삽화에서 묘사한 여러 종류의 경험들을 반복적으로 겪는 경향이 있다. 그렇기 때문에 우리는 인터뷰에서 자신의 주치의가 "내 편"이라고 반복적으로 느끼는 환자 사례를 보게 된다. 환자가 경험한 긍정적이고 강력한 일화들은 환자로 하여금 주치의에 대한 근본적인 믿음을 갖게 만들고 이는 결과적으로 더 많은 신뢰를 쌓아가는 계기가 된다.

우리는 언젠가 필연적으로 인생에 큰 영향을 미치는 비극적인 사건들 중 하나를 겪게 된다. 장애를 가져오는 사고, 말기 질환, 서서히 몸을 망가뜨리는 만성 혹은 진행성 질환. 죽음을 동반하는 고통스러운 과정. 부모, 배우자, 자녀의 갑작스러운 혹은 오랫동안 예상했던 죽음. 이러한 일들은 환자와 의료진 사이에 장기적 관계가 형성될 수 있도록 하는 것들 중 일부이다. 이런 경우에 어디까지 당사자에게 말할 수 있을까? 그리고 어떤 방법으로? 환자와 의사 사이에 얼마나 정직하고 세세하게 그리고 깊이 있게 대화할 수 있을까? 소위 "어려운 대화"는 거의 모든 환자들에게 있어서 임상의사와의 관계를 가늠하게 하는 중요한 시험대이다. 그러면, 좋은 관계라고 판단할 수 있는 기준은 무엇인가? 정직함. 숨김없이 모든 진실을 솔직하게 말해주기. 명료함. 연민과 친절. 상실이나 슬픔을 공유한다는 느낌. "우리는 모두 이 점에서 똑같은 인간입니다. 저도 마음이 아픕니다."그리고 가장 중요한 것은 아마 혼자 남겨지지 않게 하는 일일 것이다. "맞습니다, 이것은 끔찍한 일이지만, 제가 당신과 함께 여기에 있을 것입니다." 이것은 우리 모두가 듣고 싶어 하는 말이다.

그리고 다시, "배려"가 있다. 그리고 또다시, 더 많은 "어려운 대화"들이 있고, 이렇게 세월이 흘러감에 따라 그 관계는 더욱 더 풍부해지고 유익하게 된다.

이제 다시 인터뷰로 돌아가 보자.

온전히 함께하기 II

이제 저는 호스피스가 무엇인지 완전히 이해합니다. 제 여동생의 임종이 다가왔을 때, H 박사님께서는 금요일에 우리에게 말씀하셨습니다. "그녀의 친구들에게 전화해서 그녀가 보고 싶으면 주말에 오라고 말해 주세요. 그리고 월요일 1시에 여러분 모두와 이야기를 나누고 싶습니다." 그래서 우리는 모두 월요일 1시에 모였습니다. 그때 당신께서는 말씀하셨습니다. "여러분들은 모두 매기가 회생할 수 없다는 사실을 알고 있습니다. 우리는 이제 그녀에게서 생명유지장치를 떼어야 합니다." 그때 제 여동생 하나가 말했습니다. "선생님, 오늘이 제 손녀 생일입니다. 가능하다면 매기가 그 아이의 생일에 죽지 않도록 도와주실 수는 없겠습니까?" 그 말을 듣고 그는 아무 얘기도 하지 않았습니다. 그저 고개를 끄덕였습니다. 그리고 의사들은 손녀의 생일이 지날 때까지 그녀의 생명유지장치를 떼어내지 않았습니다. 그 요청을 존중해 주었던 거지요.

전체성 회복

- 환자의 질환 경과 중에 겪은 주요 전환점에서 임상의사의 역할에 대한 이야기

우리는 H 박사님께서 우리에게 매우 정직하셨고 우리를 많이 걱정하셨다고 생각합니다. 그가 우리를 불렀을 때 그가 우리와 함께 계

시다는 사실 그 자체가 좋았습니다. 그는 우리와 마주 앉아서 진단은 물론 앞으로 무슨 일이 일어날지에 대해 매우 정직하게 말씀하셨습니다. 그리고 그때 우리는 웃을 수 있었고 진료비와 임종에 대해 스스럼없이 이야기했습니다. 사라 페일린은 "사망선고위원회"를 언급했습니다. 우리는 "원하신다면 그렇게 하십시오. 모든 사람이 한 번은 거치게 될 일이잖습니까?"라고 말했습니다.

누군가는 자리를 잡고 앉아서 뭔가 결정을 내려야 합니다. 누군가에게는 그곳에서 결정에 대해 설명을 해주는 일이 당연한 일일 겁니다. 하지만 그 순간은 우리에게 매우 특별했습니다. 왜냐하면 그가 거기 앉아서 우리에게 모든 것을 설명해 주었기 때문입니다. 그는 무슨 일이 일어났는지에 대해 그리고 우리가 할 수 있는 모든 것을 다 했다는 사실에 대해 설명해 주었습니다. 그리고 우리는 그 자리에 앉아서 제 여동생을 모니터로만 쳐다보았습니다. 그때 저는 그녀가 단지 생명유지장치에 의해서만 우리와 함께한다는 사실을 알았습니다. 그러나 그는 그 과정을 정말 고통스럽지 않게, 아니, 고통스럽지 않은 건 아니지만, 이해하기 쉽게 만들어 주었습니다.

전체성 회복

그가 "운동은 어떻게 하고 계십니까? 식사는 어떻게 하십니까?" 이런 질문을 하기 시작했을 때, 상담사가 필요한지 물어보았을 때, 저는 이런 생각이 들기 시작했습니다. "아, 그가 내 고통만을 다루는 것이 아니고 나를 온전한 사람으로 보고 있구나." 그래서 저도 생각했습니다. "나는 온전한 사람이다. 다시 온전한 사람이 될 수 있다." 저는 머리에 총을 맞고 한 켠에 처박혀 있는 여자로 기억되고 싶지 않습니다. 저는 정말로 그 이상으로 기억되고 싶었습니다. 저는 늘 그 이상이었으니까요.

저는 그때 혼자말을 했습니다. "예수님, 감사합니다. 온전한 인간으로 만들어주셔서 고맙습니다." 이런 말은 아마 그때 처음으로 했던 것 같습니다. 늙은 노새처럼…. 그제서야 눈가리개를 벗고 이렇게 생각했던 것 같습니다. "그래, 단지 총에 맞은 것보다 더 많은 일이 일어날 수 있어."

인간적 유대 Ⅱ

문: 당신은 당신과 관계를 맺어온 다른 의사들에 대해 이미 많은 이야기를 했습니다.

답: 요즘 의사들은 도통 정을 주지 않는다고 저는 항상 생각했던 것 같습니다. H 박사님께서는 우리 가족에 애착을 가지고 계실까요? 잘 모르겠습니다. 하지만 우리는 그가 그렇다고 생각하고 있고 그런 생각이 중요하다고 생각합니다. 우리는 오랫동안 그를 보면서 자라왔습니다, 아시지요? 저는 다른 방에서 그가 하는 말을 듣곤 했습니다. 대화 그 자체는 잘 듣지 못했지만 저는 낮은 웃음소리를 들을 수 있었습니다. 그것이 환자들을 편안하게 해주었습니다. 저는 그것이 치유 과정 그 이상이라고 생각합니다.

문: 그가 다른 검사실에서 다른 환자들과 얘기하는 걸 들은 적이 있습니까?

답: 네 그리고 웃음소리도 들었습니다. 제 생각에 그것이 그가 환

자를 염려하는 마음을 표현하는 방식인 것 같았습니다.

해결책

- 특정 문제에 대한 성공적이고 구체적인 치료

문: H 박사님과의 관계가 이렇구나 하고 생각하게 만든 또 다른
    중요한 순간이나 사건이 있습니까?
답: 이거 하나가 기억납니다. 제 딸이 결혼을 앞둔 때였는데, 딸애
    가 결혼식 전 화요일에 집에 왔습니다. 그때 딸은 감기에 걸려
    서 아무 일도 할 수 없었고, 그래서 H 박사님을 찾아갔습니다.
    딸애는 그때 시외에 살고 있었는데, 제가 박사님께 전화했더니
    그가 "그래요, 따님에게 빨리 오라고 하십시오"라고 말씀하셨
    습니다. 그는 딸애를 진찰했고, 그 후에 딸애가 말했습니다.
    "박사님, 제가 금요일 밤에 결혼합니다. 그때까지 저를 낫게 해
    주시면 좋겠습니다." 그때 박사님께서는 그저 미소만 보이셨습
    니다. 우린 언제나 그런 관계를 맺어왔습니다. 어쨌든, 그는 딸
    에게 무엇을 주었고, 그것이 무엇이든 딸애는 금요일이 되기
    전에 편안해졌습니다. 아마 좋아질 거라는 믿음이 감기를 낫게
    했을 것입니다. 그가 딸애에게 그것들 중 하나를 주었을 겁니
    다. 의사들은 그것을 무슨 약이라고 부르던데….
I: 위약이요?
R: 네, 그가 그것들 중 하나를 주었을지도 모릅니다. [환자는 웃
    는다] 그게 어떤 약인지는 중요하지 않습니다. 약이니까요.

지혜 이야기

- 의사 혹은 환자가 성취하거나 제안하는 치유에 대한 통찰

지난 30년을 되돌아볼 때, 믿음이 치유 과정의 90 내지 95%라는
생각이 듭니다. 어릴적 시골에서 살던 시절로 거슬러 올라가 보면,
할머니께서 저에게 무엇을 주시든 간에, 저는 언제나 할머니께서
저를 낫게 해줄 수 있다고 생각했습니다. 이건 일종의 신뢰입니다.
왜냐하면 그가 무슨 생각을 하든 무슨 말을 하든, 더 정확히 표현
할 다른 방법이 없어 이렇게 말하자면, 그것은 법이요 복음입니다.
그런 수준의 신뢰입니다. 저는 우리가 정말로 필요로 하는, 정말로
믿을 수 있는 의사를 발견한 셈입니다.

환자와 임상의사가 함께 많은 일들을 겪어 나가는 동안, 그들은 종
종 통찰의 순간들, 즉 임상의사나 환자가 말하거나 제안하는 삶의
핵심적인 신비를 엿볼 수 있는 순간들을 만나는 축복을 받곤 한다.
우리의 인터뷰 대상자들이 그러한 순간에 대해 설명할 때, 우리는

이 "지혜 이야기"를 소중히 다루어야 한다는 사명감을 느낀다. 어떤 이야기들은 의사가 클리닉에서 면담을 하면서 보여준 지혜에 관한 것들이었고, 어떤 이야기들은 환자가 나중에 알게 된 깨달음에 관한 것들이었다.

우리의 인터뷰에서 가장 감동적인 구절들은 대부분 환자들이 아주 중요했던 치유 일화, 활동 혹은 경험에 대해 이야기한 것들이다. 그 과정에서 환자들은 단순히 치료받거나 완치되는 것 이상으로 삶에 대한 인식의 변화를 경험한다. 예상치 못한 출구나 예상치 못한 치유자가 등장한다. 삶에서 무엇이 가능한지에 대한 감각이 달라진다. 상처라고 생각하고 살아왔던 삶이 돌파구, 선물, 심지어 축복으로 받아들여진다. 새로운 온전함을 성취하게 된다. 이러한 변화, 이렇게 획기적인 움직임은 항상 환자와 의사 간의 돈독한 믿음과 이해 그리고 공유된 신뢰의 결과로 나타난다.

우리 모두가 우리의 의료제공자들에게 기대하는 중요한 한 가지는 문제를 해결해주는 능력이다. 우리 인터뷰는 대부분 분초를 다투는 위기를 해결하기 위해 매우 구체적인 역할을 담당하는 임상 의사들의 이야기를 담고 있다. 그것이 시술일 수도 있고 처방일 수도 있다. 그러나 우리의 인터뷰 대상자들은 일반적으로 자신들의 주치의들이 시행한 "해결책"에 대해 많은 시간을 할애하지 않는다. 부분적으로는, 이런 현상이 우리가 물어보았던 질문들 그리고 물어보지 않았던 질문들의 내용과 관련이 있었다. 그러나 인터뷰 녹취록을 검토해본 결과, 우리는 환자들이 해결책을 기대했었다는 느낌을 분명히 받았다. 그러나, 그들에게 그보다 더 특별했던 것은 온전성의 회복이었다.

여기에서 우리는 근본적인 문제를 생각할 필요가 있다. 일반적으로 우리는 이런 가정을 하는 경향이 있다. "물론 그들은 그것을 해결할 수 있다. 그들은 그렇게 하도록 훈련받았다." 유능한 임상의사라면 누구나 "x"와 "y"를 할 수 있어야 한다고 생각한다. 심지어 "x"가 심장 이식일지라도 그렇게 생각한다. 그러나 치유와 지혜에 관해서라면, "그건 전혀 다른 문제다."

따라서, 이 책은 근본적이지만 거의 탐구되지 않았던 질문에 대한 답을 구하려고 한다. 환자들은 의료제공자들과 치유 관계를 형성하는 데 있어서 무엇이 핵심 요소라고 생각하는가? 그리고 이 질문은 일련의 연관 질문으로 이어진다. 치유 관계를 수립하는 데 도움이 되는 의사의 특성과 그러한 관계를 가로막는 장벽은 무엇인가? 의사-환자 상호관계는 임상 환경 밖에서 환자의 폭넓은 삶에 어떤 영향을 미치는가? 이러한 질문들을 염두에 두고, 그리고 우리가 지금까지 이 장에서 수행한 기초 작업을 바탕으로, 이제 인터뷰 대상자들이 우리에게 무엇을 가르치고 있는지에 대한 체계적이고 상세한 검토를 시작하기로 하자.

지혜 이야기

그들이 내게 와서 암을 발견했다고 말했습니다. 여기 아래에서 말입니다. 그러더니 그것이 기관을 옆으로 밀어서 걱정이 되는 덩어리가 여기 위에 나타났다고 했습니다. 약 2주 후면 전 89세가 됩니다. 그래서 제가 말했습니다. "그냥 잊어버리십시오. 저도 그럴 생각입니다." 저는 지금까지 수술도 지켜봤고 화학요법과 방사선도 지켜봤습니다. 지금 저에게는 아무 책임도 남아있지 않습니다. 제가 돌봐야 할 사람도 저에게 의지하는 사람도 없습니다. 그리고 제 나이 88세, 저는 말했습니다. "그냥 잊어 주십시오. 금방 지나갈 겁니다. 사는 동안 재미있었습니다. 썩 괜찮았습니다. 전 그냥 가고 싶습니다." 저는 또 말했습니다. "저는 죽음을 두려워한 적이 없습니다."

임상 공간이 치유에 미치는 영향

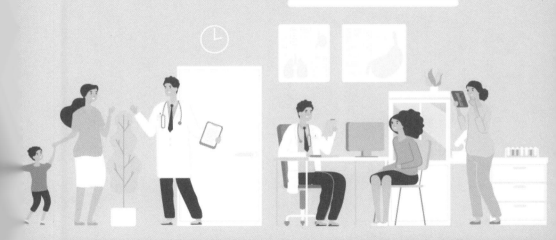

임상 공간이 치유에 미치는 영향

이 장에서 우리는 임상의사들이 어떻게 치료 동맹을 구성하는지에 대해 검토하고자 한다. 먼저 치유를 실현할 "공간을 만들기(make a space)" 위해 의사들이 어떤 능력을 가져야 하는지 논의해 보고자 한다. 그리고, 우리 환자 정보제공자들이 자신에게 가장 중요하다고 말한 특별한 임상 기술과 특성에 대한 논의로 이어가 볼 것이다. 그런 다음 우리는 이런 특성을 치료적으로 가능케 할 임상의사의 역량이 무엇인지 열거하고 이에 대해 설명할 것이다. 우리는 단순히 성공적인 의사들이란 '신뢰할 수 있고 사려 깊으며 배려심이 많은 사람들'이라는 사실을 밝히는 데에만 관심을 두고 있지는 않다. 여기서 중요한 것은 이러한 임상적 특성을 드러내는 행동과 태도가 우리 대부분에게는 여전히 낯선 상황에서 나타난다는 사실이다. 숙련된 임상의사는 고도로 전문화된 신체적인 그리고 심리적인 공간을 구축하고 그 안에 환자들을 끌어들여 그들의 취약성을 돌봐준다. 환자들도 이러한 대인관계적 치유 영역을 만드는 데 나름대로의 역할을 담당하지만, 초기의 결정적인 작업은 임상의사에 의해 수행된다. 이 능력에 대해 우리가 붙인 문구는 "임상 공간 만들기"이다.[1] 이 능력은 의료에 중요한 다른 모든 것이 실현될 수 있게 하는 적극적이고 의도적이며 능력 있는 역량이다.

우리는 종종 "공간을 장악하는(hold a room)" 사람들에 대해 이야기한다. 이들은 예외적일 정도로 사람들의 관심을 지속적으로 받을 수 있는 호감이 가고 매력적인 사람들이다. 이런 말은 흔히 정치인 같은 공적 인물을 묘사하기 위해 사용되곤 하지만, 사회, 종교 및 다양한 다른 영역에서도 사용된다. 숙련된 임상의사들도 이와 비슷한 힘을 가질 수 있다. 하지만 그들이 하는 일의 목적이나 환경을 고려한다면 임상의사들이 공간을 장악하는 힘이란 환자를 위해 치료와 치유 경험에 도움이 되는 공간을 만드는 힘이라고 할 수 있다.

안아주는 임상 공간 만들기(holding clinical space)라는 은유는 치료가 필요한 사람들을 보호하고 지지하고 돌보는 임상의사의 능력에 뿌리를 두고 있다. 이와 같이 안아주는 임상 공간을 만드는 능력은 아마도 의료에서 치유를 위한 가장 기본적인 요소이며 사실상 치유를 위한 전제 조건일 것이다. "안아주는(holding)"이라는 말이 시사하는 친밀감은 임상 공간이, 이상적으로는, 우리가 가장 취약할 때 우리를 받아주는 장소라는 사실을 강조한다. 우리 모두는 이것이 무엇을 의미하는지 잘 알고 있다. 왜냐하면, 우리는 문자 그대로나 비유적으로나 아주 규칙적으로 서로를 안아주고 서로를 잡아주고 있기 때문이다.[2] 우리는 아기들을 가슴에 안아 준다. 우리는 걸어가며 손을 잡는다. 우리는 사랑하는 사람들과 함께 그리고 그들을 위해 생각을, 두려움을 그리고 희망을 품어준다. 때로는 세심하게 주의를 기울여 때로는 무심하게 그렇게 한다. '안아주는/잡아주는'이라는 말이 시사하는 친밀함은 이런 상황을 설명하는 데 적절하다. 임상 공간이라는 안식처를 찾는 사람들의 취약함과 임상 공간이 제공해주는 보호를 적절하게 나타내고 있다. 임상의사들은 우리의 팔과 다리뿐만 아니라 질병에 대한 우리의 두려움과 치유에 대한 희망도 잡아주고 안아준다.

신체적 친밀감 형성하기

임상 공간을 만드는 일은 관련된 사람들의 신체를 배치하고 이동시키는 것에서부터 시작한다. '안아주는 임상 공간 만들기'가 치유의 기본적인 전제 조건이라면, 신체적 친밀감(라포)을 형성하는 일은 전문적 반응성의 첫 번째 표현이다. 신체적 라포란 치유를 목적으로 시간과 공간 속에서 신체를 세심하게 조정하는 것을 의미한다. 환자는 진료실에 들어서는 순간부터, 심지어는 임상의사가 도착하기 전에도, 언제나 이런 근본적인 질문을 품고 주변의 **모든 것**을 듣고 보고 읽는다. 여기가 내가 필요로 하는 것에 부합하는 장소일까 혹은 그런 사람을 만날 수 있을까? 일단 의사가 도착하면 환자는 시계가 재깍거리며 가고 있음을 의식하기 시작한다. 의사가 진료 시간을 어떻게 사용하는지에 신경이 쓰인다. 신체적 라포를 형성하는 데 능숙한 임상의사는 진료의 흐름을, 즉 진료의 시작과 끝 그리고 그 사이의 주요 단계들을 어떻게 처리할 것인지 미리 준비하고 계획을 세운다.

우리의 인터뷰 대상자들은 임상의사들이 시간을 여러 환자들에게 골고루 나누어 주어야 한다는 사실을 예리하게 알고 있었다. 그들은 자신들이 진료실을 방문했을 때 자신들을 인도하여 시작부터 끝까지 세심하게 소통하면서 진료해 준 임상의사들에게 감사를 표했다. 환자들은 종종 처음에 어떻게 진료실을 찾아갔는지 그리고 의사-환자 간 상호작용을 시작하기 위해 의사가 어떤 말 혹은 어떤 몸짓을 하였는지 아주 자세히 알고 있었다. 우리가 인터뷰를 한 바로 그날 정기 진료를 받았던 어떤 환자는 진료를 시작했을 때 의사가 어떤 말과 행동으로 자신이 진료를 서두르지 않을 것이라는 메시지를 전달했는지에 대해 아주 자세하게 말해주었다. 이런 말과 행동은 누적되어 환자를 "차분하게(calm)" 만들었고, 이러한 환자의 차분함은 임상의사의 차분함을 반영하는 것이 된다.

답: 하지만 흥미롭게도 제임스 선생님은 결코 서두르는 것처럼 보이지 않는다고 말하고 싶습니다. 그래서 그 앞에서는 차분해지고 처음부터 편안한 느낌을 가지게 됩니다. 선생님은 절대로 압박하지 않습니다.

문: 좋아요. 만약에 그 상황이 어떤지 그림으로 그릴 수 있다면요….

답: 그가 진료를 시작합니다. 활력 징후 결과들을 먼저 살펴봅니다. 그가 필요로 하는 모든 것과 기본적인 자료들은 간호사가 벌써 준비해 두었습니다. 그는 임상자료들을 전부 확인한 후에 말합니다. 오늘 아침처럼 단지 정기검진을 위해 온 것이라면 이렇게 말합니다. "좋습니다. 모든 것이 아주 좋아 보입니다. 하지만 몇 가지 확인해 봅시다." 그리고는 방을 가로질러 걸어와 천천히 나로 하여금 이런저런 것들을 하도록 합니다.

의사는 환자의 몸을 살펴보고 검사를 진행하는 속도를 통해 진료하는 동안 너무 급하게 서두르지 않을 것이라는 메시지를 보낸다.

> 의사 선생님이 말합니다. "이건 어때요? 느낌이 어때요?" 괜찮다고 전 대답했습니다. 그는 다시 말했습니다. "불편한 데가 있나요? 무슨 문제라도 있나요?" 제가 또 대답했습니다. "아, 등이 약간 불편합니다. 심각한 것은 아니지만요." 그랬더니 그가 나에게 몸을 돌려보게 하고 이런저런 자세를 취하게 했습니다. 그다음에 그가 말했습니다. "음, 만약 지금보다 더 나빠진다면 좀 더 생각해 보아야 하겠지만, 지금 걱정할 정도는 아닌 것 같습니다. 하루의 일과가 끝날 때쯤에 등이 많이 아픈가요?" 전 "아니요"라고 대답했습니다. 그가 말했습니다. "그러면 지금은 두고 봅시다." 이처럼 그는 절대로 급하게 서두르지 않습니다.

의사-환자 관계가 더 긴밀해지는 것과 시간의 관련성은 단순하지 않다. 시간에는 양적 차원과 질적 차원이 있기 때문이다. 느린 것이 항상 더 좋은 것은 아니다. 진료를 시작하고 진행하는 기술에 분명하게 정해진 어떤 공식이 있는 것도 아니다. 이를 위해서는 말과 동작이 환자의 속도에 대한 느낌에 어떤 영향을 미치는지 알아볼 필요가 있다. 때로는 임상적 상호작용의 길이가 핵심적으로 중요한 요소이다. 하지만 이보다 "시간이 충분하다"는 느낌을 주는 의사들이 진료에 대한 인간적 리듬을 더 잘 만들어 내는 경우가 많다. 신체의 시간은 시계의 시간과 같지 않다. 우수한 의사들은 두 종류의 시간을 따라가면서도 동시에 우리 신체가 담고 있는 시간에 우선순위를 둘 수 있는 의사들이다.

다음엔 공간의 문제가 있다. 의사가 진료실에 들어오는 순간, 많은 일들이 즉각적으로 그리고 동시적으로 일어나기 시작한다. 의사와 환자의 신체가 처음에, 심지어 대화가 시작하기도 전에 자리 잡는 방식이 그 자체로 아주 중요한 의사소통이다. 이는 그 이후에 따라오는 모든 것에 대한 해석의 장을 마련해준다. 신체들이 어떻게 그리고 어디에 위치하는가 하는 것은 모든 상호작용의 핵심적인 요소이다. 더욱이 의료 환경에서는 이러한 역학이 정말로 중요하다. 물론 환자들은 자신의 몸에 행해지는 것에 관심이 많다. 임상의사가 환자인 자신의 몸에 무엇을 하는지에 대해 상당히 마음을 쓴다. 환자들은 의사가 앉아있는지 서있는지, 몸을 움직이는지 가만히 있는지, 자신을 보고 있는지 보고 있지 않은지, 거리를 유지하는지 가까이 오는지 등에 주목한다. 몸으로 하는 이러한 의사소통은 광범위한 요소들에 대한 메시지를 보낸다. 즉, 따뜻한지 차가운지, 신뢰하는지 경계하는지, 그 자리에 있음에 관심이 있는지 없는지 등을 표현한다. 숙련된 의사들은 아주 빠르게 환자와의 신체적 배치를 설정하고 그것을 건강이라는 더 큰 목표를 향해 이용할 수 있다.

"어서 오세요, 앉으세요. 저를 똑바로 봐주시겠어요." 수십 명의 환자들이 이와 똑같은 공식을 우리에게 알려주었다. 환자들과 함께 그들의 의사에 대해 이야기할 때 이 익숙한 명령어가 반복적으로 나타나는 이유는 무엇일까? 우리는 그 이유가 부분적으로는 임상 공간이 신체적으로 그리고 감정적으로 안전한 곳이 되는 데 꼭 필요한 의사와 환자 사이의 신체적 라포를 형성하기 위해서는 눈의 접촉, 자리에 앉기, 적절한 악수 혹은 가볍게 어깨 두드리기 등이 필요하기 때문이라고 생각한다.

단순하면서도 일상적인 행동이 안전한 임상 공간을 만드는 데 결정적인 역할을 한다. 평범한 일상으로부터 종종 불안을 유발할 수도 있고 불편할 정도로 밀접하기도 한 만남 안으로 옮겨가도록 환자를 안내하는 일이 의사들에게는 아주 중요하다. '안아주는 임상 공간 만들기'는 익숙한 것에서 시작해서 꾸준하고 편안하게 진료 현장으로 들어오게 하는 단계를 거친다. 환자들은 이 공간에 들어와 자신의 의사와 이 공간을 공유하면서 감정적으로 그리고 신체적으로 진료가 진행되는 과정에 생길 수 있는 의문들과 신체접촉에 대해 준비가 된다.[3]

숙련된 의사들은 이 공간에서 이 시간에 이 환자에게 자신이 관심을 집중하고 있다는 사실을 자신의 몸으로 전달한다. 한 환자는 이렇게 표현했다. "눈을 마주치지 않는다면 정말로 같이 있는 것이 아니지요." 지속적인 눈맞춤은 의사가 가지고 있는 자신감과 능력의 표시라고 여러 환자들이 말해 주었다. 또한, 이미 예상할 수 있듯이, '앉으세요'라는 말은 이어서 수많은 유익한 임상적 행동을 할 수 있도록 만드는 관문과 같은 역할을 한다고 여러 연구가 보여주고 있다.[4] 어떤 레지던트가 말했다. "앉아 있을 때 내가 더 잘 듣는다는 사실을 알게 되었습니다."[5]

신체적 라포를 형성하기 위해 더 필수적인 것은 적절한 스킨십이다. 고통을 유발하기도 하고 고통을 완화하기도 하는 스킨십의 힘은 의사와 환자 모두에게 복합적인 행동이다. 여기에는 의도와 신뢰가 매우 중요하다.

문: 그러면 치유적인 방식으로 환자와 스킨십을 하는 것이 중요하군요, 환자가 허락한다면요.

답: 맞아요. 하지만, 저는 그것이 쉽지 않은 일이라고 생각합니다. 왜냐하면, 스킨십을 할 때에는 윤리적 경계를 생각해야 하니까요…. 하지만 다른 한편으로 생각해 보면, 제가 병원에 입원해 있는데 의사가 와서 "당신의 산소수치를 확인하기 위해 손톱을 검사해보겠습니다"라고 하는 대신에 지지의 표시로 제 손을 따뜻하게 잡아준다면 그건 제게 큰 의미가 있을 겁니다. 그런 의사의 행동은 "생물학적으로 꼭 확인해야 할 것이 있습니다"라고 하지 않고 "나는 당신을 한 인간으로 돌보고 있습니다"라고 말하는 것이니까요.

문: 하지만 당신은 또한 경계의 필요성을 인정하고 있고 임상의사가 그 점을 잘 살펴볼 수 있어야 한다는 점도 인정하고 있군요.

답: 맞습니다. 그 경계에 주의를 기울이는 의사들을 저는 정말로 존경합니다. 왜냐하면 그것이 쉽지 않다는 것을 잘 알고 있기 때문입니다. 하지만, 제가 점점 더 많은 경험을 하게 되면서 확실히 알게 된 것은, 대부분의 경우, 환자에 대한 연민이 전혀 없는 혹은 환자를 안심시켜 주고 진정시켜 주려는 어떤 스킨십도 하지 않는 의사들이 많다는 사실입니다.

임상적 스킨십은 진찰의 일부가 되기도 한다. 그것은 환자가 질병과 치료의 고통 속에 있을 때 그토록 자주 느끼는 고립감을 깨는 역할을 하기도 한다. 한 호스피스 환자는 그 상황을 이렇게 말했다. "베르그슨 선생님이 진료실 안으로 걸어 들어와 저를 꼭 안아주었습니다. 그렇게 안겨보는 것은 아주 오랜만이었습니다."

거리를 좁혀 환자의 신체를 접촉하는 것은 분명한 의도를 가지고, 기술적으로 그리고 세심한 주의를 기울여 이뤄져야 한다. 하지만, 아픔을 야기하는 스킨십도 어떤 경우에는 치유를 위해 필요하다. 숙련된 전문가들은 그런 종류의 스킨십도 연민의 마음을 담아할 수 있다는 것을 알고 있다.

이 치료사는 내가 할 수 있는 만큼 하라고 그러면 내가 할 수 있는 그곳까지 나를 데려가겠다고 말했습니다. 그는 이 치료가 아주 고통스럽다는 것을 알고 있었습니다. 거의 눈물을 글썽이며 "당신을 정말로 아프게 하고 싶지는 않습니다"라고 말했습니다. 그 말을 듣고 기분이 좋았지만 난 아프더라도 도움이 된다면 차라리 아프기를 원했습니다. 그는 내게 연민을 보여주었습니다. 그가 정말로 돕고 싶어 한다는 것을 그의 태도로 알 수 있었습니다.

그리고 환자와 의료제공자 사이의 거리를 가깝게 하는 것만으로도 따뜻한 포옹의 효과를 내는 그런 때가 있다. 다음에 인용하는 환자의 경우가 그렇다. 그녀는 복잡한 병력을 가지고 있고 그동안 많은 의사를 만났던 환자였고 의사의 행동을 분석하는 경향이 있었다. 의사들에 대한 그녀의 칭찬은 좀 인색했지만, 이 경우는 그렇지 않았다.

바로 그의 미소, 눈, 차분한 목소리입니다. 약간의 차이가 있기도 하지만 언제나 친절한 목소리입니다. 내가 목소리를 강조하는 이유는 [그의 목소리가] 아주 크기 때문입니다. 새로운 상황이 생길 때마다 그는 적절한 관심을 내게 보여주었습니다. 그의 얼굴에서 그것을 알 수 있었고, 그의 몸짓에서도 그걸 알 수 있었습니다. 그는 근심스런 표정을 지으며 내 쪽으로 몸을 약간 기울였습니다. 그것은 거의 안아주는 것과 같았습니다.

환자의 취약성을 수용하기 위해서는 임상의사들의 환자를 존중하는 그리고 자신감 있는 행동이 필요하다. 우리가 제안하고 있듯이, 취약성과 반응성이 의료윤리의 핵심 구조라면, **신체적 라포는 전문적 반응성의 가장 기본적인 요소**라고 할 수 있다.

치유를 위한 임상의사의 특성들

이제까지 치유를 위한 임상 공간을 만드는 임상의사 능력의 전반적인 중요성을 다루었다면, 이제부터는 임상 공간을 구축하고 그 공간 속에서 치유 관계를 형성하는 데 반드시 필요한 특정 행동과 태도를 검토하는 쪽으로 관심을 돌리고자 한다. 우리는 환자 인터뷰 대상자들에게 치유 관계를 촉진하는 의사들의 말과 행동이 어떤 것이었는지 계속 물어보았다. 그들은 때때로 우리가 제1장에서 이야기한 장면이나 일화에 나타난 특정한 말과 행동들을 얘기하곤 했다. 그들은 또한 의사들의 특징이라고 생각하는 감정과 마음의 특성들을 일반화된 용어로 요약해서 설명하기도 하였다. 다음의 논의에서 우리는 환자의 이야기들 안에 포함된 특정 사건들 속에서 늘 제기되는 요소들을 유념해서 "특성"이라는 말로 의사들의 이런 자질과 능력을 지칭하고자 한다.

  우리가 강조하고자 하는 것은 인터뷰에서 가장 자주 언급된 특성들이다. 우리는 분석을 위해서 특성들을 두 개 혹은 세 개의 집단으로 나누었다. 이렇게 하는 이유는 이러한 특성들이 각각 독립된 것이 아니라 언제나 더 큰 활동 속에 포함되어 있다는 것을 강조하기 위해서이다. 환자들이 이러한 특정 특성들을 말하는 이유는 그들이 그 특성들을 어떤 행위 안에서 관찰했기 때문이다. 이런 특성들은 표 2.1에 목록으로 작성해 놓았다. 순서는 빈도 수에 따라, 즉 각각의 특징이 중요하다고 지적한 환자 수에 따라 정했다.

표 2.1 긍정적인 임상의사의 특성들

임상의사의 특성들	빈도
보살핌, 공감, 측은지심	43
배려하는 혹은 폭넓은 인식	33
접근성	28
옹호	25
정직	25
신뢰, 옳은 판단	25
차분함, 환자를 편안히 해줌	24
존중	20
열린 마음	20
따뜻함	18
자신감	17
유머	16
권위 공유	13
겸손	12
영적, 종교적	8
쾌활한 혹은 긍정적 태도	7
기술적인 능숙함	6

차분함

우리가 인터뷰했던 환자들 가운데 매우 현명한 어떤 사람은 임상 의사의 신체 언어와 전반적인 태도가 치유에 아주 중요한 요소로서 자신에게 어떤 영향을 미쳤는지 설명했다. 어떤 의사들은 에너지가 넘쳐 안절부절못했다고 그녀는 말했다.

> 그들은 항상 책상 위의 물건들을 가지고 법석을 떨거나, 발로 바닥을 두드리거나, 서류들을 다시 정리하거나, 주위를 둘러보거나 합니다. 만약 그들이 가만히 있기만 한다면 그래서 내게 집중하기만 한다면 그곳에 있는 것이 괜찮다고 느낄 수 있는 공간이 만들어질 겁니다…. [그리고 그 공간이 만들어지면] 나는 내게 무슨 일이 있는지에 대해 정말로 솔직하게 말할 수 있었을 겁니다.

고대와 현대의 의사들 모두 이 환자가 가리키는 심적 차분함을 높이 평가한다. 히포크라테스는 「의사에 대하여(On the Physician)」에서 의사들은 항상 말쑥하고, 정직하고, **차분하고**, 이해심 있고, 진지해야 한다고 충고한다(강조를 덧붙임).[6] 또한, 현대 의사이면서 작가인 제롬 그루프만 역시 차분함이라는 덕목을 우리가 어떤 판단을 할 때 오류를 피하는 데 도움이 되는 요소라고 평가한다.[7] 의사에게 주는 이러한 인지적 이점 외에도, 우리가 흥미를 가지고 있는 것은 어떻게 차분함이 환자들로부터 신뢰를 이끌어낼 수 있고 더 철저히 병력을 얻어내고 더 협력적인 참여를 이끌어낼 수 있는가 하는 점이다. 감정은 전염성이 있다. 의사의 차분함은 환자들과 그들의 가족을 비슷하게 차분한 상태로 만들 수 있다. 이전의 분석을 다시 참고해보면, 차분함은 신체적 라포를 향상시키고 동시에 환자들의 불안, 공포 그리고 걱정을 안아주는 안전한 공간을 만들어 치유에 기여한다고 할 수 있다.

주의 깊은 관심과 폭넓은 인식

> 의사는 누구나 어떻게든 자신의 머리를 맑게 해야 한다고 생각합니다. 자신 앞에 있는 것과 그 방에 있는 것이 그들에게 중요한 전부입니다.

인터뷰 대상자의 절반 이상이 자신의 의료제공자들에게서 이런 특성을, 우리가 주의 깊은 관심이라고 이해한 특성을 언급하였다. 이 의사들은 아주 폭넓은 인식을 보여주었는데, 이는 당면한 질병의 병리생리학적 지식을 훨씬 뛰어넘는 것이었다. 때때로 이러한 특징은 바로 그때 눈앞에 있는 환자 이외의 다른 모든 것을 차단하고 환자에게만 집중하는 의사의 능력에서 가장 두드러지게 나타난다. 또 다른 경우에 이 속성은 장기적인 질환의 여정이 진행되는 과정에서 환자에게 필요한 것을 돌보면서 치료 과정을 끝까지 기꺼운 마음으로 함께하고자 하는 의사의 마음으로 표현되곤 한다. 또한, 가족 구성원이나 다른 주요 보호자에 대한 특별한 보살핌으로 나타나기도 한다.

한 환자는 담당의사가 초기 병력을 청취할 때 자신이 관찰한 것을 떠올렸다.

> 그가 질문하는 내내 저는 그를 지켜보았습니다. 그는 왜 그런 질문을 하는지에 대해 말해주곤 하였습니다. 그가 [매번] 그렇게 말

하지는 않았지만 그의 태도를 통해 저는 그가 나에게 관심이 많은 사람이라는 것을 바로 알 수 있었습니다.

더 자세한 묘사를 얻기 위해 우리는 이런 질문을 했다. "이러한 주의 깊은 관심은 어떻게 드러나던가요?" 공통적인 지표들 중 하나는 환자의 질문에 얼마나 철저하게 답을 해 주었는가 하는 것이었다. "[그녀는] 제 아내와 제가 가진 모든 의문에 대해 인내심을 가지고 우리가 이해할 수 있는 용어로 대답을 해주었습니다." 또 다른 요인은 치료 과정에 영향을 미칠 수 있는 의학 외적 영향을 알아주는 태도였다. 다음 대화는 호스피스 환자의 증언이다. 맨 처음에 말하는 사람은 환자의 딸이다.

답2: 그 후에 그들은 [또한] 저에 대해서도 염려해 주었습니다. 저의 건강에 대해, 제가 그녀[환자]를 돌보는 데 너무 지치지 않도록 걱정해 주었습니다.
문: 아, 그들이 가족 전체를 살펴봐 주었다는 말씀이군요. [환자에게 고개를 돌려] 그들이 당신에게만 집중하는 것이 아니라 전체적인 상황을 파악하려고 노력하고 있었군요.
답: 그리고 그들은 저의 아이들과 연락을 했습니다. 그들은 저의 아이들이 제 상태에 관심을 가지고 최근에 무슨 일이 일어나고 있는지 알고 있기를 원했습니다.

때때로 주의 깊은 관심은 아주 단순하게 기술적인 작업을 잠시 멈추고 기꺼이 환자와 같이 있고자 하는 마음이기도 하다.

그는 환자가 겪고 있는 일에 아주 세심하게 신경을 쓰는 사람입니다. 아시다시피 제가 암에 걸렸을 때 그는 저를 전문의에게 보내야 했습니다. 그런데 제가 수술을 받을 때 그는 바로 그 자리에 있었습니다. 수술을 집도한 의사가 말했습니다. "당신들 관계를 이해할 수 없네요." 저는 이렇게 대답했습니다. "네, 아마 절대로 이해하지 못하실 겁니다."

환자의 이런 반응에서 그녀가 일차 진료의사와의 관계를 얼마나 소중히 여기는지 알 수 있다.

정직과 신뢰

내가 신뢰하지 않거나 처음 만났을 때 나에게 관심이 없다고 느낀 의료진과 어떻게 관계를 맺을 수 있을지 나는 모르겠다.

우리가 인터뷰한 58명의 대상자들 중 25명이 언급한 특성은 정직함 그리고 솔직함 같은 정직함의 동의어들이었다. 신뢰 역시 비슷한 횟수로 같은 환자들에 의해 자주 언급되었다.

문: 만약 여러분이 의대생들과 간호학과 학생들에게 환자와 좋은 관계를 맺는 일에 대해 뭔가를 가르쳐야 한다면, 뭐라고 얘기해줄 것 같은가요?
답: 전 그들에게 솔직하라고, 주변에서 빙빙 돌지 말고 사람들에게 솔직하게 다가가라고 말할 것 같습니다.

관계가 시작될 때 정직함, 즉 솔직함은 신뢰를 가져온다. 신뢰는 환자들로 하여금 자신의 더 큰 염려에 대해 좀 더 솔직하게 말하게 한다. 간단히 말해서, 환자들은 나쁜 소식이라도 솔직한 것이 재앙적인 상상을 하는 것보다 낫다는 사실을 종종 깨닫게 된다. 어떤 암 환자는 그 상황을 이렇게 말했다. "집에 앉아 걱정하면서 이런 저런 일을 상상하기보다는 차라리 진실을 알고 싶습니다." 물론 우리가 인터뷰한 환자들이 자신들의 의사에게, 좀 생생한 표현으로, "진실 떠넘기기(truth dumping)"라 일컬어지는 것을 하라고 제안하는 것은 아니다. 진실됨이 의사와의 관계에 있어서 기본적인 조건이라고 주장하면서도 그들은 또한 필요한 진실이 항상 예의 있고 요령 있게 그리고 합리적으로 남아 있는 어떤 희망이라도 함께 전달되기를 바란다고 분명하게 표현했다.

사람들은 자신에게 어떤 문제가 생겼는지 이해할 필요가 있습니다. 무엇이 가능하고 무엇이 가능하지 않은지 말입니다. 의사들에게 너무 많은 것을 요구하는 것일지 모르지만, 저는 그렇게 생각하지 않습니다. 저는 그것이 그들이 해야 하는 일의 일부라고 생각합니다.

환자가 두려워하는 것 중 하나는 의사가 나쁜 소식을 전문용어로 혹은 애매한 말로 감추지 않을까 하는 것이다.

사람들은 누구나 뒤로 숨는 일이 종종 있다고 저는 생각합니다. 의사들만 그런 것은 아닙니다. 변호사들도 그렇게 하고 정치가들은 늘 그렇게 합니다…. 사람들을 혼란스럽게 하는 말 그 너머로

숨지요. 일종의, 뒤로 물러나 있는 것입니다. 바로 이런 점에서 저는 번즈 선생님을 좋아합니다. 그는 매우 개방적입니다. 그는 사람들이 알았으면 하는 것을 그리고 당연히 알아야 하는 것을 솔직하게 말해줍니다. 누가 어떤 의문을 가지면 그는 이렇게 말합니다. "네, 우리는 그 문제를 함께 해결할 수 있을 겁니다."

많은 환자들의 이야기 속에서 눈에 띄는 것 중 하나는 진실과 솔직함이 어떻게 의사와 환자 사이의 거리를 줄일 수 있는지, 그래서 어떻게 공동의 유대를 형성해서 앞으로 부딪칠 문제를 같이 해결할 수 있게 하는지 하는 것이다.

> 답: 그는 자신이 상황을 잘 알고 있고 만약 그와 함께 노력한다면 우리가 할 수 있는 일이 있다는 사실을 알려줍니다. 그는 제게 솔직하게 말해주었습니다. 이건 평생 동안 해야 하는 일이 될 것이라고, 완치되지는 않겠지만 자신이 상황을 낫게 만들 수 있다고 말해 주었습니다.
> 문: 당신은 그러한 의사의 솔직함이 감사하다고 생각했나요?
> 답: 그랬습니다. 왜냐하면, 만약에 바로 회복될 것이라고 기대했는데 그렇지 않으면, 그건 무슨 일이 일어나고 있는지 모르는 것만큼이나 끔찍한 일일 것이기 때문입니다.

환자들이 자신의 예후가 어떤지 모를 때 그리고 빠른 치유에 대한 헛된 희망을 품을 때 분명히 역효과가 나타난다.

또한 주목할 만한 것은 의사들이 자신의 한계에 대해 솔직하게 말했던 대화들이었다. 여기에 사례 하나가 있다. 이 사례를 알려준 환자는 자신의 일차진료 의사가 진단을 확실하게 내릴 수 없었던 그런 경우를 자신에게 사실대로 말해주었다고 했다. 환자와 환자의 딸은 의사가 자신의 한계를 솔직히 인정한 것에 대해 자신들이 어떻게 반응했는지 이야기한다.

> 답: 그는 자신이 생각할 수 있는 모든 것에 대해 검토했고, 그가 할 수 있는 모든 것을 했습니다. 그러고 나서 말했습니다. "당신을 나보다 더 많이 알고 있는 의사 선생님께 보내드리려 합니다." 그가 뭐 좌절했다고는 생각하지 않습니다.
>
> 답2: 저는 그가 마음이 안 좋았을 것이라고 생각합니다…. 진단을 내릴 수 없었기 때문에 그랬을 겁니다.
>
> 답: 그가 말했지요. "나는 알아낼 수가 없습니다. 당신을 다른 의사 선생님께 보내 드려야 할 때라고 생각합니다. 난 당신의 문제가 뭔지 알 수가 없습니다. 다른 방법을 써야 할 때인 것 같습니다."
>
> 답2: 그 후로 그가 그녀를 직접 치료하지는 않았지만, 지금까지도 그녀의 상황에 관심을 가지고 지켜보고 있답니다.

진실과 솔직함이 좋은 관계를 형성한다는 생각이 우리가 진행한 인터뷰에서 가장 잘 나타난 경우는 말기 질환에 직면한 사람들의 경우였다. 예를 들어, 수술이 불가능한 폐암을 앓고 있는 호스피스 환자가 있었는데, 그 환자는 의사가 진실을 드러낼 경우 환자도 똑같이 진실을 표현한다는 사실을 우리에게 말해주었다. "그들은 저에게 솔직했습니다. 그것이 바로 제가 바랐던 것입니다. 호스피스에서 의사가 왔을 때 저는 말했습니다. '저는 당신이 제 눈을 똑바로 보기를 원합니다. 당신이 덤덤하게 요점을 정확하게 말해주길 바랍니다(웃음). 그러면 저도 당신에게 똑같이 할 것입니다.'"

접근성과 옹호

시스템에서 길을 잃기는 매우 쉽다.

우리가 인터뷰한 환자들 가운데 절반 이상이, 종종 놀라워하면서 그리고 항상 감사해하면서, 의사들에게 연락했던 스토리들을 말해주었다. 의사에게 전화를 하거나 이메일을 보냈던 일을 자주 언급하였고, 근무가 아닌 날이나 불편한 시간에 의사들이 연락을 잘 받아준 것에 대해서 말해주었다. 다음은 영국에 가 있을 때 유방에서 혹을 발견하고 자신의 의사에게 전화를 했던 어떤 환자의 이야기이다.

저는 유방암에 걸리지 않았을까 걱정이 되어 5개월 전에 유방조영술을 받았는데 그때는 아무것도 발견되지 않았습니다. 저는 늘 같은 진단클리닉에 다니고 있었습니다…. 그러다가 제가 직접 종양을 발견했습니다. 그때 저는 영국에 있었습니다. 저는 영국에서 그의 진료실로 전화를 했습니다. [그다음에는] 그의 집으로 전화를 했습니다. 왜냐하면 [6시간의 시차 때문에] 그 시간은 그래야만 하는 시간이었습니다. 그는 매우 걱정했고 제가 언제 돌아오는지 알고 싶어 했습니다. 그가 자신의 스케줄을 바꿔야 했는지는 알 수 없지만, 제가 [귀국해서] 찾아갔을 때 그는 저를 곧바로 살펴봐 주었습니다. … 유방조영술을 건너뛰고 초음파 검사를 받게 했고 … 다음날 아침에 제가 외과 의사의 진료실로 갈 수 있도록 해주었습니다.

또 다른 환자는 밤에 여러 번 자신의 의사에게 전화를 걸었다고 그저 사실을 전달하는 담담한 어조로 말했다. 그녀의 이야기 안에는 이 정도의 접근성을 허용하는 따뜻함과 친밀함이 담겨있었다.

답: 처음 보았을 때의 인상, 그가 이곳으로 들어오는 방식, 그가 저에게 말하는 방식, 전 정말 그와 사랑에 빠졌습니다. 의사로서의 그와 완전히 사랑에 빠졌습니다. 환자 침대 옆에서 보인 그의 태도는 정말로 최고였습니다.
문: 그가 무엇을 했길래 그렇습니까?
답: 저는 릭 박사님께 무엇이든 이야기를 할 수 있습니다. 새벽 2시에도 3시에도 집으로 전화를 했습니다.

그리고 이 환자는 이러한 접근성이 그녀의 치료비 지불 능력에 달려있지 않다는 사실을 인터뷰 진행자에게 이해시키기 위해 이야기를 계속했다. 여기에서 접근성은 [의사에 대한] 옹호와 환자 충성도로 되돌아온다. "남편이 직장을 떠나면서 보험이 바닥났지만, 릭 박사님은 단 한 번도 제게 등을 돌린 적이 없었습니다."
환자들은 자신의 의사가 접근성의 문제에 어떻게 접근하는지에 대해 예민하다. 이 환자는 그녀에게 제시된 조건을 조심스럽게 해석한다.

"원한다"라는 말과 "필요하다"는 말이 많이 혼동됩니다. 만약 의사 선생님이 "제가 필요하면 연락하세요"라고 말하면, 전 집에 앉아서 이렇게 생각할 겁니다. "글쎄, 정말로 그가 필요한 것은 아닌 것 같은데." 만약 의사 선생님이 "원하시면 저에게 연락하세요"라고 말하면, 전 집에 앉아 이렇게 생각할 것 같습니다. "원한다"는 말이 무엇인지 모르겠네, "필요하다"는 게 뭔지 모르겠어, 혼란스러워. 그리고 전 이렇게 생각합니다. 환자들은 "원하면"이라는 말로는 너무 자주 전화를 할 것 같고, "필요하면"이라는 말로는 너무 적게 전화를 할 것 같습니다. 그래서 전 의사 선생님이 이렇게 말했으면 좋겠습니다. "만약 궁금한 것이 있으면 제게 연락을 하세요. 아시겠지요?" 이 "아시겠지요?"라는 말은 "제 말은 진심입니다"라는 의미일 겁니다.

접근성은 심리적인 차원도 가지고 있다. 한 환자는 언제나 자신의 주치의가 자신이 되돌아갈 "비판단적" 공간을 마련하고 있다고 느꼈다고 말했다. 어떤 환자에게는 그건 자신을 위해 기꺼이 스케줄을 조정해주는 의사의 마음이었다. "나는 당신에게 협조할 준비가 되어 있습니다." 나이가 든 어떤 환자는 자신의 주치의가 더 이상 진료를 하지 않게 되어 새로운 의사가 자신을 맡게 되었는데, 은퇴한 주치의가 전화해서 자신이 현재 어떤 상태인지 물어보았을 때 얼마나 놀라고 행복했는지 모른다고 이야기했다. 어떤 환자는 주치의가 은퇴할 때 자신이 얼마나 슬펐는지 말하면서 그가 마지막 만남에서 한 말을 강조했다. "제가 필요하면 연락해 주세요." 또 다른 사람들은 종종 진료실을 방문한 후에 주치의로부터 예후를 확인하는, 생각지도 못했던 전화를 받았던 일에 대해 이야기를 했다.

우리가 들은 어떤 스토리들은 너무 많은 분석 영역들에 걸쳐 있어서 하나의 주제 혹은 하나의 의료제공자 특성으로 구분하기 어려웠다. 그런 스토리들 가운데 하나로서 신체적으로 그리고 심리적으로 심각한 외상을 입은 한 환자의 이야기가 있었다. 자신의 지혜와 끈기로 충분히 스스로 만족하며 살았던 그녀는 가족 중 한 사람에 의해 얼굴에 총을 맞았다. 응급실에서 처음 치료를 받았을 때 그녀는 충분히 존중받지 못하는 방식으로 다뤄졌고, 그 이후에도 관심 있는 보살핌을 받지 못하는 때가 많았다. 그에 더해, 도움을 요청할 때마다 계속해서 마음을 다쳤다. 그런 다음에 그녀는 마침내 진심으로 그녀를 받아주는 의사를 만나게 되었다.

그렇습니다, 창피해서 그런 말을 해본 적이 없었습니다. 제가 입을 연 건 그때였습니다. 프레이저 박사님을 처음 만났을 때 저는 기도했습니다. "부디 저를 도와줄 마음이 있는 의사에게 절 데려가 주십시오. 작은 것부터 시작해서 그에게 모든 것을 다 말하겠습니다." 저는 한 번도 누군가에게 말을 하려고 마음먹은 적이 없었습니다. 너무 부끄러웠으니까요. 박사님의 진료실에 앉아있던 일을 결코 잊을 수 없습니다. 그분은 제가 지금까지 쳐다본 눈 가운데 가장 친절한 눈을 가지고 있었습니다. 그가 휴지를 내어 주었을 때 제가 말했습니다. 죄송합니다. 살아오면서 겪은 이야기를, 사람들이 알고 싶어 하지 않는 일을 누군가에게 말하는 건 너무 힘듭니다. 저는 그의 말을 결코 잊지 못할 겁니다. "여기 있는 누구도 당신에게 상처를 주지 않을 것입니다. 우리는 당신을 도울 것이고 당신은 여기서 사랑받을 것입니다." 제 평생에 그렇게 말하는 의사를 본 적이 없습니다. 의사가 되려면 오랫동안 공부를 해야 한다는 것을 알고 있습니다. 그런데 프레이저 박사님은 따뜻한 마음을 가지고 있었습니다. 의사들이 반드시 가지고 있어야 하는 것 말입니다…. 그는 친절합니다. 그는 온화합니다. 그리고 그는 사람을 바라봅니다. 그는 서류들이 말하는 것만 보지 않습니다. 그것이 차이를 만들어 냅니다.

엄청난 보살핌으로 그리고 그녀를 옹호하려는 기꺼운 마음으로 이 의사는 환자의 마음에 새로운 신뢰의 불꽃을 지폈고 그녀가 충만한 삶으로 되돌아갈 수 있도록 하였다.

보살핌, 공감, 측은지심

처음 말을 걸 때부터 관심을 가지고 있는지 알게 됩니다. 당신이 따뜻한 심장을 가지고 있음을 보여주십시오. [젊은 임상의사들에게 준 어떤 환자의 조언]

일반적으로 보살핌, 깊은 염려 보이기, 공감하기, 측은지심을 행동으로 보이기와 관련된다고 생각되는 많은 이야기들을 이 제목으로 분류했다. 이것들은 사실 많은 다른 의미를 나타내기도 하는 용어들이다. 놀랍지는 않지만 주목할 만한 일은, 치유를 촉진하고 활성화하는 의료제공자 특성 목록의 최상위에 이 특성들이 위치하고 있다는 사실이다. 이제 우리는 이 장에서 그 특성들을 하나하나 나누어 좀 더 자세히 정의하고자 한다.

보살핌(caring)

한 호스피스 환자가 집으로 방문한 간호사에 대해 이야기했다.

> 문: 그런데, 무엇 때문에 그녀가 좋은가요? 그녀가 무슨 일을 해
>   주던가요?
> 답: 그녀는 절 보살펴줍니다.

그러면 보살핌은 어떻게 전달될까? 때로는 신체적인 혹은 감정적인
측면에서 의사가 환자를 대하는 방식에 보살핌이 나타난다. 아내와
함께 인터뷰에 참여한 어떤 연로한 환자가 자신의 가족 주치의가
자신을 어떻게 대했는지에 대해 설명하고 있다.

> 답: 처음에 라이온스 선생님을 만났을 때 그는 먼저 저를 진찰했
>   습니다. 진찰 후에 우리는 함께 이야기를 나누었습니다. 그
>   후에 저는 제가 고향에서 만났던 의사들의 마음을 그가 가지
>   고 있음을 알게 되었습니다[이 부부는 대부분의 삶을 해외에
>   서 보냈다]. 그것이 제가 그에게 끌린 이유입니다.
> 답2: 맞는 말입니다. 저는 그가 관심을 갖고 보살핀다고 느꼈습
>   니다.
> 답: 제 생각에 모든 의사들은 환자를 돕고 싶어 하는 것 같습니
>   다…. 라이온스 선생님은 그 이상인 것 같습니다. 그는 의학
>   적인 문제를 해결해주는 일 이상으로 돕고 싶어 합니다.
> 문: 당신은 그가 당신에게 말하는 방식 때문에 그리고 그가 당신
>   을 진찰할 때 당신을 대하는 방식 때문에 그런 사실을 알게
>   되었나요?

R2: 한마디로 그는 정말 친절합니다.

"따뜻한 마음을 가지고 있다"는 말은 우리가 들은 많은 이야기들을 이어주는 실이었고 많은 이야기들에 담긴 주제의 원형이었다. 많은 인터뷰를 끝낼 때마다 우리는 인터뷰에서 많은 정보를 제공해준 환자들에게 묻곤 했다. "의대생들과 수련 중인 의사들에게 어떤 조언을 해주고 싶은가요? 환자들과의 치유적 상호관계를 촉진하고 강화하기 위해 무엇을 하라고 학생들에게 말해주고 싶은가요?" 이 질문에 많은 사람들이 해주었던 조언들의 전형을 한 환자가 답해주었다. "저는 그들에게 이렇게 말하고 싶습니다. 잘 들어보십시오. 당신이 제일 먼저 해야 할 일은 당신이 따뜻한 마음을 가지고 있다는 사실을 환자들에게 알려주는 일입니다. 그들이 당신의 따뜻한 마음을 볼 수 있도록 해주십시오. 당신은 측은지심을 보여줌으로써 그렇게 할 수 있습니다." 그녀는 이 주제에 관해 더 자세하게 이어갔다.

그들에게 보여주십시오. "난 당신을 돕기 위해 여기에 있습니다. 나는 단지 당신의 의사 그 이상이 되기를 원합니다." 의사가 와서 "무슨 일인가요?"라고 물어볼 때 90%의 환자들은 자신에게 정말로 어떤 일이 진행되고 있는지에 대해 의사들에게 말하려 하지 않습니다. 왜냐하면, 의사가 진정으로 알고 싶어 한다고 느끼지 못하기 때문입니다. 당신이 정말로 알고 싶어 한다는 사실을 [환자에게 알려주십시오.] 질문지에 있는 여러 질문 중 하나를 물어보는 것 말고요…. 페니실린을 처방했는데 기분이 좋지 않거나 약을 복용하지 않거나 우울한 상태라면 병이 잘 회복되지 않을 것입니다. 그래서 전 생각합니다. 가장 중요한 것은 당신이 관심을 가지고 보살피고 있다는 사실을 환자들이 알도록 하는 일입니다. 일단 당신이 정말로 보살피고 있다는 사실을 환자들이 알게 되면 그들은 당신에게 마음을 다 털어놓을 것입니다.

의학윤리의 역사에 익숙한 사람들은 위의 인용문을 읽고 프란시스 피바디 박사가 말한 유명한 격언을 기억할 수 있을 것이다. 그것은 피바디 박사가 1927년에 보스턴 시립병원에서 학생들에게 연설하면서 말한 것이다. "환자 치료의 비결은 환자를 보살피는 데에 있다."[8] 이 말은 너무 자주 인용되어서 이젠 진부한 표현이 되었지만, 기억에 남을 만한 피바디 박사의 이 격언에 담겨있는 진정한 의미는 아직까지 잘 알려져 있지 않다.

기능적인 원인으로 인해 증상이 나타나는 당신의 모든 환자를 진단하고 치료하는 일의 성패는 전적으로 환자의 성격과 개인적 삶에 대해 당신이 통찰하는 정도에 달려있습니다. 모든 신체 질환 속에는 병리학적 과정과 함께 현명한 임상의사라면 누구나 인정하는 지적 과정의 복잡한 상호작용이 존재합니다.

피바디 박사는 수련의들에게 시간 관념, 연민, 이해심, 그리고 "인간에 대한 관심"이라는 특성들을 가져야 한다고 주장했다. 그는 "의료에 가장 큰 만족감을 주는 개인적 유대"에 대해 말하면서, 이러한 특성들을 실천함으로써 얻을 수 있는 본질적인 보상을 강조하였다. 그리고 더 나아가, 이 네 가지 특성들이 고품질의 치료에 기여하는 바를 강조하면서, 이러한 특성들을 간과하는 의사들의 의료행위를

"비과학적"이라고 주장했다.[9] 21세기 초에 개발된 신경영상 기법들을 통해 우리는 인간들 사이에 존재하는 감정적 공명이 생리학적으로 어떻게 나타나는지 영상으로 볼 수 있었고, 그럼으로써 피바디 박사가 1927년에 말한 것이 진실임을 최근에 객관적으로 확인할 수 있었다. 또한 이를 통해 2010년 우리의 환자 정보원들이 우리에게 말해준 것들이 사실임도 확인할 수 있었다.

공감(Empathy)

여기에 한 심장병 환자가 자신의 의사에 대해 말한 이야기를 소개한다. 그의 친구가 인터뷰에 함께 참여하였다.

> 답: 그렇습니다, 어떤 사람들은 공감하는 마음을 가지고 있습니다.
> 답2: 다른 사람들에게 매우 강력하게 공감하는 마음 말입니다.
> 답: 톰슨 박사[환자의 심장병 전문의]가 그런 사람입니다. 정말로 그의 공감 능력은 뛰어나다고 말할 수 있습니다. 정말 유쾌한 사람입니다. 그의 환자가 되는 일은 정말 즐거운 일입니다. 그는 공감적이고 쾌활하고 유쾌합니다. 호감이 가는 사람입니다.

이런 관계에 두드러지게 나타나 있는 따뜻함을 나타내기 위해 많은 형용사들 가운데 적절한 말을 찾고자 한다면 환자는 지배적인 주제로서 공감을 떠올리게 된다. 공감은 오해를 많이 받는 능력이지만, 그럼에도 불구하고 그 능력은 분명히 모든 치유 관계에서 결정적인 역할을 한다. 그렇다면 잠시 공감의 보다 정확한 의미를 확인해 보자. 그리고, 유사한 용어들 간의 차이를 살펴보자. 이 작업 역시 앞으로 논의를 진행하는 데 유용할 것이다.

공감(empathy)에 대한 가장 통찰력 있는 분석 중 하나는 2008년에 출간된 『생물학과 의학의 관점(Perspectives in Biology and Medicine)』에 실린 내과의사 리차드 소벨의 글에서 찾아볼 수 있다. 소벨은 공감을 "다른 사람이 어떤 특정한 순간에 무엇을 생각하고 있는지 혹은 무엇을 느끼고 있는지 인지적으로 그리고 감정적으로 분별해내는 개인의 능력"[10]이라고 정의한다. 공감은 사람들 사이에 어느 정도의 거리가 항상 존재하는 상태를 의미한다. 즉, 공감은 감정이 완전히 합쳐지는 상태가 아니다. 공감은 감정적이기만 한 것도 아니고, 감정적인 것이 주된 것도 아니다. 반면에, 소벨의 말에 의하면, 연민(sympathy)은 상호간에 같은 감정을 느끼는 것이다. 우리가 많이 하는 말이지만, "난 네 아픔을 똑같이 느낀다"고 할 때의 감정이 연민이다. 연민은 또한 다른 사람들이 웃거나 울 때 동시에 함께 웃거나 우는 관습적이고 일상적인 경험에서도 엿볼 수 있다. 감정은 이처럼 반사하는 능력을 가지는 경우가 흔해서 우리는 자연스럽게 다른 사람이 슬퍼할 때 슬퍼하고 사회적으로 즐거울 때 행복해지는 경향이 있다. "정서적 반향"이라고 표현될 수 있는 이러한 전염성은 우리의 일상적 경험이다. 반면에, 공감은 좀 더 상상적인 움직임이다. 여기에서는 같은 감정을 느끼는 일이 가장 중요한 요소가 아니다. 공감을 특징짓는 요소는 다른 사람의 상황을 알아차리는 것이다. 소벨에 의하면, 공감이 발휘될 때에 우리는 다른 사람을 자기 자신과 똑같이 살아있고 생명력이 있다고 생각하지만 자신과는 분명하게 구별되는 존재로 인식한다.[11]

우리의 인터뷰를 통해 분명해진 것은 우리에게 정보를 제공한 환자들이 "공감"이라는 말로 알리고자 하는 특성은 바로 자신들의 임상의사가 환자를 독립된 인간으로 이해하고 내면으로부터 환자의 삶을 엿볼 수 있는 능력이라는 사실이다. 이러한 능력은 환자의 감정을 단순히 거울처럼 반영하는 의사들의 속성에서 훨씬 더 진전된 능력이다. 인터뷰 참가자들이 말해준 바에 의하면, 공감은 자신들이 의사로부터 이해받고 있다고 느끼도록 해주었다고, 자신들이 스스로에 대해 아는 그런 방식과 유사하게 자신들이 이해받고 있다고 느끼도록 해주었다고 말한다. 공감과 연민 사이의 차이를 나타내는 또 다른 방식은 이 두 가지 능력이 어떻게 표현되는가 하는 것이다. 예를 들어, 환자가 울 때 의사가 눈물을 흘린다면, 혹은 생사가 걸린 치료가 실패하였을 때 의사가 가족과 함께 운다면, 환자들은 의사가 자신들에게 연민을 나타내고 있음을 알 수 있다. 의심할 바 없이, 이것은 필요하고 가치 있는 감정이다. 대조적으로 공감은 기본적으로 세심하게 주의를 기울이는 능력으로 표현된다. 상상을 통해 환자의 상황 안으로 뛰어 들어가려는 노력, 환자의 관점에서 삶을 바라보고 환자의 입장에서 생각해 보려는 노력에서 보여진다. 공감은 더 구체적이고 더 자의식적이며 더 노고가 드는 기술이다.[12]

심리치료사 피에로 페루치는, 여러 연구에 의하면 "의사가 더 공감적일수록 환자들이 의사를 더 유능하다고 생각한다"고 말한다.[13] 우리는 이 관찰에 하나를 더 덧붙이고 싶다. 다시 말해, 의사가 더 공감적일수록 좀 더 **유능하게 될** 가능성이 크다. 여기에서 유능하다는 것은 병력을 충분하게 얻어 내는 능력, 문제를 정확하게 파악하는 능력, 환자들이 치료과정에 잘 참여하도록 힘을 불어넣는 능력으로 측정되는 그런 임상능력이 뛰어나다는 의미이다. 공감은 의사를 유능하게 보이도록 할 뿐만 아니라 실제로 의사를 유능하게 만들 수 있다.

우리는 공감에 대한 이 장을 마무리하면서, 공감 능력이 뛰어난 의사에 대한 환자의 증언을 소개하고자 한다. 이 의사는 공감이 어떻게 '청취하기, 관심 기울이기, 따뜻함 그리고 신뢰'와 같은 다양한 여러 임상 특성들 속에 담길 수 있는지를 보여주고 있다. 환자를 더 잘 돌볼 수 있도록 도와준다는 점에서 공감이 주는 보상은 확실하다.

네, 재스퍼 선생님은 정말로 잘 듣고 공감하는 능력도 가지고 있습니다. 그는 이런 면에서 정말 뛰어납니다. 저는 그를 친구로 여깁니다. 진료를 받으러 가면 우리는 [질병 이외의] 다른 것들에 대해서도 이야기를 나눕니다. 때때로 다른 의사에게 하지 않을 말을 그에게는 할 수 있기 때문에 어느 누구보다 그와 실제로 더 가깝다고 느끼는 때가 있습니다.

측은지심(Compassion)

측은지심은 도덕의 기본이다.

– 아서 쇼펜하우어, 『의지와 표상으로서의 세계』

우리는 측은지심이라는 특성을 제일 마지막으로 살펴본다. 왜냐하면, 측은지심은 공감에 기반을 두고 있고 보살핌의 더 정확한 형태를 완성한다는 점에서 정점에 있는 반응이기 때문이다. 환자와 의사 모두 큰 기대를 가지고 있던 치료가 실패한 후 환자와 의사가 가졌던 면담에 대해 주목할 만한 이야기로 시작해 보자.

문: 당신이 진료실로 들어갔을 때 그는 어떻게 하던가요? 당신 발이 움직이긴 하지만 통증은 계속되었지 않습니까? 그가 수술을 했지만 당신 사정은 나아지지 않았습니다. 그는 그 상황에 대해 어떻게 반응하던가요?

답: 그는 매우 슬퍼했습니다. 그가 저 때문에 슬퍼하고 있다는 걸 저는 알 수 있었습니다. 제 말은 그가 단순히 좋은 결과를 얻지 못해 기분이 안 좋았다는 것이 아니라, 저를 위해 슬퍼하고 있었다는 말입니다.

치료에는 광범위한 성공과 실패가 따른다. 때로는 환자들이 극적인 도움을 받기도 하고 때로는 별로 도움을 받지 못하기도 한다. 그리고 어떤 환자들은 안타깝게도 치료 전보다 나빠지기도 한다. 이렇게 유감스러운 경우, 환자와 가족들은 자신들의 의사가 실패한 치료에 대해 유감스러워 하면서도 동시에 **자신들을 위해** 슬퍼하고 있다는 사실에 깊은 감사를 표하기도 한다. 그것은 단지 효과를 보지 못한 치료에 대한 실망뿐만 아니라 진정한 측은지심의 표현이었다.

또 다른 환자는 만성적이고 심신을 쇠약하게 하는 부비동염을 치료하기 위해 큰 수술을 한 후에 가졌던 의사와의 만남에 대해 이야기했다. 이번 수술이 이 의사가 시도한 두 번째 수술이었고 두 번의 수술 모두 환자에게 큰 도움이 되지 않았다.

그는 저의 이비인후과 의사였습니다. 제가 그에 대해 경험했던 가장 감동적인 시간은 그가 저의 전두엽 부비동염 수술을 한 후에 그와 시간을 가졌던 때였습니다. 그 수술은 머리를 여는 수술입니다…. 그것은 그가 저에게 했던 두 번째 수술이었기 때문에 저는 그를 여러 차례 만났었고, 제가 이렇게 말했던 것도 기억납니다. "선생님 생각에 제가 이렇게 감정적이고 슬프고 우울하고 피곤한 것이 수술 때문이라고 생각하십니까?" 그때 그는 두 손에 머리를 얹고 울면서 말했습니다. "제가 당신 병을 다 치료해줄 수 있으면 얼마나 좋을까요? 저도 지금 많이 힘듭니다." 저는 이렇게 저와 함께 눈물 흘려준 의사를 지금까지 만나본 적이 없습니다.

여기서 주목할 만한 사실은 의사의 마음이 움직였다고, 문자 그대로 눈물을 흘릴 정도로 마음이 움직였다고 환자가 생각하고 있다는 것이다. 그리고 그 환자는 그것을 특별한 일, 깊게 보살핌을 받은 일로 기억한다는 것이다.

측은지심이 동서양을 막론하고 모든 주요 종교의 중심적인 덕목인 데에는 그만한 이유가 있다. 측은지심은 사랑의 표현이다. 영어 단어 "compassion(측은지심)"은 그리스어와 라틴어에 그 어원을 두고 있는데, "함께 고통을 겪는다"는 의미를 갖고 있다. 측은지심은 단지 고통을 인지하는 것이 아니라 공유하는 것이다. 그것은 감정을 거울처럼 반사하거나 공감적으로 이해하는 것 그 이상이다. 도우려는 반응과 치유시키려고 애쓰는 반응의 과정에 측은지심이 생긴다. 위에 제시한 시나리오에서 보여주듯이, 이러한 반응들은 때로는 말로 표현된다. 그리고, 때로는 행동으로 나타나기도 한다. 성경에서는 신의 측은지심과 아이에 대한 어머니의 측은지심에 비유한다. 그리고 불쌍히 여기고 용서를 하고 자비를 보이는 행동들과 측은지심이 연결되어 있음을 강조한다. 성경에서 예수는 "선한 사마리아인"의 우화를 통해 누가 진정 우리의 이웃인지에 대해 말한다. 이 우화는 상처 입은 한 사람을 그리고 있다. 종교 지도자들은 길 위에 있는 그를 돕지 않고 지나간다. 그런데, 어떤 낯선 이가 그 사람 옆을 지나다가 그를 돕는다. 사마리아인이 그 사람을 도운 이유는 "측은지심에 의해 마음이 움직였기" 때문이라는 것이 이 우화의 도덕적 핵심이다.[14] 코란에서 대부분의 장들은 "자비로우시고 측은지심이 많은 하나님의 이름으로"라는 문구로 시작한다. 그러나 아마도 불교가 측은지심을 가장 중심적으로 다루는 것 같다. 잘 알려진 이야기지만, 부처를 수행하던 아난다가 부처에게 "애정 어린 친절과 측은지심이 우리에게 꼭 필요합니까?"라고 물었을 때 부처님은 이렇게 답을 하셨다 한다. "애정 어린 친절과 측은지심을 배양하는 일은 우리가 해야 할 전부라고 말할 수 있을 것입니다."[15]

측은지심이 그렇게 높이 평가되는 이유는 그것이 높은 수준의 도덕적 성숙을 반영하기 때문이며, 이런 감정을 의사들이 표현할 때 환자들은 이를 아주 인상적으로 기억하기 때문이다. 윌리엄 오슬러는 이를 주저없이 칭찬했다. "의학을 실천하는 것은 일종의 예술이다…. 그 일을 할 때 당신의 심장이 당신의 머리와 똑같이 움직여야 하는 소명이다."[16]

측은지심의 행위 안에는 누구나 취약성이 있음을 인정하는 전제가 있다. "저 사람이 나였을 수도 있어!" 의학적 측은지심은 일반적으로 자비심이라는 좀 더 원초적인 형태가 도덕적으로 성숙되어 나타난 표현이다. 다시 말해서, 측은지심은 타고난 게 아니다. 측은지심이 평범한 아동기 경험들을 통해 배울 수 있는 것인지 혹은 의료전문가로서의 훈련을 통해 습득할 수 있는 것인지는 알 수 없다. 공감의 기술을 연마한다고 측은지심이 자동적으로 생기지는 않는다. 측은지심은 노력에 의해 얻어지는 것 같다. 환자들은 취약할 때 측은지심의 유무를 예리하게 파악한다.

요약

환자의 치유를 위한 공간을 확보한다는 건 안전하고 수용적인 그릇과 같은 것, 임상적인 상호작용을 위한 "봉투처럼 감싸는 공간"을 얻는다는 것을 의미한다. 우리는 환자 정보제공자들의 보고를 기초로 하여 신체적 라포의 공간적 역학과 그것의 시간적 리듬을 모두 분석하였다. 이 장에서 우리가 논의한 임상의사의 특성들은 임상적 공간 안에서만 생명을 얻을 수 있다. 이러한 특성들 중 우리의 환자들에게 가장 중요한 것은 보살핌, 공감적 식견, 그리고 동정 어린 반응이었다. 이러한 핵심적 능력과 특성들이 없다면 임상의사와 환자가 효과적으로 협력하기를 바라는 것은 어려울 것이다.

제1장에서 고찰했듯이, 환자가 된다는 것은 무엇보다도 의사와 관계를 확립하는 것을 의미한다. 의사-환자 간의 동반자 관계는 환자의 취약한 몸을 돌보겠다는 의지가 있어야 맺어진다. 우리는 이 장에서 안아주는 임상 공간을 만드는 능력이 치유적 관계를 형성하는 전제 조건이라고 주장했다. 우리가 이 장을 통해 논의한 임상의사의 특성들은 이러한 임상 공간 안에서 그 능력을 발휘할 수 있다. 하지만 취약성이 존재하는 곳 그리고 치유의 가능성이 있는 곳에는 동시에 부적절한 돌봄이 행해질 위험, 더 큰 상처를 입힐 위험, 심지어는 치료가 포기될 위험도 상존한다. 그러므로, 다음 장에서는 치유가 어떻게 방해받을 수 있는지에 대해 자세하게 살펴보고자 한다.

잘못된 출발과 자주 겪는 실패

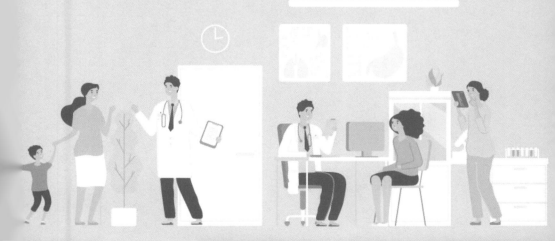

잘못된 출발과 자주 겪는 실패

임상의사와의 관계는 치유적인 관계일 수 있지만 또한 해로운 관계가 될 수도 있다. 우리는 지금까지 감동스러운 이야기들을 많이 들어왔지만 동시에 몇몇 모범적이지 못한 행동과 치료에 실패한 이야기들도 들어왔다. 최악의 경우, 치유 가능성을 아예 없애버리고 심리적으로 씻을 수 없는 상처를 남긴 사례도 있었다. 인터뷰를 진행한 55명과의 대화를 분석해 보면, 이런 부정적인 만남은 전문용어 때문에 생긴 단순한 의사소통 실패에서부터 모욕적인 언사나 부주의 그리고 어떤 경우에는 환자를 방기하기에 이르기까지 사소한 것들과 심리적인 상처를 남긴 상호작용들 모두를 망라하고 있어서 그 범위가 상당히 넓었다.

이런 대화들을 이 장에서 다시 다루는 이유는 세 가지이다. 첫 번째 이유는 그런 보고들이 드물지 않기 때문이다. 인터뷰를 시작할 때 우리는 환자들에게 그들이 현재 관계를 맺고 있는 의료인들에 대해 말해 달라고 부탁했지만 동시에 그들이 예전에 만났던 다른 의료인들에 대해서도 답해 주기를 요청했다. 우리에게 정보를 제공한 대부분의 환자들의 경우 어린 환자들조차 이에 대해 할 말이 많았다. 그들은 대부분 다른 의사와 관계를 맺은 경험도 많이 가지고 있었다. 따라서 환자들로부터 최선이라고 생각한 관계와 최악이라고 생각한 관계에 대해, 그리고 이러한 극단적 사례들 중간 어디엔가 위치하고 있는 관계들에 대해 아주 많이 들을 수 있었다. 두 번째 이유는 우리와 인터뷰한 대상자들에게 솔직하고 싶어서이다. 그들이 우리를 믿고 얘기해준 스토리들을 충실하게 다시 독자들에게 들려줌으로써 우리가 배운 것의 의미를 높이 평가하고 싶다. 우리는 좋은 것과 나쁜 것 모두를 솔직하게 자세히 이야기함으로써 환자인 독자들에게는 가능한 상황들에 대해 더 세심하게 신경을 쓰도록 도와주고 싶고, 임상의사인 독자들에게는 흔히 일어나지만 종종 무심히 지나치는 관계의 함정들을 피하기 위해 애써 노력할 수 있도록 도와주고 싶다. 마지막으로는, 잘못되었던 상황에 대한 이야기를 다시 이야기하는 것이 우리 인터뷰 대상자들에게 감정적 정화를 가져다 주는 것 같았기 때문이다. 특히 신체적 손상이 있었거나 더 자주 일어나는 일로서 존엄성이 손상되었던 경우, 특히 그것들이 자신의 질환 경험에서 아주 중요한 시점에 발생했거나 아주 취약했던 순간에 발생했을 경우, 더욱더 그러했던 것 같았다.

이 장에 "잘못된 출발"이라는 제목을 붙인 이유는 의사-환자 관계를 망치게 한 그 일이 진료의 시작 시점에서, 흔히는 임상의사와의 첫 번째 만남에서 발생했기 때문이다. 육상경기에서 부정 출발을 하면 그 선수는 경기가 시작되기도 전에 경기에서 제외될 수도 있다. 마찬가지로, 임상의사들이 잘못된 출발을 하면 치유적 관계가 생길 기회가 사라질 수 있다. 일부 숙련된 임상의사들은 초기 실수를 회복할 수 있지만, 우리가 들은 이야기에서 환자들은 흔히 임상의사가 다시 관계를 개선할 토대를 회복하거나 환자의 신뢰를 회복할 기회를 주지 않았다. 우리는 또한 "자주 겪는 실패"라는 문구를 이 장의 제목에 포함시켰다. 그 이유는, 우리가 우리의 정보 제공자들이 가장 자주 거론한 문제에 기본적으로 초점을 맞출 것임을 나타내기 위해서이다.

"나쁜" 환자 혹은 "문제 있는" 환자들이 이런 보고를 한 것이 아니라는 점도 꼭 말해두고 싶다. 규범적으로 나쁘다고 딱지를 붙이는 일에는 언제나 위험한 가정들, 겉포장을 뜯어서 세심하게 살펴보아야 할 가정들로 가득하다. 무엇에 "나쁜" 것인가? 누구에게 "문제가 있는" 것인가? 우리는 누구나 경우에 따라서 "문제" 환자가 될 수 있다. 우리가 스트레스를 받고 있다면 그렇게 될 가능성이 더 커진다. 우리가 인터뷰한 사람들은 대부분 우리가 이전에 다른 연구에서 인터뷰했던 임상의사들이 직접 선택해서 추천해준 환자들이다. 따라서, 권장사항이나 치료법을 준수한다는 점에서 그들 모두가 "모범적인" 환자는 아닐지라도, 그들이 우리와 기꺼이 이야기를 하고 싶어 했다는 사실을 고려하면, 적어도 부분적으로는 그들이 그들을 우리에게 소개해준 의료진과 생산적이고 신뢰할 수 있는 상호작용을 했을 것이라고 믿어진다.

우선 이 시점에 인터뷰 기록에 대한 우리의 부호화(coding) 체계를 검토해보는 것이 도움이 될 듯하다. 임상의사들의 부정적인 특성들을 부호화하기 위해 사용한 분류법과 이러한 특성들을 언급한 인터뷰 대상자 숫자를 모두 살펴볼 필요가 있다. 이 책은 대체로

효과적인 의사-환자 관계에 관해 기술하고 있다. 그러나, 우리는 인터뷰를 진행하면서 실패에 대한 몇 개의 간단한 코드를 준비해서 부정적인 경험들도 수집하고 이들을 분류하기 시작했었다. 그런데 이야기들을 더 많이 수집할수록 그리고 일이 왜 그리고 어떻게 잘못되었는지 그 세부적인 내용들을 파고들수록 코드들은 차츰 더 복잡해졌다. 그 결과 표 3.1에 열거한 바와 같이 부정적인 특성들

표 3.1 **부정적인 임상의사 특성들**

임상의사의 특성들	빈도
의사소통 부족*	32
환자를 대상이나 숫자로 취급하기	31
실력이 없거나 준비가 부족한 의사	28
서두르는 의사	23
무관심한 의사	19
부정적 신체 언어	16
부적절한 말	15
주의산만	12
의사의 불편한 마음	12
오만	11
감정 회피	11
전문용어 사용	11
부정적인 신체 접촉	7
솔직하지 않은 태도	3
가부장적 태도	1

* "의사소통 부족"은 다양한 실수와 실패의 창고 역할을 했다. 예를 들어, 어떤 환자는 자신의 의사에 대해 이렇게 말했다. "그는 늘 혼자 웅얼거렸습니다."

에 대한 부호화 체계가 완성되었다. 표에서 부정적인 특성의 빈도는 이 특성을 자신들이 경험한 것이라고 말했던 환자 정보제공자들의 숫자를 나타낸다. 예를 들어, "오만"을 언급한 사람들이 우리의 인터뷰 대상자들 중 11명이었다면, "서두르는 의사"에게 진료받은 것에 대해 논한 사람들은 58명 중 23명이었다. 이런 방식은 "환자를 대상이나 숫자로 취급"함으로써 흔히 거론되는 문제들 가운데 어떤 특성이 얼마나 자주 인용되는지 하는 빈도 감각을 갖도록 하지만, 빈도수 자체만으로는 어느 특정 환자가 겪은 부정적인 경험의 깊이나 특질을 파악할 수 없다. 따라서, 우리는 "환자를 대상혹은 숫자로 취급"하는 것이 "오만"보다 반드시 더 중요한 문제가 아니라 단지 좀 더 자주 논의된 문제라는 사실을 알리기 위해 주의를 기울였다. 특정 상호작용의 구조적 특징, 관련된 환자의 기대그리고 수많은 다른 요소들에 따라 오만은 정말로 환자로부터 신뢰를 얻는 데 크나큰 방해물이 될 수 있다. 우리는 관계형성에 부정적인 영향을 주었던 이러한 특징들이 환자들의 기억에 남아서자신들의 의사에 대해 말할 때 언급되었다는 그런 의미에서 빈도수가 중요한 의미를 가지고 있다고 주장하는 것이다. 이 달갑지 않은 특징이 사건이 있은 지 몇 년이 지나서도 여전히 많은 환자들에 의해 자신들의 의사에 대한 이야기의 일부라고 여겨지고 있다면, 그것은 그 나름대로 중요성이 있다고 볼 수 있다. 몇몇 한계를 염두에 두고 우리는 이 환자 집단이 자신들의 의사와 가졌던 상호관계에서 가장 자주 언급한 문제들을 주로 다루고자 한다. 동시에 우리는 또한 우리에게 이야기해준 사람들 대다수에게 발생한 일은 아닐지라도 숙고할 필요가 있을 것으로 생각되는 몇몇 상호작용에 대해서도 함께 논의할 예정이다.

잘못된 출발

그가 건성으로 내 말을 듣거나 우리 대화가 끊기거나 했습니다.

환자는 때때로 임상의사와 처음 만났을 때 이 관계가 중요한 치유적 가치를 가지고 있다는 인상을 받는다. 한 환자는 이렇게 말했다. 의사를 처음 만나고 나서 "이렇게 생각했던 것으로 기억합니다. 그녀는 날 이해해, 내가 복잡한 사람이라는 것을 알아차렸어. 그때 저는 즉각적으로 제가 그녀로부터 지지를 받고 있다고 느꼈습니다." 하지만 안타깝게도 어떤 경우에는 환자가 의사를 만난 지 단 일 분 만에 의사가 자신에게 전혀 도움을 줄 수 없다는 사실을 깨닫기도 한다. 다음 대화는 치유적 잠재력이 전혀 없었던 만남에 대한 생생한 증언이다. 얼굴에 총상을 입고 상처 봉합 수술을 한 후 만성 통증 치료를 위해 몇 주 동안 병원을 찾았던 환자가 들려준 이야기이다.

> 문: 그래서 당신은 이 사람이 당신을 도울 수 있는 의사가 아니라는 사실을 금방 알아차렸나요?
>
> 답: 네 절대 아니라는 것을 알았지요. 그가 건성으로 내 말을 듣거나 우리 대화가 끊기거나 했습니다. 내 말은 그가 그들에게 9에서 만나자고 했다는 겁니다. 누군가를 9에서 본다면, 그건 골프코스의 9번 홀일 겁니다. 난 총에 맞았지만 바보는 아닙니다.
>
> 문: 전화로 누군가에게 그런 말을 하는 걸 들었다고요?
>
> 답: 네 전화로 그랬습니다. 내가 거기 앉아 있는 동안 그가 전화

를 받았답니다. 나는 생각했습니다. 내가 거기 앉아 있는데 전화를 받지 않았으면 하고 생각했습니다. 그런데 그는 전화를 받았습니다.

흥미롭지만 아직 연구가 덜 된 한 가지 치유적 측면은 의사를 둘러싸고 있는 환경이다. 물리적 환경과 인간적 환경 모두 다 그렇다. 휠체어를 사용하는 한 환자는 임상의사를 만나기도 전에 만남 자체를 가로막는 것들에 대해 웅변적으로 말한다.

저는 스타우트 선생님의 진료실이 휠체어에 얼마나 비우호적인지 알고 나서 깜짝 놀랐습니다. 그녀의 진료실에 들어가는 것 자체가 너무 어려워 저는 내과의사를 바꿔야 했습니다. 그리고 안내원은 … 제 얘기는 그들의 태도가 매우 중요하다는 말입니다. 콧대가 세거나 속물적이거나 남자친구와 수다를 떠느라고 저에게 주의를 기울이지 않거나 3인치나 되는 손톱이 더럽거나 하면 이런 생각을 하게 됩니다. 난 지금 화학요법 센터에 온 것인데….

아마도 암 환자들은 다른 질병을 가진 환자들에 비해 잘못된 출발에, 즉 관계가 형성되는 단계에 발생하는 잘못에 더 취약할 것이다. 다음은 애초에 췌장암으로 진단된 후 정밀검사를 위해 지역 센터로 의뢰되었던 어떤 암환자와의 인터뷰에서 발췌한 것이다.

저는 [암] 센터에 갔습니다. 그들은 제 문제를 살펴보았습니다. 그리고는 종양을 수술로 제거하자고 했습니다. 하지만, 모든 종양 조직을 수술로 제거할 수 없을 것이기 때문에 수술 후에 추가로 방사선 치료와 화학 요법을 받아야 한다고 했습니다. 저는 그들이 저를 약간 밀어붙인다고 느꼈습니다. 그들이 그렇게 하지 않을 수도 있었습니다. 하지만 그들은 내게 폭탄을 퍼붓듯 했습니다…. 전 말했습니다. 집에 가서 기도하면서 이 문제에 대해 좀 더 생각해보겠다고 했습니다. 그랬더니 그들은 제게 말했습니다. "우린 빨리 일정을 잡아야 합니다." 그래서 저는 아직 아니라고 대답했습니다. 우리는 일단 그곳에서 나왔고 그날 오후 3시에 다시 들르기로 했습니다. 딸이 제게 물었습니다. "어떻게 하실래요?" 저는 "집에 가고 싶다"고 했습니다. 딸이 병원에 전화해서 그들에게 다시 돌아가지 않겠다고 말했습니다. 그들은 그저 서둘러 칼을 빼들었을 뿐일 겁니다. 저는 그들이 좋은 의사들일 것이라고 믿습니다. 자신들은 최선을 다하고 있다고 생각했을 것입니다. 하지만, 만약에 누구에게 폭탄을 떨어뜨리고자 한다면 잠시 시간 여유를 주어야 할 겁니다. 전 그들에게 말했습니다. "전 이런 문제를 그렇게 순식간에 결정할 수는 없습니다."

이 환자는 그 후에 치료를 받으러 돌아가지 않겠다 결정했고, 인터뷰를 하던 당시 호스피스 프로그램에 등록한 상태였다.

자주 겪는 실패

환자를 대상이나 숫자로 취급하기

의사들에게 나는 일종의 부품일 뿐이다.

의사, 보험회사 그리고 의료비를 지불하는 사람들은 모두 전자의무
기록으로 인해 의료의 질이 한층 향상되었다고 생각하는 경향이
있다. 그러나, 우리와 대화를 나누었던 환자들은 전자의무기록에
대해 이만큼 열정적이지는 않았다. 컴퓨터 때문에 진료실에서 의사
의 관심이 환자로부터 멀어졌고, 그 결과 개인적인 상호작용이 덜
긴밀해졌다고 많은 사람들이 이야기했다.

건강보험이 의사들로 하여금 자신들을 찾는 환자의 모든 진료를
전산화하도록 결정했을 때, 제가 받은 느낌은, 무시당했다는 것
이 아닙니다, 오해하지는 마십시오, 뭐랄까 속임을 당했다는 그
런 것이었던 것 같습니다. 저는 전산화가 의사-환자 간의 개인적
인 관계를 빼앗아갔다고 생각합니다. 우리가 그런 관계를 맺지
못하게 된 것은 바로 그때부터입니다. 의사가 진료실로 들어와
간단히 인사를 하고는 곧바로 다른 손으로 컴퓨터를 두드릴 때부
터 인 듯합니다. 모든 것이 컴퓨터에 있었습니다. 그들은 귀로 듣
지 않고 머리로 생각하지 않습니다. 모든 걸 컴퓨터로 합니다.

다른 환자는 그녀가 만났던 전문의와의 관계에 대해 질문을 받았
을 때 이렇게 대답했다.

답: 무어 박사님(신경과 의사)에게는 제가 홀 박사님(심장내과 의사)에게 느꼈던 만큼 가깝다고 느껴본 적이 없습니다. 제 생각에 그 이유는, 무어 박사님이 아주 유능하다고 생각합니다만, 그가 저와 함께 있는 시간 내내 그 빌어먹을 컴퓨터 자판만을 두드렸기 때문입니다.

문: 그는 당신에게 등을 돌리고 있었나요 아니면 다른 자세로 앉아 있었나요?

답: 제가 저기 앉아 있었다면 그는 여기서 자판을 두드리고 있었고, 저에게 보이는 건 그의 왼팔뿐이었습니다.

문: 그의 왼팔만 보였군요, 그건 좋은 모습이 아닌 것 같네요.

일반적으로 우리 환자 정보원들에게 가장 비판을 많이 받은 사람들은 전문의들이었다. 한 환자는 자신의 외과의사에 대해 말할 때, 외과의사의 전문 기술에 대한 감사의 마음과 함께 불만스러웠던 그의 대인관계 기술에 대한 실망도 언급했다.

전 정말로 그에게 감사하고 싶습니다. 제 생각에 그는 이 지역에서 최고의 외과의사인 것 같습니다. 제게 대단한 일을 해주었습니다. 하지만 병상 옆에서 보여준 그의 태도는 빵점입니다. 마치 회계사 같았습니다. "기분이 어떤가요? 등은 아프지 않나요?" 이런 말이 전혀 없습니다. 그냥 차트만 보면서 나를 수술할 것인지 말 것인지에 대해 확률로만 말합니다. 물리치료나 통증 관리, 이런 얘기는 전혀 없습니다. 통증의 원인이 무엇인지 진단하는 능력이 전혀 없습니다. 그것을 진단하려는 마음도 전혀 없습니다.

이 환자의 전반적인 평가를 통해 알 수 있는 주목할 만하고 흥미로운 점은 의사가 다른 대안에 대해 말하지 않았기 때문에 의사가 그것에 대해 아무것도 모른다고 환자들이 생각한다는 사실이다. 관심이 없다는 것이 의사의 지식 부족이라고 간주되는 것이다. 이 환자는 수술을 받았고 수술로 인해 많은 도움을 받았지만, 수술 이외에 도움이 될 만한 다른 대안에 대해 알고 싶은 마음이 이 환자의 치료 이야기에 여전히 남아있다.

의사가 상호관계를 시작하는 데 도움이 되는 의례적인 과정을 건너뛴 채 전문의로서 전문 영역에만 레이저처럼 정확하게 초점을 맞추곤 한다는 사실은 우리 인터뷰에서 반복적으로 확인한 주제였다. 이러한 경향은 무슨 일이 일어나고 있는지 이해하기 위해 의사와 이야기를 나누고 싶어 하는 환자의 욕구를 무시하는 태도이다. 그런데, 사실상 환자의 이런 욕구가 때로는 치료 과정에 그리고 정확히 진단을 하고 최선의 치료법을 찾아내는 데 핵심 요소가 되기도 한다. 한 환자는 의사와의 만남이 너무 "해결 중심적"이어서 "제가 사업 계획의 일환인 듯 느껴졌습니다"라고 말했다. 반면에, 이 환자는 현재 만나고 있는 자신의 의사를 "환자의 모든 면을 돌보는" 사람으로 묘사했다.

우리와 이야기를 나눈 많은 환자들은 우리에게 개인을 무시하는 의사소통에 대한 치료법이 얼마나 간단할 수 있는지, 그리고 이 분야의 기술이 부족할 경우 치유적일 수 있는 만남이 어떻게 대상화되는 경험으로 변할 수 있는지 상기시켜 주었다. 이 환자는 전통의학 대신 대체의학으로 치료받기로 결정했다.

저는 더 이상 산부인과 의사들에게 가지 않습니다. … 그들이 제가 하는 말을 듣는다는 생각이 들지 않습니다. 의사들에겐 제가 단지 부품들의 조합일 뿐이고, "이 부품이 필요로 하는 것을 드리지요"하는 듯해서입니다. 제 삶에 무슨 일이 일어나고 있는지에 대해서 제게 말해준 전통적인 의사가 있었나 싶습니다. 그들은 제게 이런 말만 했습니다. "당신의 증상은 무엇입니까?" "당신의 증상을 치료해 봅시다."

마지막으로, 어린 시절부터 여러 명의 의사들을 만나왔던 어떤 환자의 스토리를 소개한다. 그녀는 특히 성찰적인 환자였는데, 자신이 의사들의 마음을 편안하게 하기 위해 자신의 증상에 대해 덤덤하게 말하는 방법을 어떻게 배웠는지 이야기한다.

저 자신에 대해 의학적 용어로 말할 때 그들과 가장 좋은 관계를 유지할 수 있었습니다. 제 몸에 대해 말할 때, 마치 다른 누군가의 몸에 대해 말하는 것처럼, 의학적 용어를 사용해서 말했습니다. … 제가 마치 로봇인 것처럼 저에게 어떤 일이 일어나고 있는지 보고했습니다. 그리고 전 알게 되었습니다. 와우, 이것이 의사들과 원활한 관계를 맺는 정말로 좋은 방법이구나. 왜냐하면 그들 자신의 영역에서 만나면 그들이 훨씬 덜 차갑고 덜 딱딱한 듯했기 때문입니다. 그럴 때 우리는 이 문제에 대해 이야기를 나누는 우리 두 사람이 되었습니다.

이 스토리는 여러 면에서 주목할 만하다. 첫째, 이 이야기는 환자가 자신의 방식으로 공통 기반을 찾으려고 여러 번 시도했다가 실패한 후 스스로 확립한 의사소통 전략을 보여준다. 이는 또한 의료 분야에서 동반자 관계를 구축하는 방법에 대한 통찰을 준다. 하지만 이를 위해 치른 대가는 엄청나다. 분명히 환자들이 의사들의 관점을 고려할 수 있고, 자신들의 상태에 대한 적절한 언어를 배울 수 있으며, 그렇게 함으로써 제시되는 치료 계획에 더 잘 따르는 것은 좋은 일이다. 하지만 단지 관계를 덜 차갑게 하기 위해 혹은 의사를 좀 더 편안하게 만들기 위해 의사의 관점을 받아들이는 것은 너무 많은 것을 요구하는 일이다. 특히 환자가 자신의 진단에 대해 염려하고 있을 때는 말이다. 또한, 의사의 몰개인적인 접근방법이 초래하는 나쁜 결과를 완화하기 위한 전략으로서 환자 자신을 대상 취급하는 것은 인간의 상호작용에서 절대적으로 필요한 요소, 즉 사람이라고 인정받는 단순한 필요조건을 포기하는 일이다. 이 환자가 어렸을 때 이러한 전략을 터득했다는 것은 만성 질환으로 진료를 받는 아이들이 얼마나 취약한지에 대해 아주 많은 것을 시사한다.

서두르는 의사

그들은 단지 우리를 들어오게 했다가 내보내는 일에만 관심이 있습니다.

의료적 만남에서 대상으로 취급받는다는 것과 밀접하게 연관되어 있는 것은 의사가 환자와의 관계에서 서두른다는 느낌이다. 여러 가지 문제를 가지고 있는 어떤 환자는 이렇게 말했다.

그래요, 저는 이 문제 때문에 고혈압 전문의를 찾았습니다. 그리고 이 문제로 신경과 의사도 만났습니다. 저는 결국 지난 4년 동안 매일 19개의 약을 복용했고 21명의 다른 전문의들을 만났습니다. 그런데 저는 전보다 더 나빠졌습니다. 그러고 싶었다면 완전히 장애에 빠질 수도 있었습니다. 그러니 참으로 오도 가도 못하게 된 상태였습니다…. 의료시스템은 정교하게 작동되었고 모든 것은 훌륭했습니다. 하지만 그 누구도 제 마음을 잡아주지 못했고 그 누구도 2-3분 이상 저에게 말을 건 사람이 없었습니다. 서둘러 왔다 서둘러 가고 서둘러 왔다 서둘러 갔습니다. 아무도 저를 온전한 사람으로 봐주지 않았습니다. 저는 늘 고혈압 환자, 고혈당 환자 그리고 삼키기 검사 환자였습니다.

환자는 계속합니다.

맥 빠지는 일들 중 하나는, 의사가 많은 질문을 듣고 싶어 하지 않을 때, 말하자면, 저에게 관심이 없거나 급할 때입니다. 그들은 진짜 말을 할 시간이 없습니다. 그날 예약한 사람이 저 혼자가 아니라는 사실은 저도 압니다. 하지만 저에게도 하고 싶은 질문들이 있습니다. 그런데 그들은 어떤 질문도 자신의 시간을 방해하는 것처럼 느끼는 듯합니다.

우리가 인터뷰하면서 발견한 것들 중 하나는, 의사가 서두르는 경험을 한 환자가 어떻게 다음 방문을 꺼리게 되는지 그래서 그 결과로 진료의 연속성이 어떻게 방해받는지 하는 것이다. 다음 이야기는 유사한 여러 주장들을 대변하고 있다.

전 정관수술을 했습니다. 정관수술을 해준 그 의사는 그저 이 일을 해냈습니다. 그 흔한 신체 접촉도 없었고, "당신은 이런 느낌을 가질 수 있습니다"라는 말 한마디도 없었습니다. "우리가 여기서 하려는 일을 이해하시겠습니까?"라고 묻지도 않았습니다. 늘 서두르는 것처럼 보이는 의사들, 인내심이 없는 듯한 의사들, 그들은 단지 당신이 들어왔다가 나가기만을 원합니다. 그 밖에는 아무 관심도 없습니다. 제가 의사를 만나지 않고 여러 해를 보낸 이유는 아마도 이런 의사를 만나고 싶지 않기 때문이었을 것입니다.

또 다른 환자는 자신의 의사를 설명할 때 이런 식으로 말했다. "그가 병상 옆에서 보여준 태도는 정말로 형편없었습니다. 제 생각에 이런 태도가 저의 반응을 이끌어냈다고 봅니다. 대부분의 의사들은 정말로 시간이 없습니다." 환자들은 또한 시간의 질적 측면에 대해서도 통찰력이 있었다. 사용된 시간의 양보다 가능한 시간 안에서 이루어지는 상호작용의 질에 대한 문제임을 이해하고 있었다.

만약 [임상의사가 환자를 위해 사용하는] 시간이 15분에서 7분으로 줄어든다면, 음, 그건 마치 회의에 참석하기 위해 최고 속도로 차를 모는 것과 같을 겁니다. [운전대를] 꼭 잡고 불안해하고 있을 겁니다. 가능한 한 빠른 속도로 달리고 있을 것입니다. 여유가 있다면 긴장을 풀고 풍경을 즐길 수도 있을 테지만 그렇게 하지 못할 겁니다. 7분 안에 모든 것을, 숨도 쉬고 미소도 짓고 "어떻게 지내세요?" 묻는 그 모든 것을 7분 안에 압축해서 해야 하는 임상의사도 마찬가지일 겁니다. 오늘 우리의 진료를 조금 더 조밀하게 압축해서 진행할 필요가 있을 수도 있습니다. 그러니 정말로 중요한 것에 집중합시다. 의사가 불안해하지 않고 차분하다면 모든 것을 주어진 7분 안에 다 할 수도 있고, 환자가 짧은 시간에 대해 더 이상 불안해하지 않도록 만들 수도 있을 것입니다. 제가 7분의 진료시간을 좋아하는 것은 아닙니다. 하지만 때때로 그건 불가피한 일입니다. 그건 현실에 적응하는 일이고 지금 진료실에서 일어나는 일이며 무엇보다 우리의 현실입니다.

무관심한 의사

그는 진심으로 나를 염려한다는 느낌을 주지 못합니다.

의사가 한 번이 아니라 일상적으로 그리고 습관적으로 주의 깊은 관심을 주지 않는 경우 드물지 않게 관계가 실패한다. 관심을 주지 않는 가장 기본적인 형태들 중 하나는 단순히 듣지 않는 것이다. 일반적으로 듣기는 아주 간단히 할 수 있는 것으로 여겨지지만, 실제로는 에너지와 집중력을 필요로 한다. 그것은 집중하거나 주의를 기울이는 방식이다. 잘 듣는 의사들은 늘 이렇게 환자들에게 말하는 셈이다. "당신은 제 시간을 쓸 가치가 있습니다. 저는 당신과의 상호작용이 중요하다고 생각합니다. 저는 다른 무엇보다 당신과 함께 할 의지와 능력이 있습니다." 우리 모두는 요즘 같은 다중 작업과 효율성의 시대에도 이런 배려를 인식하는 기술이 뛰어나다. 다행히도, 다중 작업에 대한 연구 결과들을 살펴보면, 다중 작업이 상당히 비효율적이며 그렇게 일하는 사람들은 종종 자신의 능력을 과대평가하고 있다는 사실이 밝혀지기 시작했다.[1] 물론, 의료의 상호작용에서 넘어야 할 장애물들이 아직까지 높다. 사람들의 웰빙과 심지어는 그들의 삶까지도 그런 관심의 정도에 의해 결정될 수 있다. 어느 한쪽이라도 그런 마음을 가지고 있지 않으면 긍정적인 치료 역학은 즉시 무너지고 만다.

다음 장면은 주의를 기울이는 것이 중요하다는 것과 더불어 주의를 기울이고 있다는 신호를 주는 일 역시 중요하다는 사실을 보여준다. 이 인터뷰는 어떤 환자와 그의 친구가 동석한 상태에서 진행되었다. 그 친구 또한 논의 중인 임상의사를 잘 알고 있었다. 이 환자가 전달하고 싶어 하는 뜻은 인터뷰 시작부터 분명하게 표현된다. 그의 친구와 면담자가 약간 옆길로 새는 듯하면 환자는 이를 곧바로 바로잡아 준다. 무관심은 곧 치료의 부재를 의미한다는 중요한 메시지를 반복해서 말한다.

답: 그는 제게 무관심하다는 인상을 줍니다.

답2: 스노우 선생님 얘기를 하는 거지요?

문: 무엇 때문에 그런 인상을 받았나요?

답: 제가 말하는 걸 듣지 않습니다. 음, 그게 제 느낌이었습니다.

답2: 그런 느낌을 받았나 보네요.

문: 다른 사람이 우리 말을 듣지 않을 때 우린 신체 언어 같은 것으로 알 수 있습니다. … 혹은 신체 언어는 좋지만 의미를 듣지 않고 있다는 걸 알 수 있지요.

R2: 말을 듣고는 있는데 그 의미가 제대로 전달되지 못한다는 건가요?

R: 그는 정말로 저에 대해 관심을 가지고 있다는 느낌을 주지 못합니다.

때때로 의사는 단지 자신이 다른 일에 골몰하고 있어서 혹은 어떤 일에 빠져 있어서 환자에게 주의를 기울이지 못하기도 한다. 하지만, 이유가 무엇이든 그 결과는 똑같다.

> 마치 로봇에게 말하는 것 같았습니다. 그는 한 번도 눈을 맞추지 않았습니다. 내내 비즈니스 하듯 서류를 뒤적였습니다. 개인감정이 없는 냉담한 상황이었습니다. 그건 제 마음에 끔찍한 상처를 주었습니다. 음, 어떻게 말해야 할지 모르겠습니다. 마치 제가 그를 귀찮게 하고 있는 듯했고, 그에게 폐를 끼치고 있는 듯했고, 제가 과장해서 말하고 있는 듯했고, 제 문제가 제가 생각하는 만큼 큰 문제가 아닌 듯했습니다.

이 대화록에서 우리가 주목해야 할 중요한 한 가지가 있다. 의사가 [환자의] 말을 듣고 있다는 어떤 신호도 없는 상황에서 환자는 무엇을 어떻게 생각해야 할지 모르게 되고 그래서 그가 떠올리는 모든 가능성들은 온통 부정적인 것들이라는 사실이다. 그리고 무관심의 모든 형태 중에서 가장 고통스러운 것은 자신의 고통이 즉각적으로 무시되거나 별것 아닌 것으로 간주되는 것이다.

관계의 치료가능성을 잃어버릴 수 있다는 점은 차치하고라도, 관심의 부족은 정보를 부정확하게 전달하고 돌봄을 단절시킴으로써 치료효과를 떨어뜨릴 수 있다. 다음 인터뷰에도 제3자가 동석했는데, 이 경우는 환자의 배우자였다. 그는 의사의 무관심으로 생긴 오진 때문에 좌절했던 사례를 얘기해 주고 있다.

답: 저는 데이비스 박사를 만났었는데, 그가 제 말을 전혀 듣지 않는 것 같았습니다. 제게는 눈길도 주지 않고 그냥 본인이 원하는 일만 했습니다…. 그 때문에 약물치료에 문제가 좀 생겼습니다.

문: 당신 이야기를 듣고 있지 않는다는 것을 어떻게 알았나요?

답: 그건 그냥 알 수 있습니다.

답2: 그는 아내가 가지고 있지 않은 문제에 대해 치료하고 있었습니다.

답: 그리고 그가 치료하겠다고 강하게 주장했던 것은 빌링스 박사님이 하지 말라고 했던 것이었습니다. 그래서 제가 말했습니다. "만약 저를 믿지 못하겠으면, 빌링스 선생님께 전화해 보십시오. 저는 그렇게 들었습니다."

답2: 데이비스 박사는 아내가 당뇨병이라고 했습니다. 그래서 아내는 한 달에 한 번씩 혈액 검사를 받았는데, 한 번도 높았던 적이 없었습니다.

답: 어떤 약물 때문에 수치가 높아졌던 거지요. 그 약이 수치를 높였습니다.

답2: 우리는 데이비스 박사가 그것을 믿도록 설득했습니다.

답: 우리는 마침내 데이비스 박사를 설득했습니다. 만약 그가 당화혈색소(A1c) 수치를 확인해 보았다면…. [당화혈색소(A1c 혹은 HbA1c)는 헤모글로빈의 한 형태로서 검사 이전 수개월 동안 평균 혈당 수치를 반영한다].

답2: 아내의 당화혈색소가 정상으로 돌아왔기 때문입니다.

답: 난 정상입니다.

답2: 그래서 마침내 그가 설득되었습니다. 그는 다시 혈액 검사를 했고 결과는 정상으로 돌아와 있었습니다. 하지만 데이비스 박사가 아내를 이미 당뇨병 환자로 분류해 놓았기 때문에 문제가 생겼습니다. 아내의 보험회사는 아내에게 당뇨병에 대한 이 모든 서류들을 보내면서 이러저러한 검사를 받아야 한다고 했습니다.

문: 그가 당신의 이야기를 듣지 않아서 이 모든 일들이 생겼군요?

답2: 아시다시피 그가 우리 말을 귀담아듣지 않아서 이런 일이 생기게 했지요. 아내가 진료실에 들어가면 그들은 대뜸 말합니다. "오, 당신은 당뇨병 환자군요." 그러면 아내가 자신은 당뇨 환자가 아니라고 말합니다. 그리고 우리는 보험에서 그것을 취소시키기 위해 많은 어려움을 겪어야 했습니다. 그들이 아내를 당뇨로 분류해서 이 모든 추가 검사를 받아야만 하도록 만들었습니다. 모든 일들은 당뇨가 아닌데 당뇨로 아내가 분류되었기 때문에 일어났습니다.

답: 그들은 반복해서 말했습니다. "그런데 당신은 지금 당뇨약을 먹지 않고 있군요." 저는 대답했습니다. "제가 약을 먹지 않고 있다는 걸 잘 알고 있습니다. 저는 당뇨가 아니기 때문에 약을 먹지 않고 있습니다." 그러면 그들은 다시 말하곤 합니다. "하지만 당신은 당뇨병입니다." 저는 다시 말했습니다. "아, 전 정말 아닙니다."

답2: 이 모든 것이 그 한 번의 방문 때문이었습니다. 네, 이렇게 생각해볼 수 있습니다. 그래, 한 번의 방문으로 완전한 관계가 만들어지지는 않을 수 있어…. 만약 그 의사 선생님이 정말로 아내의 말에 귀를 기울였다면, 그는 아내를 여러 번 다시 방문하도록 했을 것입니다. 그리고 여러 차례 혈액검사를 받도록 했을 것입니다. 단 한 번의 검사로 어떤 사람을 당뇨병 환자로 만들 수는 없으니까 말입니다.

한 번의 방문으로 관계가 망가지는 일도 충분히 가능하다고 분명하게 말할 수 있다.

환자들이 무관심에 대해 이야기할 때 그 무관심이 아주 직접적으로 임상의사가 그저 나타나지 않았음을 의미하는 경우들도 있다. 아래 환자의 일화에서 환자는 자신의 주치의가, 어떤 이유로든, 자신에 대해 아무 일도 하지 않았다고 설명한다. 적어도 그녀가 아는 방식으로는 말이다. 주치의가 나타나지 않는다는 사실을 그녀는 자신에 대한 모욕 같은 것으로 생각한다는 사실에 주목하자.

저는 그것 때문에 충격을 받았습니다. 저는 [병원에] 49일 동안 입원해 있었는데, 그동안 제 담당의사는 저를 한 번도 찾아오지 않았습니다. 누구든지 담당의사에게 그 정도는 기대해도 되는 것 아닙니까? 저도 사람인데 말입니다.

주목할 점은 이것이 환자의 생각과 같이 무관심의 문제가 아닐 수도 있다는 것이다. 종합병원에서는 전문의나 입원 전문의사가 환자의 일차 담당의사가 아닐 수 있다는 사실을 환자에게 말해주지 않았기 때문일 수도 있다. 고령의 많은 환자들에게 이런 상황은 그들의 기대에 반하는 것이고, 또 다른 많은 이들에게 그것은 간단하지도 않고 실현하기도 어려운 신뢰의 이동을 의미한다. 결국, 현장에 새롭게 등장하는 모든 의사들 각각은 환자에게 자신이 환자를 도울 능력이 있고 또 기꺼이 그렇게 하려는 의지도 있다는 사실을 납득시켜야 하며, 그 과정에 취약성과 반응성의 역학이 제대로 작동해야 한다.

마지막으로, 수술 후에 발생한 문제를 해결하기 위해 처치가 필요한 환자에게 예기치 않은 관심을 쏟음으로써 무관심이 완화되었던 사례를 소개한다.

> 그녀는 저에게 전혀 신경을 쓰는 것 같지 않았고 관심도 없는 것
> 같았습니다. 수술 후 한 열흘이 지날 때까지 그랬습니다. 병원에
> 2주 동안 입원해 있었는데, 유방절제술을 하고 열흘 정도 지났을
> 무렵 그녀가 입원실로 들어와서는 바닥에 무릎을 꿇고 차오르는
> 액체를 직접 뽑아내 주었습니다… 병실로 와서 그것을 직접 해
> 주다니 정말 인정 많은 사람이라고 느껴졌습니다. 그것으로 그녀
> 가 차갑다는 생각이 완전히 사라졌고 저에게 관심을 가지고 있다
> 는 사실을 깨닫게 되었습니다. 그 후 우리 관계는 훨씬 나아졌습
> 니다.

감정 회피

> 훌륭한 분입니다, [하지만] 전문 기술만 그렇습니다, 한 인간으로서 그는
> 그 자리에 없습니다.

의료에서 감정의 역할은 많이 논의되고 있고 오해도 자주 받는다.
과거의 의학 규범은 합리적인 판단 능력이 손상되지 않도록 하기
위해 의사들에게 엄격한 감정 통제를 가르쳤다. 실제로, 자신의 가
족은 치료하지 말라는 전통적인 금기가 있는데, 그 이유는 그럴 경
우 의사가 너무 많은 감정적 애착을 가지게 되어 객관적으로 진료
하기 어렵고 그 결과 치료의 수준이 낮아질 가능성이 높다는 생각
때문이다. 하지만 최근 들어 감정적 "거리두기" 규범과 그 규범이
담고 있는 데카르트적 가정들이 도전을 받고 있다. 정서적 거리두

기 역시 과도한 감정적 관여만큼이나 상황을 악화시킨다는 의견이 더 우세하다. 정신과 의사이면서 철학자인 조디 할펀은 그녀의 책 『무관심에서 연민으로(From Detached Concern to Sympathy)』[2]에서 적절한 감정적 관여를 위해서는 적절한 균형과 정서적 정확성이 필요하다고 주장한다. 의사이자 작가인 제롬 그루프만은 감정적 거리두기가 부실한 의료의 측면에서 어떤 비용을 치르게 했는지에 대해 생생하게 증언한다. 즉, 임상의사의 정서적 감수성이 개입되지 않으면 환자들과 그들이 제시하는 증상에 대한 관심이 줄어들고 오진이 발생할 가능성이 높아진다고 주장한다.[3] 그럼에도 불구하고, 우리가 인터뷰한 환자들은 자신들이 경험한 감정적 거리두기에 대해 많은 증거를 우리에게 보여주었고, 감정적 거리두기가 임상의사와의 치유적 동맹을 구축하는 데 장애물이 되었던 적이 드물지 않았다고 주장했다.

거리두기가 비록 바람직한 것이 아닐지라도 때때로 그 사정을 이해할 수 있는 경우도 있다. 어떤 환자는 이식수술 외과의사와의 상호작용이 통명스럽고 냉담하다고 느낀 후에도 그의 행동을 변호하는 말을 했다. 임상의사의 입장에서 생각하는 것이 그의 행동을 변호해주는 데는 도움이 될 수 있지만 견고한 치유적 동맹을 맺을 가능성이 사라진 상태를 개선하는 데는 거의 도움이 되지 않는다는 사실을 보여주는 듯하다.

[환자가 겪어야 할 일을] 이해했던 의사는 없었습니다. 제가 심장과 폐이식 외과의사를 만났을 때 그는 들어와서 그저 저를 쳐다보았습니다. 그는 저에 대해 알고 싶어 하지 않았습니다…. 그들은 자신의 환자들이 많이 죽기 때문에 환자에 대해 알고 싶어 하

지 않습니다. 그가 말했습니다. "나는 당신을 알고 싶지 않습니다. 나는 당신의 친구가 아닙니다. 하지만 당신에게 죽음이 다가오면 나는 당신을 이식할 것입니다." 그러고는 걸어 나갔습니다.

환자와의 솔직한 감정적 접촉을 피하는 아주 흥미로운 방법들 중 하나는 임상의사가 환자에 대한 정서적 반응을 부단히 낙관주의의 베일 뒤에 숨기는 것이다. 낙관주의는 임상의사에게 아주 바람직한 특성일 수 있고 때로는 더 나아지리라는 환자의 기대를 충족시킬 수도 있지만[4] 지나친 혹은 상황에 맞지 않는 낙관주의는 솔직하지 못한 것이 될 수 있고 감정적 정직과 감정의 사용가능성을 가로막는 장애물이 될 수도 있다. 이 환자는 처음 배정받은 의사에 대한 자신의 불편한 감정을 이야기하고 있다.

그녀는 저에겐 좀 지나치게 낙관적이었습니다. … 그녀가 제 말을 듣지 않는다는 것이 아닙니다. 그녀는 제 말을 잘 들어줍니다. 그리고 저를 정말로 잘 돌봐주고 있다고 생각합니다. 그런데 때때로 그녀는 저의 차트를 보고 이렇게 말하곤 합니다. "여기 오시는 다른 분들에 비해 당신은 너무 잘하고 있습니다." 제 혈액검사 결과는 모두 "좋았습니다." 그리고 그녀는 "아주 훌륭하다"는 말을 자주 사용합니다. "당신의 콜레스테롤 수치는 아주 훌륭합니다. 당신의 혈압은 아주 좋습니다." 그래서 결국 저도 가끔씩 이렇게 말합니다. "그런데 저는 왜 이런 느낌이 들까요?"

흥미롭게도 이 환자는 불편함을 느끼면서도 이 임상의사와 오래 같이 지냈다. 왜냐하면 그것이 최선이라고 생각했기 때문이다. "내가 겪었던 모든 의사들 중에서 그녀는 가장 철저했습니다."

  다음은 충격적인 진단을 알려준 직후 곧바로 사라져서 감정적 접촉을 피해버린 임상의사에 대한 가슴 아픈 사례이다.

  우리는 플로리다에서 여름을 보내곤 했었습니다. 저는 아내의 건망증이 점점 더 심해지고 다양한 다른 증상들도 나타나고 있다는 걸 알고 있었습니다. 그래서 생각했습니다. 할 수만 있다면 아내의 상태를 정확하게 파악해서 미래를 대비하자고 생각했습니다. 전 신경과 의사를 찾아갔고 그는 아내의 뇌를 검사했습니다…. 일주일 후에 우리는 그의 진료실에 다시 들렀고 그는 아내의 뇌에 나타난 소견들을 모두 화면에서 보여주었습니다. 거의 모두 죽은 것처럼 보였습니다. 끔찍했습니다. 그러고 나서 그가 말했습니다. "알츠하이머병입니다. 이 병에 대해 제가 할 수 있는 건 아무것도 없습니다." 그곳에서 규칙적으로 진료를 받을 계획은 없었지만, 그건 정말 끔찍한 일이었습니다. 그는 다시 말했습니다. "이 병에 대해 제가 할 수 있는 건 아무것도 없습니다. 안녕히 가십시오." 저는 그가 정말 정직했다고 생각합니다. 하지만 그가 그 말을 하는 방식은, 그건 정말 실망스러웠습니다.

이 일화는 진실을 있는 그대로 말하고자 하는 태도와 감정적 회피가 결합된 비극적 상황을 적나라하게 보여주고 있다. 많은 임상의사들은 이런 관행을 "진실 떠넘기기"라고 비난한다. 환자와 가족들에게 충격적인 정보를 알려주고는 그것을 소화하는 데 필요한 도움을 전혀 주지 않은 채 내버려 두는 관행을 말한다. 알츠하이머병

지원 단체에 대해 알려 주지도 않았고, 급격히 변화된 삶에 대해 환자와 가족들이 준비하도록 격려하지도 않았고, 비록 이런 상황이 힘들겠지만 그 상황을 견딜 수 있도록 도와주는 친구, 가족, 혹은 정신적 자원을 환자가 가지고 있을 수 있음을 알려 주지도 않았다. 임상의사의 반응이 과학적으로 해결책을 얻을 수 있는지 없는지 여부에만 국한될 때 치유에 필요한 감정적 요소들은 설 자리가 없어질 가능성이 매우 높다.

부적절한 말

그가 알고 싶어 하는 유일한 것은 내가 담배를 끊었는지 여부뿐이다.

어떤 말은 언제 어디서나 어느 경우에나 부적절하다. 그러나 다른 많은 말들은 단지 맥락에 맞지 않거나 그 상황에 적절하지 않거나 혹은 설명이나 후속조치 혹은 마무리가 없어서 불쾌할 수 있다. 우리가 인터뷰 대상 환자들을 선정할 때 14명의 호스피스 환자들을 포함했는데, 그들과의 인터뷰는 아주 흥미롭고 교훈적이었다. 다음 환자와의 인터뷰는 그녀가 사망하기 약 2주일 전에 그녀의 집에서 이루어졌다. 우리는 인터뷰를 위해 오후 2시쯤에 그녀의 집을 방문했다. 환자는 진토닉을 즐기고 있었고 담배를 피우고 있었다. 그녀는 매력적이고 냉소적인 재치와 자기 비하적인 유머 감각으로 여전히 활기차고 쾌활했다. 그녀가 그동안 받은 치료 중에서 실망한 것 중 하나는 다양한 증상 때문에 그리고 삶의 질 문제 때문에 그녀가 지속적으로 겪어왔던 전문의들과의 상호작용에서 비롯된 문제였다. 호스피스 관리는 훌륭했지만 폐전문의와의 상호작용은 만족스럽지 못했다.

그리고 폐질환 의사에 대해 말하자면, 그는 멍청했습니다. 전 거기 앉아서 그에게 거짓말을 할 수도 있었습니다[웃음]. 알다시피 그는 어떤 긍정적인 얘기도 해주지 않기 때문에 그를 만나는 건 우울한 일이었습니다. 그는 도움이 되는 어떤 말도 해주지 않았습니다. 지금 저는 근육의 힘이 점점 더 빠지고 있습니다. 피부가 닭처럼 되었다는 걸 저는 믿을 수가 없습니다[웃음]. 그런데 그가 알고 싶어 하는 건 오직 내가 담배를 끊었는지 여부였습니다. 아마 남편을 떠나보낸 다음에 제가 담배를 더 많이 피웠던 것 같습니다. 담배는 딱딱한 거시기 같습니다. 게다가 어디에나 있습니다. 그리고 또 보면 항상 즐겁습니다[웃음].

이 인터뷰 후반부에 그녀는 부적절한 말이 아니라 의사들의 부적절한 의사소통 방식에 대해 자세히 설명한다.

아시다시피, 호스피스가 절대로 하지 않는 한 가지는 저를 가르치려 하는 것입니다. 방문 간호사는 제가 화상을 입을까 봐 늘 걱정을 합니다. 그녀는 [산소] 호스를 제 코에 끼우고는 절대 담배를 피우지 말라고 부탁합니다. 불이 날까 걱정을 하기 때문입니다. 하지만 저에게 어떤 것도 가르치려 하지는 않습니다.

우리의 인터뷰에서 확인된 또 하나의 치료과정상 실수는 진단이 환자에게 알려지는 방식이었다. 계획적으로 그리고 신중하게 전문적 판단을 알려주기보다는 마치 언뜻 생각난 듯이 툭 던지듯 환자에게 진단을 말해 버리는 방식이다.

저는 그녀가 [전자 의무기록을 다시 한번] 타이핑하고 있던 장면
을 결코 잊지 못할 것입니다. 키보드 앞에 앉은 그녀는 저에게서
얼굴을 돌린 자세였습니다. 그녀는 말했습니다. "당신이 조울증
을 가지고 있는지 궁금하네요. 조울증이 있다고 생각하세요?" 그
리고 그때서야 그녀는 저를 쳐다보았습니다. [전 말했습니다.]
"왜 그렇게 말씀하십니까? 당신이 제 말을 듣고 있었다는 생각이
들지 않습니다. 제 말을 무시해 버리고 있었지 않습니까? … 무
슨 생각으로 그 말씀을 하시는지 설명을 좀 해 주시겠습니까? 아
무튼 잠깐이라도 타이핑을 멈춰 주시다니 기쁩니다. 그런데 정말
멈추신 건가요?" 그때를 마지막으로 저는 그녀를 보지 않았습니
다. 저에겐 아주 심각한 진단인데 그에 대해 그녀가 아주 경솔해
보인다고 생각했습니다.

다음 대화에 나오는 의사의 태도는 잔인하고 비난받을 만하다.
의사는 환자의 삶이나 역사를 이해함으로써 맥락을 파악하거나 대
화를 조절하지도 않았고, 환자에게 어떤 도움도 제공하지 않았으
며, 환자를 안심시키는 어떤 말도 해주지 않았기 때문이다.

제가 찾아갔던 이 신경과 의사 선생님은 화성에서 오신 분이었나
봅니다. 음, 그는 저에게 이 모든 검사를 받으라고 했습니다. 그
리고는 이렇게 말했습니다. "검사를 잘 받으셨습니다. 그런데 이
하지 불안증후군에 대해 당신이 할 수 있는 일은 아무 것도 없습
니다. 당신은 그저 이 병과 함께 사는 방법을 배워야 할 것입니
다." 제가 말했습니다. "그래도 뭔가 원인이 있지 않습니까?" 그

가 대답했습니다. "그렇습니다. 하지만 우리는 그 원인이 무엇인지 잘 모릅니다. 당신은 그냥 그것과 더불어 살아가는 방법을 배우는 게 좋습니다." 제가 그와 반나절을 함께 보냈는데 그는 그렇게 제게 전혀 도움이 되지 않았습니다.

다음은 환자가 자신의 회복 잠재력에 대해 의심하고 있는 취약한 상태에서 의사가 부적절한 말을 했던 사례이다. 이 인터뷰 대상자는 그녀 자신이 의료전문가였다. 그녀의 환자 중 한 명이 병원에 입원해서 수술을 받았는데 회복하는 동안 기대했던 것만큼 그 경과가 순조롭지 않았다.

저는 젊은 사람들[그녀가 가르치는 예비 의료전문가들]에게 늘 말해줍니다. 당신의 말은 매우 강한 힘을 가지고 있으니 말을 할 때 정말로 주의를 기울이라고 강조합니다. 우리는 문화적으로 종종 자신의 모든 힘을 의사에게 위임합니다. 저는 환자들에게 말합니다. "아닙니다. 당신이 스스로 결정하십시오. 당신은 언제든지 거절할 수 있습니다. 당신은 갇혀 있지 않습니다. 왜 거절할 수 없다고 생각하십니까?" … 외과의사들은 들어와서 옷을 벗깁니다. 허락도 받지 않고 말입니다. 그날 아침 제가 병실에 들어갔을 때 매우 우울해하던 환자가 있었습니다. 그녀는 복부 수술을 받았는데 잘 낫지 않고 있었습니다. 며칠 전 수술을 했는데 몇 가지 문제가 생겼습니다. 그래서 그녀는 막 우울증에 빠져 있던 참이었습니다. 저는 그날 하루 종일 그녀를 위로했습니다. 당신은 지금 나아지고 있다고, 언젠가 오늘을 되돌아보면서 "정말로 힘들었지만 끝이 좋았다"고 말할 수 있을 것이라고, 당신은 앞으로 잘 살 수 있을 것이라고 반복해서 말해주었습니다. 그 당시 그녀는 자신이 병원에서 퇴원할 수 있을까 하는 걱정으로 머리를 싸매고 어려운 시간을 보내고 있었습니다…. 그때부터 그녀는 차츰 좋아 보이기 시작했고, 점심 식사가 오자 "이것을 먹을 수 있을 것 같아요"라고 말했습니다. 전 아주 기분이 좋았습니다. 환자가 나아지고 있었으니까요. 그때 그 의사가 들어와서 환자의 식판을 제쳐 두고는 환자의 옷을 들어올려 살펴보았습니다. 그리고는 "우리가 기대했던 대로 치유가 되고 있지 않습니다"라고 말하고는 그대로 떠났습니다. 그 후로 환자는 아무것도 먹으려 하지 않았습니다. 다시 우울증에 빠졌고 한 발 나아졌다 두 발 나빠지곤 했습니다…. 환자에게 거짓말을 하라는 것이 아닙니다. 하지만 "붓기가 가라앉았습니다, 피부색이 좋아 보입니다" 같은 뭔가 긍정적인 말을 찾아야 합니다. 환자들이 의지하고 갈 수 있는 무엇을 말입니다. 그는 아마 자신이 무슨 일을 했는지 모를 겁니다…. 전 그 이후에 제가 할 수 있는 일이 하나도 없어서 좌절했습니다. 제가 말하는 어떤 것도, 예를 들어 "모든 사람들이 각각 다른 방식으로 나아진답니다"와 같은 말도 마치 벽에 대고 대화하는 것 같았습니다. 정말 그랬습니다. 제 말은 더 이상 중요하지 않았습니다.

앞의 많은 사례에 잠재되어 있던 '환자를 해롭게 하는 일'이 여기에 아주 분명하게 나타나고 있다. 말은 치유를 도울 수 있지만 동시에 치유를 방해할 수도 있다.[5]
　마지막으로 이와 관련된 한 환자를 소개한다. 우리가 인터뷰한 이 환자는 전립선 질환 병력이 있었다. 그날 그 환자가 만나고 있던 비뇨기과 의사는 그를 평소에 돌봐주던 의사가 아니라 그 의사의 진료 파트너였다. 의사가 입원실로 들어왔을 때 환자의 아내도 같이 있었다. 그런데 환자와 환자의 아내 모두 그 의사가 환자의 기록에 대해 아무 것도 모르고 있다고 느꼈다. 그 의사는 환자에게 그동안 받은 다양한 검사와 그 결과에 대해 물어본 뒤에 진료를 진행했다. 이 일화는 더 이상의 설명이 필요 없을 것 같다.

> 그 의사가 말했습니다. "좋아요. 바지를 내리십시오." 제가 말했습니다. "그러면 아내를 밖에 나가 있게 하겠습니다." 그가 답했습니다. "그녀는 전에도 당신이 벌거벗은 걸 보았을 텐데요." 제가 말했습니다. "아내가 밖에 나가면 벗겠습니다." [아내에게 고개를 돌리며] 그가 말했습니다. "네, 당신이 원하면, 그렇게 하세요."

부정적인 신체 언어

> 그는 문을 나서면서 질문을 들으려 합니다.

우리는 이미 환영한다는 마음을 보여주지 않는 다양한 신체 언어에 주목해왔다. 환자로부터 몸을 돌리는 것, 눈을 마주치지 않는 것, 환자의 말을 듣지 않는 것, 심지어는 기본적인 소통을 하기에도 너무 바쁜 듯 보이거나 서두르는 듯 보이는 것 같은 여러 가지 행동이 이에 속한다. 신체 언어가 얼마나 강력할 수 있는지, 우리가 환자가 되면 우리 모두가 신체적 행동에 얼마나 예민하게 반응하는지 강조하기 위해 한 환자의 사례를 더 소개하면서 이 장을 마무리하고자 한다. 여기서도 환자는 남편이었고 남편과 아내 둘 다인터뷰에 참여하였다.

답: 그에 대해 제 아내는 이렇게 말한답니다. 그는 병실로 들어와서 자기가 할 일만 하고 그냥 나갑니다. 그를 잡지 않는다면 말입니다….

답2: 어느 날 톰[환자]이 그에게 소리를 쳤습니다. "물어볼 게 있습니다."

답: 네. 전 아직 볼 일이 남아 있었습니다. [웃음]

답2: 네 그렇습니다. 그는 문을 나서면서 질문을 들으려 합니다. [사실 그는 이렇게 말합니다.] "좋은 질문이면 좋겠습니다." 그가 병실에서 나가기 전에 그를 잡을 준비를 미리 하지 않는다면 질문에 대한 답을 듣기는 어렵습니다.

또 다른 환자는 간단명료하게 이 상황을 설명했습니다. "전 그들[의사]에게 이렇게 말하고 싶습니다. '당신이 환자를 쳐다볼 수 없을 정도로 너무 바쁘다면, 당신은 환자를 진료할 수 없을 정도로 너무 바쁜 겁니다.'"

실패한 것들, 불발된 것들, 실수한 것들의 목록에서 가장 주목할 만한 것 중 하나는, 그 모두는 아니라 해도 대부분이 피할 수 있는 것이었다는 사실이다. 그것들은 모두 본질적으로 환자가 배경으로 밀려난 상황이다. 때로는 직접적이고 전면적인 것이지만 흔히는 손쉽게 피할 수 있는 아주 사소한 것들, 무시하는 행동, 존중하지 않는 퉁명스러운 몸짓과 함께 행해지고 있다. 하지만, 그것을 고쳐나가기 위해서는 부분적으로라도 반드시 임상의사들이 유념해서 지금까지의 습관을 바꿔야 한다. 새로운 습관과 태도를 배우고 행동수정 기술을 통해 옳지 못한 습관들을 버려야 한다. 무엇보다 반드시 실천해야 할 일은 어렸을 때 배운 일반적인 예의범절을 기억해서 진정으로 환자를 최우선으로 생각하는 태도를 배양하는 일이다. "보여주기"식의 태도는 안 된다. 환자들은 단지 관심이 있는 척 행동하는 사람을 예민하게 알아차린다. 『치유자(Healers)』에서 우리는 레지던트 때 더 좋은 상호작용을 위한 행동심리학적 기술을 가르치는 유명한 정신과 의사와 일할 기회를 가졌던 어떤 의사의 경험을 다룬 적이 있다. 그 정신과 의사는 이렇게 가르쳤다고 한다. "눈을 맞추십시오." "환자가 말할 때 고개를 끄덕이십시오." "관심이 있음을 보이기 위해 몸을 앞으로 기울이십시오." 그때 레지던트였던 그 의사는 이렇게 반응했다고 한다. "그냥 당신의 환자에게 관심을 가지라고 하는 것이 더 낫지 않겠습니까?"[6]

제4장

세 가지 여정

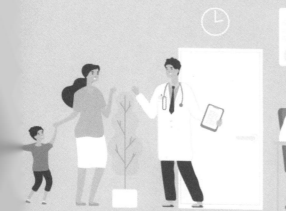
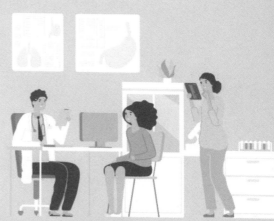

세 가지 여정

이 장에서는 특히 흥미로웠던 세 가지 인터뷰를 소개하려 한다. 우리가 이 연구를 수행하면서 함께 참여할 수 있도록 허락되었던 대화들이 담고 있는 풍미와 영향력과 중요성을 독자들이 충분히 경험할 수 있도록 각 인터뷰의 많은 부분을 인용하고자 한다. 그럼으로써 독자들은 환자들의 목소리에 익숙해지고 얼굴과 몸짓을 상상할 수 있는 기회를 가질 것이다.

먼저 '환자가 된다'는 것이 무슨 의미인지 다시 한번 정리해보자.

======= 표 4.1 환자가 된다는 것

환자가 된다는 것은 다음의 요소를 포함한다.

1) 임상의사와의 관계
2) 환자의 건강을 돌보고자 하는 공유된 의도
3) 질환의 위협 또는 현실
4) 상당한 아픔/괴로움의 위협 또는 현실
5) 죽음의 지평(가까운 또는 먼)

환자의 치유에 집중하고 있는 임상의사와 관계를 맺는 사람이 바로 환자이다. 이 두 당사자는, 삶을 특징짓는 각종 취약성 속에서 건강을 유지하거나 균형을 회복하기 위해 고안된 일련의 활동에 함께 참여한다. 이 장에서 우리는 세 명의 놀랄 만큼 뛰어난 환자들이 똑같이 놀랄 만큼 뛰어난 의사들과 협력해서 자신들의 삶에서 취약성과 치유에 어떻게 관여하는지 아주 면밀하게 살펴보고자 한다.

인터뷰를 광범위하게 발췌하여 제시하는 이유는 세 가지이다.

1. 아주 상세한 설명을 통해 때로는 주 단위로 때로는 월 단위로 진행되는 질병과 건강의 생생한 과정과 구체적인 세부사항에 접할 기회를 가질 수 있다.
2. 여러 해 동안의 혹은 수십 년간의 여정을 다루는 인터뷰를 통해 한 사람의 일생을 관통하는 질병과 치유의 썰물과 밀물을 관찰할 기회를 가질 수 있다.
3. 광범위한 발췌문을 통해 그것을 읽는 혹은 듣는 사람이 이 세 환자의 성격과 그들의 임상의사들의 매혹적인 초상을 생생하게

그려볼 수 있게 한다.

대화록에서 선택한 내용들은 연속성과 명확성 그리고 익명성을 염두에 두고 편집되었다. 이는 독자들이 인터뷰 그 자체에 최대한 가까이 접근할 수 있도록 하기 위해서이다.

어떤 의미에서 독자는 이제 대화 속으로 빠져들어가는 것이다. 이 대화는 일방적인 것이 사실이다. 한 사람은 질문을 하고 그 후엔 듣기만 한다. 상대방은 대부분의 말을 하도록 권유받는다. 물론 이런 방식의 대화는 우리의 연구 목적과 연구 속에서 부여된 환자의 역할에 적절하다. 우리는 당신에게 간곡하게 부탁한다. 단지 "이야기를 듣는" 상태에 머물지 말고 당신 자신을 말 없이 대화에 참여하고 있는 면담자라고 생각해 보자. 당신이라면 이런 질문을 어떻게 했을 것 같은가? 당신이 환자라고 생각해 보자. 당신이라면 이러한 질문에 어떻게 대답했을 것 같은가?

이러한 말하기와 이야기하기가 자신의 질병을 자신의 삶의 세계에, 즉 자신의 인생 스토리에 통합하는 다면적 과정의 일부라는 사실을 기억할 필요가 있다. 이를테면, 말하기는 전체성을 회복하는 데 실질적으로 핵심이 되는 요소이다. 이 점을 염두에 두고 우리는 당신에게 적극적 듣기를 권한다. 즉, 듣는 내용에 참여하고, 말하는 사람을 지지하고, 진실에 증인이 되기를 권한다. 이러한 적극적 듣기는 바로 우리가 우리의 인터뷰 대상자들에게 하고자 했던 것이기도 하다. 물론 이 방법이 최선의 인터뷰를 실천하고자 할 때 반드시 선택해야 하는 것이기 때문이기도 하지만, 나아가 환자들이 우리와 공유하는 것 그리고 그들이 계속해서 우리에게 알려주는 것에 대한 감사의 표시로도 이 방식을 선택한 것이다. 각각의 인터뷰가 끝날 때마다 종종 힘든 상황에서 고군분투하면서 잘 살기 위해 노력했던 한 사람을 만났다는 느낌을 독자들이 가질 수 있기를 희망한다.

이 인터뷰들에는 독자들에게 이미 익숙한 주제들이 담겨 있다. 즉, 환자들이 어떻게 의사들과 관계를 구축하는지, 그러한 관계들이 어떻게 틀어지는지, 환자들은 어떤 종류의 의사들과 관계 맺기가 가장 쉽다고 생각하는지, 그리고 숙련된 임상의사가 환자들을 위해 만들어 놓은 임상 공간을 환자들은 어떻게 경험하는지 등이다. 하지만 우리가 선택한 인터뷰들은 세 가지 다른 유형의 환자 경험에 대해 더 깊은 탐색을 할 수 있게 한다. 즉 (1) 심한 만성 통증에 의해 가장 미세한 부분까지 영향을 받은 삶, (2) 오늘날 "대체 의학(alternative medicine)"이라고 불리는 치료를 찾은 경험, 그리고 (3) 매일매일 죽어가는 상황에서 치유와 지혜를 발견하는 삶에 대한 탐색을 유도한다. 이러한 탐색이 경험 많은 안내자들에 의해 인도되고 있다고 생각해 보자. 그 안내자들이 바로 환자들이다.

이 인터뷰들에는 서로를 연결하는 공통점이 있다. 세 명의 환자들은 모두 다양한 돌봄 제공자들을 경험한다. 각각의 이야기 모두 치유에 대한 "비의학적(nonmedical)" 개념을 두드러지게 드러낸다. 그리고 거대한 압박에 직면해서 치유 공간을 열어두기 위한 매일매일의 투쟁이 있다. 첫 번째 인터뷰에서 우리는 이러한 투쟁이 기본적으로 사랑과 인정을 통해 일어나고 있음을 보았고, 두 번째 인터뷰에서는 고요함과 균형을 통해, 세 번째 인터뷰에서는 우정과 솔직함을 통해 일어나고 있음을 보았다.

이 세 사람의 인터뷰에 나타난 가장 두드러진 특징은 그들 중 어느 누구도, 얼핏 보기에는, 치유의 고전적인 시나리오를 보여 주지 않는다는 사실이다. 즉, 병이 들었다고 느끼거나 다쳐서 임상의사를 만난 후 진단을 받고 치료하면서 삶을 계속하는 등의 시나리오 말이다. 우리가 이 장에서 제시하는 스토리에서 한 환자는 만성 통증으로 쇠약해져 가는 과정에 있고, 두 번째 환자는 대부분의 사람들이 기본적으로는 건강하다고 간주하는 사람이고, 세 번째 환자는 암으로 죽어가고 있다. 이들 각각의 삶에서 치유는 아주 다른 방식으로 이루어지고 있다. 하지만 각각의 환자에게 있어서 그것은 궁극적으로 관계, 치유하는 관계였다.

"소염제 이부프로펜과 사랑"

환자로서 우리 모두는 이제 의사를 만나기 위한 수속을 밟을 때 대기실에서 보게 되는 클립보드에 익숙하다. 보험에 변화가 있는지, 현재 증상은 어떤지, 체중 감소나 기분 변화가 있는지, 그리고 지금 통증은 있는지 혹은 없는지에 대해 물어보는 클립보드 말이다. 우리들 가운데 많은 사람은 아마 통증 수준을 나타내기 위해 동그라미 치도록 되어 있는 웃는 얼굴이나 찡그린 얼굴이 없던 때를 기억할 것이다. 통증이 의학적 "활력 징후"라는 생각은 중요한 진전이다.[1] 그럼에도 불구하고 다양한 수준의 수련을 받고 있는 의사들은 여전히 만성 통증이 계속될 때 환자들이 가질 수 있는 문제를 분석하려 하기보다는 진통제부터 찾는다. 그래서 스승들로부터 지속적으로 "약물에만 의존하는 사람"의 위험성에 대해 경고를 받는다.

지난 수 세기 동안 의학은 르네 데카르트의 억압적 이원론의 영향 아래서 작동해왔다. 유명한 수학자이면서 철학자였던 그는 통증을 두 가지 영역으로 나눌 수 있다고 자신 있게 주장했다.[2] 신체적 통증은 신체의 식별 가능한 병변으로부터 파생되어 뇌로 가는 신경학적 경로를 따라 전달되는 어떤 것이라고 보았다. 반면, 심리학적 통증은 훨씬 분명치 않다. 꾀병이나 '정신 질환의 신체 증상 전환'에 대한 의학적 의심과 감시는 이런 개념의 현대적 표현으로 볼 수 있다. 우리는 여러 방면에서 아직까지 데카르트의 형이상학 개념 안에서 생각하고 있는 것이다.

미국에서 만성 통증은 진료 횟수와 의료 비용 양쪽 측면에서 큰 비중을 차지한다. 대략 국민 6명당 1명이 만성 통증과 더불어 살고 있으며, 통증은 성인 장애의 주요 원인으로 알려져 있다. 통증은 이로 인해 고통받는 사람의 삶의 모든 측면에 영향을 미친다. 통증에 의해 자기 자신과 타인에 대한 한 인간으로서의 정체성이 압도되는 심각한 경우에는 인간 세상이 모두 파괴되는 결과를 초래할 수도 있다.[3] 다음 인터뷰는 이 놀라운 환자가, 배우자의 엄청난 도움을 받으면서 그리고 비뇨기과 의사와의 보물처럼 귀한 관계를 통해서, 심신을 쇠약하게 하는 만성 통증에도 불구하고 어떻게 자신의 삶을 유지해 나가는지 보여준다.

이 환자는 통증이 너무 심해서 인터뷰 내내 서 있었다. 인터뷰를 잠시 멈추거나 쉴 기회도 제공하였고 인터뷰를 끝내도 괜찮다고 알려주었음에도 불구하고 그는 두 시간 동안 버텨냈다. 우리가 그와 이야기를 나눌 때 그는 대략 60세였고 아주 세심하게 그를 돌보는 아내와 동행하였다. 녹취록에서 환자는 응답자1(답1), 그의 아내는 응답자2(답2)이다. H 박사는 환자가 주로 언급하는 비뇨기과 의사이다. A 박사는 환자의 척추전문 외과의사이고, P 선생님은 그의 일차 진료의사들 중 한 명이다.

문: 처음부터 시작해봅시다. 어떻게 H 박사님을 보러 가겠다고 결정을 하였는지 좀 얘기해 주실 수 있나요? 그때 상황이 어떠했나요?

답1: 90년도 중반으로 되돌아가야 하겠습니다. 그때 저는 신장 결석을 가지고 있었는데 꽤 심했습니다. 그래서 의사 선생님으로부터 치료를 잘 받고 있었습니다. 하지만 보험이 바뀌어서 그 선생님한테 치료를 계속 받을 수 없었습니다…. 저는 그동안 쇄석술(신장 결석을 분쇄하는 처치)을 꽤 자주 받고 있었습니다. 그때까지 치료해주던 의사 선생님이 새로운 보험 목록에 있는 의사들 중에서 H 박사님을 추천했습니다. 첫 만남에서 H 박사님은 곧바로 저와 좋은 관계를 맺었습니다. 그는 전원해준 동료 의사를 좋게 생각한다고 말했습니다. 그는 자신을 내세우지 않았고 제가 아주 편안하기를 바랐습니다. 이것이 우리 관계의 시작입니다. 그때의 방문은 "상대방을 알아보는" 방문이었습니다. 서로에 대해 알아보고 서로 함께하기를 원하는지 알아보는 방문이었습니다. 그때 그는 이렇게 말했습니다. "내가 당신과 함께하고 싶은지"를 알아보는 게 아니라 "당신이 나와 함께하고 싶은지"를 알아보는 방문이라고 말했습니다.

그러고 나서 그는 나의 방사선 사진을 보더니 이렇게 말했습니다. "물론 알고 계시겠지만, 등이 엉망입니다." 그리고는 물었습니다. "아니 어떻게 이런 상태로 살고 있었습니까?" 제가 이렇게 답했습니다. "아, 저에겐 아주 특별한 아내가 있습니다." 그러자 그가 말했습니다. "오, 좋은 일입니다. 하나님께 감사를 드려야겠군요." 하지만 그는 곧바로 다시 말했습니다. "이 상태를 볼 때 당신이 이런 상태로 어떻게 살고 있는지 짐작할 수가 없네요. 하지만 우리가 우선 함께 해야 할 일은 신장 결석 문제를 해결하는 일이고, 단기적으로 해야 할 일은 다음과 같습니다." 그는 시간 경과에 따른 변화를 알고 싶어 했고, 방사선 사진을 다시 찍기 위해 다음 예약을 잡아주었습니다. 그게 17년 전의 일입니다.

문:. 당신이 함께 하고 싶은 사람이 바로 그 사람이라고 마음을 정하는 데 무엇이 도움이 되었나요?

답1: 전문가적 측면을 과소평가하고 싶지는 않지만, 거기에는 전문가적 측면과 개인적 측면이 결합되어 있습니다. 그는 저를 다시 불러서 방사선 사진을 보여주었고 그 밖에도 여러 가지에 대해 아주 자세히 설명해주어서 제가 잘 이해할 수 있었습니다. 일과가 거의 끝났는데도 그는 마치 우리 두 사람 모두에게 시간이 무한정으로 남아있는 것처럼 행동했습니다. 그는 제가 말하는 것을 메모했습니다. 그저 질문만 하는 것이 아니라, 질문은 그냥 허공에 띄워놓고 내가 말하는 것을 꼼꼼히 받아 적고 있었습니다. 매우 전문적이었습니다.

  그리고 사적인 측면은 계속 성장했습니다. 수년 동안 계속 성장해서 마침내 제가 그를 다정한 친구로 생각하게까지 되었습니다. 진료 예약에 맞추어 그곳에 가면 그는 "당신이 보았으면 하는 것이 있습니다"라고 말하면서 내실로 데려가곤 했습니다. 저에게 최신 서적이나 그가 즐겨 읽었던 고전을 보여주곤 했습니다. 제가 그 책을 알고 있으면 그것에 대해 약간의 이야기를 함께 나누기도 했습니다. 때로는 그가 정말로 좋아하는 어떤 작가의 시를 복사해서 저에게 주기도 했습니다. 어떤 때는 제가 그에게 책을 가져가거나 추천했고 그는 그 책을 읽은 후 어디를 읽었고 어떤 부분이 인상적이었는지 저에게 말해주곤 했습니다. 상자 위 어딘가에 그냥 놓아두는 것이 아니라 계속 보고 있었던 것입니다. 이것이 그의 방식입니다. 그는 언제나 이렇게 합니다.

답2: 한번은 제가 그곳에 따라갈 수 없었던 적이 있었습니다. 그런데 리처드가 옷 벗는 것을 그가 도와주었답니다. 옷 벗는 것을 그가 도와주었다니까요.

답1: 그가 제 옷을 벗겨 주었습니다. 처치를 끝낸 후에는 그가 다시 저에게 옷을 입혀주었습니다.

답2: 남편의 등 상태 때문에 그건 그렇게 간단한 일이 아니었어요.

답1: 네 쉬운 일이 아니었습니다. 아주 조심하고 또 조심해서, 문제가 생기지 않도록 하였답니다.

문: 그가 그렇게 할 때 당신 마음은 편안했나요?

답1: 오, 그럼요. 그랬습니다.

환자가 된다는 것은 '기억하기'와 '기대하기'의 특별한 형태이다. 그것은 공동의 기억이고 공동의 기대인데, 그 이유는 언제나 의사와 그 일을 공유하기 때문이다. 이러한 공유는 완전한 동반자 관계, 우정과 유사한 어떤 것이 될 수 있다. 의사와 환자는 함께 취약성이 핵심인 결정적인 사건을 이해하고 그것에 공동으로 대응하게 된다.

환자의 등 문제는 자동차 추돌 사고의 결과로 시작되었었다. 사고 6주 후 그는 등의 통증을 호소하며 정형외과에 갔다. 진단 결과는 추간판 탈출증이었다. 환자가 놀란 것처럼 경미한 후방 추돌 사고가 그의 삶을 영원히 바꿀 손상을 야기한 것이다. 정형외과 의사는 그가 선택할 수 있는 몇 가지 치료 방안을 제안했지만 환자는

몇 년 동안 치료를 미뤄왔다.

답1: 하지만 전 어떤 치료도 받지 않았습니다. 그때 막 출판사에서 일을 시작했는데, 그 시절에는 일자리도 아주 적었습니다. 어떤 날은 정말로 통증이 심해 눈앞이 하얘진 상태로 일하러 가곤 했습니다. 저를 고용한 여사장님은 그걸 다 알고 있었고 그래서 제가 다양한 방식으로 일을 할 수 있도록 허락해 주었습니다. 휴식을 취하거나 천천히 걷는 등 저에게 필요한 방식으로 일하도록 양해해 주었습니다. 저 또한 더 긴 시간 동안 일을 했습니다. 시간당 해야 하는 일만큼 제가 충분히 일하고 있다고 생각하지 않았기 때문입니다. 보조 편집자에게는 제가 등에 심각한 문제를 가지고 있다고 말해야 했습니다. 통증이 너무 심해 말을 할 수 없는 날도 있었습니다. 하지만 어떻게든 일을 할 수는 있었습니다. 저는 기본적으로 소염제 이부프로펜과 사랑에 의지해서 살았습니다.

문: 어떤 의사도 만나지 않고 여러 해를 보냈다고요, 리처드 씨?

답1: 네, 아주 가끔 H 박사님만 만나면서 몇 년을 지냈습니다. 6개월이나 8개월에 한 번 정도라고 할 수 있습니다. 계속해서 점점 더 아파왔지만, 그때마다 찍은 방사선 사진에서는 결석들이 악화되지 않았습니다. 가끔 요로 감염증이 생기면 저는 저의 일차 진료의사인 P 선생님을 찾아갔었습니다.

답1: 앉아있는 데 늘 약간의 어려움이 있었지만, 2001년이 되자 거의 앉아 있기가 힘들어졌고 목의 통증은 더 심해졌습니다. 통증은 사라지지 않았고 그래서 의사들의 도움이 필요하다고 생각했습니다.

답1: P 선생님은 저를 A 박사님께 보냈고, 그는 저를 다섯 번이나 수술했습니다. A 박사님은 그 수술들 중 세 개를 "가장 중요한 세 번의 실패한 수술"이라고 부릅니다. 모든 것이 정상적으로 진행되었습니다. 티타늄을 넣었고, 접합 수술도 했고, 경추와 요추에 뼈 이식도 했습니다.

답2: 하지만 전혀 도움이 되지 않았어요.

답1: 그런데 그 모든 치료를 했는데도 통증은 사라지지 않았습니다. 하지만 그는 사전에 저와 함께 모든 것을 자세히 검토했습니다. 모든 가능성을 제게 알려주었습니다. 그는 정말 조용한 신사입니다. 의사로 보이지 않을 정도입니다.

답2: 조용하고 온화하지요.

수술 전에 환자는 수술 여부와 상관없이 그의 기능 수준과 회복 잠재력을 평가하기 위해 6주 동안 집중 물리치료를 받았다.

답1: 물리치료사들이 저에게 보고서를 보여주었습니다. 그들은 6주 후에 A 박사님께 보낼 보고서의 복사본을 실제로 저에게 주었습니다. "이 사람은 엄청난 고통을 겪고 있다. 그는 우리가 시도하는 것을 따르려 노력하지만 실제로 그것을 할 수는 없다. 그는 버티며 살고 있다. 그는 추간판 탈출증을 가지고 있고 아마도 경추부와 요추부 양쪽에 이 문제가 있을 것으로 확신한다." A 박사님은 더 많은 검사를 했고, 여기저기에서 많은 문제들을 추가로 발견했습니다. 그는 두 부위[경추와 요추]에 대해 설명했고, 확률에 대해서도 말해주었습니다. 저는 그에게 물었습니다. "어느 쪽을 먼저 해야 합니까?" 그가 말했습니다. "양쪽 부위 모두 심합니다. 어느 쪽부터 할지는 당신의 선택입니다." "두 부위 모두 심각하고 몸을 쇠약하게 만들고 있습니다.”

　저는 요추를 선택했습니다. 제가 앉지 못하는 이유가 요추에 있었기 때문입니다. 그리고 전 꿈에 부풀어 있었습니다. 10월에는 일터로 돌아갈 수 있으리라는. 하지만 그는 일곱 가지 다른 결과가 나타날 가능성도 제게 말해주었습니다. 최악의 결과는 죽음이었고 그 가능성도 있었습니다. 그다음으로 나쁜 결과는 더 악화될 수 있다는 것인데 그 가능성도 약간은 있었습니다. 조금 더 큰 가능성은 수술이 부분적으로 성공하지만 통증을 전혀 줄이지 못할 수도 있었고, 그 외에 두세 가지 다른 가능성도 있었습니다. 물론 가장 가능성이 높은 것은 치유였습니다. 약 70퍼센트의 환자들이 수술로 치유되었다는 자료에 근거를 둔 설명이었습니다. 어쨌든 전 수술을 받았고 제 아내는 그날 아침 제가 아직 회복실에 있는 동안 그가 내려와 그녀에게 해준 말을 전해주었습니다. “그가 어떻게 살아왔는지 알 수가 없습니다.”

답2: “이분이 어떻게 살아왔는지 알 수가 없습니다. 그동안 어떻게 일했는지 모르겠습니다. 통증을 어떻게 견뎌왔는지 모르겠습니다.”

답1: 네 맞습니다. 바로 그렇게 그가 저의 아내에게 말했답니다. 사실 전 그 말을 듣고 기뻤습니다. 제가 겁쟁이는 아니었다고 느꼈습니다. 저는 겁쟁이가 되고 싶지 않았으니까 말입니다.

문: 큰 고통을 견디면서 잘 살아온 당신의 능력을 그가 인정하고 있었네요.

답2: 네 맞습니다.

문: 왜냐하면 통증은 주관적인 경험으로 여겨질 수 있거든요.

답1: 네, 네. 하지만 그 수술은 그가 생각했던 것보다 꽤 오래 걸렸고, 그는 수술하면서 더 많은 문제들을 또 발견했습니다. 그는 제게 이것이 그가 했던 척추수술 중에서 가장 복잡한 수술이었다고 말했습니다. 몇몇 종양 환자들을 제외하곤 말입니다.

이 환자의 이야기가 담고 있는 아름다움의 많은 부분은 그가 자신의 의사들과 깊게 공유하고 있음을 전달할 수 있었다는 데서 비롯한다. 하지만 이 스토리에는 환자와 그를 돌보는 가족 사이의 오랜 관계에 깊이 빠져들게 하는 경험담도 담겨있다. 예상할 수 있듯이, 다음 설명처럼 질병과 통증의 강렬함 때문에 특별히 감격스러운 순간들도 있다.

답1: 제가 말하고 싶은 것이 있습니다.
문: 말씀해 보세요.
답1: 전… 이런 말을 해도 되겠습니까?
문: 글쎄요, 무슨 말씀을 하시려고요?
답1: 사적인 것입니다만.
답2: 무슨 말을 하려고요?
답1: 우리는 한 번 사랑을 나눌 수 있었습니다.
답2: 아, 그래요. 맞아요.
답1: 정말 환상적이었습니다…. 정말 환상적이었습니다. 우리가 마지막으로 사랑을 나눈 지 몇 달이 지났었습니다. 정말 환상적이었습니다.
문: 수술 후였나요?
답1: 네, 10월이었습니다.

이 환자와 그의 배우자는 여기에 나타난 대로 극심한 통증의 괴로움과 나란히 존재하는 역동적이고 신체적인 추억과 희망을 보았고 이것들은 다시 특별한 애정을 만들어 냈다.

첫 번째 요추 수술 후 3개월 동안 환자는 자신의 일상생활이 개선되어 용기를 얻었다. 그의 앞날은 낙관적으로 보였다.

답1: 그래서 전 의기양양 했습니다. 다시 직장으로 돌아갔고 아내가 정오에 저를 집으로 데려오곤 했습니다. 저는 9시부터 12시까지 일했습니다. 그들이 아내의 일정을 조정해 주어서 그렇게 할 수 있었습니다. 아내도 거기서 일을 했습니다. 전 일이 아주 잘 되어가고 있다고 생각했습니다. 목이 아직 저를 괴롭혔지만, 전 괜찮다고 생각했습니다. 내년에 다시 수술을 할 거니까요. 그런데 두 번째 월요일에 세 시간을 일하고 아내가 저를 집에 데려다 주어 침대에 누워서 졸기 시작했을 때 갑자기 뭔가 삐끗했고 저의 다리가 다시 움직이는 듯했습니다. 그다음에 통증이 심해졌고 전 너무 아파 울고 말았습니다. 다음 날 다시 일하러 갔지만 견딜 수가 없어서 아내가 저를 집으로 데려오고 말았습니다. 전 A 박사님을 다시 찾아갔습니다.

문: 그가 수술을 했는데 당신의 상황이 나아지지 않은 것이군요. 그 점에 대해 그는 어떤 반응을 보였나요?

답2: 대단히 슬퍼했습니다.

답1: 그는 매우 슬퍼했습니다. 저는 그가 저를 위해 슬퍼한다고 느꼈습니다. 단순히 수술이 잘 되지 않아서 기분이 나쁜 것이 아니라, 저를 위해 슬퍼하고 있었습니다. 게다가 그는 제 어깨에 손을 얹고 많이 미안하다고 했습니다. 우리는 방사선 사진을 찍어 보았습니다. 티타늄은 아직 움직이지 않고 그대로 있었고, 척추도 제자리에 있었으며, 접합 부위는 잘 붙어가고 있는 듯했습니다. 그들은 제 뼈와 기증자 뼈를 섞어서 사용했었습니다.

답2: 하지만 신경이, 신경들이 너무 손상되어 있었습니다. 신경이 치유되지 않았기 때문입니다. 엄청난 통증 속에서 여러 해를 보낸 이유가 그것입니다.

여러 번의 수술 후에도 환자는 계속해서 심한 통증을 느꼈고 점점 쇠약해져 가고 있었다. 그는 자신의 일상생활에 특별히 신경을 써주었던 A 박사 의료팀 일원인 한 간호사를 기억했다.

답1: 그리고 저를 위해 진통제 펌프를 돌봐주던 간호사도 소중한 친구입니다. 정말 그녀를 사랑합니다.

문: 그녀의 어떤 점이 그렇게 놀랍나요?

답2: 그녀는 남편에게 아주 관심이 많았습니다.

답1: 그녀는 재미있습니다. 유머가 많고 저를 많이 걱정해 줍니다. 늘 어떤 일을 제안하고 추천합니다.

답2: "이렇게 해보십시오"라고요.

답1: 제가 잘 넘어지곤 하던 시기가 있었습니다. 한번은 넘어져서 뇌진탕과 함께 턱에 상처가 났습니다. 그동안 경험했던 것들 중 최악의 얼굴 낙상이었습니다. 뇌진탕보다 더 심각했습니다. 일전엔 아내가 심한 낙상을 목격한 적도 있었습니다.

답2: 그때 전 그에게 곧바로 달려갈 수가 없었습니다.

답1: 전 뒤쪽으로 넘어져 벽에 부딪치고 아래로 미끄러져 출입문의 페인트칠이 벗겨지기도 했습니다. 간호사는 제가 도움이 필요하다고 소리쳤습니다.

답2: "이런 낙상 사고는 더 이상 발생하면 안 됩니다!"라고 그녀는 부르짖었습니다.

답1: "네, 제[간호사]가 당신 집에 가서 확인해야겠습니다. 더 이상 진통제 딜라우디드를 당신의 진통제 펌프에 넣지 않을 것입니다! 보행보조기를 구해야 할 것 같습니다."

답2: 다섯 개의 보행보조기를 구했습니다.

답1: 저는 다섯 개의 보행보조기를 가지고 있는데, 그것들은 각각 다른 역할을 합니다.

답2: 간호사는 늘 제안을 합니다. 도움이 되는 간단한 것을 권합니다. 언제나 실용적인 조언을 해줍니다.

답1: 네, 우리는 비슷한 유머감각을 가지고 있습니다. 뭐 지적인 그런 관계는 아니지만 뭔가 신성한 그런 느낌이 있다고 말하고 싶습니다. 제 말은 그녀가 정말 놀랍고 정말 좋은 사람이라는 것입니다. 거기엔 어떤 신성함의 느낌이 있습니다. 우리는 가끔 신에 대해 이야기를 나눕니다. 그녀는 그 면에서 지성인은 아니지만, 매우 똑똑하고 매우 따뜻합니다.

답2: 그녀는 가족을 중요하게 생각해요.

답1: 그리고 현실적인 문제에 대해 아주 예리한 제안을 해주고, 제가 다리를 더 절룩거리면 금방 알아차립니다.

문: 그녀가 언제나 주의를 기울이고 있군요.

답1: 그녀는 정확히 알고 싶어 합니다. "그렇게 절뚝거린 지 얼마나 됐습니까?" 하고 묻습니다. 제가 몸을 앞으로 더 구부리고 있으면, "얼마나 오랫동안 이런 식으로 몸을 구부리고 있었습니까?" 이렇게 묻습니다. 저의 왼손 감각이 없어졌을 때 그녀는 이 사실을 A 박사님께 곧바로 전했고, 전도력 검사(conductivity test)를 했는데 결과가 매우 나빴습니다. 의사들이 신경정신과 주도로 수술을 했지만, 그 역시 효과가 없었습니다.

우리의 신체 변화를 알아차리고 이에 대응하는 것이 건강 관리의 핵심이다. 환자들은 의료전문가들이 세심하게 주의를 기울여 현실적인, 때로는 생명을 구하는, 치료 계획을 세워 주기를 바라면서 그들에게 도움을 청한다.

문: 지금 돌이켜보면 비뇨기과 의사인 H 박사님과의 관계를 잘 나타내주는 중요한 일화들이 무엇이었다고 말하고 싶은지요?

답1: 음, 그들 중 한 사람은 방광경검사 준비를 하고 있었고 우리는 제가 추천한 책에 대해 이야기를 하고 있었습니다. 그는 이미 그 책을 다 읽었기 때문에 우리는 이야기를 나누기 시작했는데 그곳엔 마취과 의사가 함께 있었습니다. 저에게 가운이 입혀졌고 엉덩이는 벌거벗겨진 상태였고 이러저러한 과정을 거쳐 전 어느새 수술대 위에 눕혀졌고 그는 제 머리맡에 서 있었으며 우리는 이 책에 대해 이야기를 나누고 있었습니다. 우리는 번역 문제에 대해 이야기를 나누었습니다. 그렇게 특별한 독일어를 어떻게 영어로 잘 번역할 수 있을까요? 우리는 또 릴케의 『시간을 위한 시』에 나오는 시 몇 편에 대해서도 토론을 했습니다. 그가 말했습니다. "이제 시작해야 한다고 합니다. 우리 얘기는 잠시 미뤄야 할 듯합니다. 아래 내려가 있는 동안 그것에 대해 생각해 볼 수 있을 겁니다. 잠시 뒤에 좀 더 이야기를 나눠 봅시다."

답2: 그리고는 얼마 전에, 아마 제가 거기 없어서 그가 남편을 도왔던 때, 그는 손을 뻗어 리처드에게 제발 조심하라고 말했습니다. 그는 정말로 리처드를 사랑했습니다.

답1: 네, 그때 그가 제게 그렇게 말했습니다. 제 팔에 손을 얹고는 말했습니다. "리처드, 당신은 좋은 사람입니다. 사랑합니다." 다시 말하지만 그가 제 팔에 손을 얹고 저를 사랑한다고 말해주었습니다. 네네 그렇습니다, 저도 정말로 그를 사랑합니다. 그는 놀라운 사람입니다. 제가 만났던 사람들 중에서 최고로 훌륭한 사람들 중 한 분입니다. 그가 저의 비뇨기과 의사였고 제가 힘든 시간을 잘 견뎌낼 수 있도록 저를 도와주었던 일은 저에겐 정말로 큰 행운이었습니다.

환자가 되는 일과 관련된 강력한 흐름들, 항복하고 침입당하고 수용하는 강력한 흐름들은 우리가 흔히 동반자나 연인 혹은 가족들과 나누는 것과 유사한 놀랄만한 신체적 친밀감을 경험한 기억과 그에 대한 소망을 갖게 하는 경향이 있다.

답2: 그리고 남편이 소변을 볼 수 없는 응급 상황이 발생한 적도 있었습니다.

답1: 전혀 소변을 볼 수가 없어서 H 박사님께 전화를 해서 제가 소변을 볼 수 없다고 말했습니다. 그날은 H 박사님이 쉬는 날이었는데 병원에 와주었습니다. 그때는 마취과 의사가 없었고 그건 참 난감한 일이었습니다. 그는 마취 없이 방광경 검사를 했습니다. 보조의사의 도움을 받아 다양한 도구를, 제가 용어들을 정확히 말하고 있다고 생각합니다만, 제 요도 안으로 그리고 요로 위로 밀어 넣어서 돌조각들을 긁어내었습니다. 가능한 한 많이 긁어냈습니다. 돌조각들이 하나둘씩

나왔고 그것들이 금속통에 부딪치는 소리가 제 귀에 들렸습니다. 그가 수술을 시작할 때 이렇게 말했습니다. "리처드, 날 발로 차지 말아요. 내가 당신을 도우려 한다는 걸 기억하고 발로 차지 말아요. 만약 발로 차고 싶으면 알려줘요." 전 발로 차지 않았습니다. 하지만 정말 아팠습니다. 보통 그런 통증을 겪는다면 완전 기절할 겁니다. 하지만 요로가 완전히 막혀있기 때문에 의사들은 즉시 처치를 해야 했고 공교롭게도 그때 마취과 의사가 없었습니다. 전 돌조각들이 계속해서 금속통 속으로 떨어지는 소리를 들었습니다. 그가 가끔가다 말했습니다. "괜찮아요? 조금 더 참을 수 있나요?" 그때마다 전 이렇게 대답했습니다. "네, 조금 더 참을 수 있습니다." 그러면 그가 말했습니다. "조금 더 돌을 꺼낼게요." 전 "오케이"라고 했습니다. 그는 계속해서 돌을 꺼냈습니다.

답2: 그가 휴무인 날 일어난 일이군요.

답1: 네, 그는 정장을 입고 병실로 들어와서는 곧바로 코트를 의자에 집어 던지고 가운을 입은 다음 손을 씻고 준비에 들어갔습니다. 전 그때 수술 같은 건 생각하고 있지 않았지만 그는 주저 없이 수술을 결정했고 저는 고통이 너무 심해서 끝내 제 다리를 붙잡고 허탈하게 웃으며 말했습니다. "일이 분만 더 아프면 그 발차기가 나올 것 같습니다." 그가 대답했습니다. "자, 이제 거의 다 끝나갑니다. 지금까지 당신이 날 죽이지 않은 것만으로도 놀랍습니다." "내가 당신이었다면 아마 난 나를 죽였을 겁니다"라고 그는 말했습니다.

　일반적인 일을 돌이켜보라고 말씀하시면, 한 이 년 반 전쯤에 있었던 일을 말씀드리겠습니다. 그때 우리는 내슈빌 남동부에 살고 있었고, 전 우리가 살던 그 집을 좋아했습니

다…. 하지만 우리를 장시간 도와줄 아이들이 정말로 필요했
는데 그들은 42마일 떨어져 살고 있었습니다. 전 그 집을
좋아했기 때문에 이사하고 싶지 않았지만, 아내는 이사해야
한다고 말했습니다. 저는 이렇게 사는 일이 그녀를 힘들게
하고 있다고, 그녀를 점점 죽음으로 몰고 있다는 걸 깨달았
습니다. 그녀는 저에겐 생명 같은 존재입니다. 그녀는 가장
위대한, 신의 존재를 저에게 확신시켜 준 가장 위대한 증거
입니다. 그래서 저는 그녀를 위해 여기로 이사하는 것에 동
의했습니다.

답2: 하지만 남편은 심한 우울증에 빠졌습니다.

답1: 여기 와서 저는 매우 우울해졌습니다. 아내에게 편리한 이곳
으로 이사 왔으니 이제 제게 남은 일은 죽는 것뿐이라고 생
각했습니다. 하지만 그러면 아내가 복지혜택을 받을 수 없게
될 수 있어서 자살할 생각은 하지 않았습니다. 그래서 저는
먹는 것을 거부했고, 평소 260 파운드에서 아마 가장 몸무
게가 적게 나갈 때가….

답2: 160? 170?

답1: 167파운드였습니다. 네, 그랬더니 아이들[환자의 딸들]이 저
를 H 박사님께 데려갔습니다.

답2: 오, 그는 거의 기절할 정도로 깜짝 놀랐습니다.

문1: 네, 그는 거기 앉아서 아내와 이야기를 했습니다. 저는 거의
죽어가고 있었지만 그들의 말은 들을 수 있었습니다. 그가
말했습니다. "맙소사. 남편이 죽어가고 있습니다, 그는 지금
죽어가고 있습니다. 당신이 지금 당장 뭔가를 해야 합니다."
그는 말을 이었습니다. "저는 비뇨기과 의사이기 때문에 그
를 구할 수 없습니다. 여기서 어떤 문제들은 해결할 수 있습

니다만 이 문제는 여러 사람이 팀으로 함께 노력해야 합니다. 영양사와 신경과 의사가 필요합니다. 저도 그 팀에 함께할 겁니다. 정신과 의사도 포함시킬 것이고 당신들의 일차 진료의사가 이 일을 주도할 수도 있습니다. 아니면 그를 살릴 수 없습니다. 왜냐하면, 이 상태로는 버틸 수 없기 때문입니다." 그때는 저희 딸이 간호사 일을 막 시작했던 때입니다. 지금은 몇 가지 직함을 더 가지고 있기는 합니다만 그때 딸애가 간호사여서 H 박사님과 함께….

문: 팀을 조직했군요?

답1: 네, 왜냐하면 저희의 일차 진료의사가 움직여주지 않았기 때문입니다. 우리가 그를 떠난 건 바로 그때였습니다. 그들은 저에게 음식을 먹게 할, 강제로 음식을 먹게 할 약을 주려고 했습니다. 그래서 제가 그랬습니다. 그 약을 투여하지 않으면 제가 천천히 다시 먹기 시작하겠다고 말했습니다. 그랬더니 제 딸이 그 약을 먹지 않도록 해주었습니다. 딸애가 말했습니다. "며칠 동안 지켜보겠습니다." 그래서 저는 조금씩 다시 먹기 시작했고 거의 원래의 몸무게까지 회복했습니다.

답2: H 박사님께서 남편에게 여전히 생명이 남아있다는 사실을 그리고 남편이 다른 사람들에게 중요한 존재라는 사실을 깨닫게 해주셨습니다.

답1: 그는 바로 제 앞에서 아내에게 아주 열정적으로 말했습니다. 비록 저에게 말한 것은 아니고 아내에게 말했지만, 전 깨달았습니다. 그가 한 인간으로서 저에게 관심이 있다는 것을 깨달았습니다. 또한 제 딸이 한 인간으로서의 저에게 얼마나 많은 관심을 가지고 있는지도 알게 되었습니다. 그리고 이런 결론에 도달했습니다. 제 목에 통증이 있더라도 제가 같이 있는 것이 아내에게 더 나으리라는 것입니다. 왜냐하면, 아시다시피 우리는 좋을 때나 나쁠 때나 같이 있었기 때문입니다. 그녀는 이제 몇 년 동안 "나쁠 때나"의 시기를 맞이했던 것이지요.

답2: 그동안 정말로 좋았어요, 여보.

답1: 정말로 좋았지요, 지금도 그렇고.

답2: 그것이 다른 무엇보다 치유에 많은 도움을 주었습니다.

답1: 아무튼 H 박사님은 제게 그렇게 해주었습니다. 그가 그렇게 하지 않았다면 저는 죽었을 것입니다. 그래서 저는 저에게 그를 사랑할 충분한 이유가 있다고 생각합니다. 그가 저에게 "당신을 사랑합니다. 당신은 좋은 사람입니다"라고 말해 준 것은 그동안 받아온 어떤 것보다도 훌륭한 존중이었습니다.

이 이야기에서 주목할 만한 여러 측면 중 하나는, 당신은 용기 있는 사람이라는 그래서 존경할 만한 사람이라는 말이 가지는 치유력이다. 가족과 친구들이 인정해주는 것도 물론 소중하다. 하지만 정기적으로 환자들을 만나서 그들의 고통이 어떤지 그들이 그것을 어떻게 견디는지를 지켜보는 전문적 돌봄 제공자들, 즉 의료진이 환자의 미덕을 인정하는 말을 해주는 것은 특별한 의미가 있다. 그것은 이 환자가 말하듯이, "제가 경험했던 것들 중 가장 훌륭한 존중"이다.

또한 여기에서 무엇보다 분명해지는 것은 돌봄 제공자들과의 긴밀한 관계가 치유에 기본적이라는 점이다. 전문적 돌봄 제공자들과 가족 내 돌봄 제공자들의 관계 모두 그렇다. 환자가 자신의 가족들이 자신을 필요로 한다는 사실을 깨닫고, 자신이 죽지 않는 것이 가족들에게 더 나으며, 사랑이 자신과 가족들을 지탱해주고 있다는 사실을 이해한다면 환자에게 긍정적인 변화가 찾아온다. 이 사례에서 환자의 아내가 언급한 마지막 말에서 이런 사실이 분명하게 나타난다. "그 무엇보다 치유에 도움이 되는 것은 바로 [사랑]"이다.

1819년 키츠가 형과 형수인 조지와 조지아나 키츠에게 쓴 편지의 한 구절을 이 인터뷰를 마무리하는 말로 인용할 수 있을 것이다. "지성을 단련하여 그것을 영혼으로 만드는 데 고통과 질병의 세계가 정말로 필요하다는 것을 모르십니까?" 그 편지에는 또한 앞에서 우리가 다룬 환자 인터뷰 속의 만성 통증 이야기에 잘 어울리는 유명한 문구도 들어 있다. 삶이란 고진감래(苦盡甘來)라는 삶에 대한 전통적인 종교적 이해 — 삶에 대한 이러한 개념은 환자들에게 도움이 될 수도 있지만 단지 부분적으로만 그러하며 그것도 언제나 그런 것은 아니다 — 에 반대하면서, 키츠는 삶을 "눈물의 계곡"이 아니라 "영혼을 만드는 계곡"으로 이해하는 것이 더 적절하다고 주장한다.[4] 이러한 개념에 따르면, 영혼들은 현재의 고통을 겪고 견디는 경험을 통해 독특한 정체성을 만들어 내고 이를 획득하게 된다. 키츠에게 있어서는 이것이 "구원"의 원리이다. 좀 더 평범한 용어로 말하면 우리에게는 이것이 "치유"의 원리이다. 이 환자의 이야기가 우리에게 가르쳐주는 것은 바로 이러한 통찰이다. 이 환자가 자신의 결혼 생활과 자신의 삶에 대해 마지막으로 평가한 말에 이러한 통찰이 요약되어 있다. "정말로 좋았지요, 지금도 그렇고."

"주파수 맞추기"

우리가 인터뷰한 환자들 대부분은 서양의 지배적인 생의학적 틀 안에서 수련받은 임상의사들의 환자였다. 이들의 진료와 교육은 흔히 진단과 치료를 강조하고 전통적인 과학적 범주로 표현되며 가능한 한 전통적인 생물학적 치료 방법을 적용하고자 한다. 생명을 위협하는 대부분의 긴급한 상황에서는 그리고 팔이 골절되었거나 동맥이 막힌 경우와 같이 분명한 생리학적 문제가 생겼을 때에는 우리도 바로 이런 진단과 치료를 원한다. 그런데 지난 20여 년 동안 의료에서 주목할 만한 추세는 "보완적이고 대체가능한(complementary and alternative)" 의료전문가들을 방문함으로써 생의학적 효과를 높이고 그렇게 찾은 전문가들 가운데 한 사람을 일차 의료제공자로 선택하는 환자의 수가 급격하게 증가하고 있다는 사실이다.[5]

우리의 인터뷰 중 12개 사례는 침술사, 척추지압사, 뇌신경 치료사, 그리고 마음챙김 치료사 같은 대체의학(CAM: Complementary and Alternative Medicine) 전문가들의 환자를 대상으로 수행되었다. 이런 환자들을 연구에 포함시킨 데에는 몇 가지 이유가 있었다. 첫째, 요즘같이 대체의학의 수요가 증가하는 추세를 감안하여 이 놀라운 숫자가 무엇을 의미하는지 일종의 "현장 감각"을 얻고 싶었다. 둘째, 관련 문헌에 의하면 환자들이 CAM 전문가를 찾는 이유가 그들이 환자들을 더 잘 이해해주고 더 매력적인 치유 철학을 가지고 있기 때문이었다. 셋째, CAM 치료가 통상적으로 생의학 모델에서 "건강한 활동"이라고 불리는 것들을 포함하는 경향이 있기 때문이다. 우리에게 이 사실은 그 자체로 매혹적이었다. 넷째, 우리가 『치유자』를 위해 인터뷰한 CAM 전문가들은 자신의 환자들과 치유 관계를 수립하는 데에 특별히 사려가 깊었다. 따라서 그들의 환자들 중 일부를 인터뷰하는 일은 당연히 의미 있는 것으로 생각되었다.[6]

우리는 "보완적이고 대체가능한"이라는 말을 인용부호 안에 넣었다. 왜냐하면 이 말 속에는 아직까지 해결해야 할 문제가 남아있고 이견이 적지 않기 때문이다. 첫째, 정확성의 문제가 있다. "CAM"이라는 말이 나타내는 넓은 범위 안에는 다양한 치유적 실천방안과 학문영역들이 모두 포함되어 있는데, 그 실천방안과 학문영역들은 개발과 정밀화, 실험적 검증과 일관성 측면에서 근본적으로 서로 크게 다른 것들이다. 그러나 이보다 훨씬 더 중요한 것은 CAM 실천방안들을 독자적 기술로 접근할 때 CAM에 대해 왜곡된 상상을 하게 된다는 것이다. 예를 한 가지 들어보자. 중국에서 개발된 의학체계(침술, 한약 및 단전호흡)는 신중하게 개발되고 체계적으로 실행되는 진단과 치료를 포함하고 있다. 또한, 그 안에는 수 세기 동안 관찰하고 시행착오를 거쳐 쌓아온 인체에 대한 이해, 즉 생리학이 있다. 전통적인 중국 의학은 또한 현대 서양 생물의학에 내포된 세계관과는 확연히 다른 포괄적인 세계관을 담고 있다. 우리는 단지 생물의학이 실패하는 곳에 대신 끼워 넣을 수 있는 대체가능한 치료법들을 다루고 있는 것이 아니다. 그보다 이것들은 이 세상에 존재하는 인간이란 과연 무엇을 의미하는지를 전체적으로 이해하는 체계이다.

우리는 다음 인터뷰를 중요한 자료로 선택했다. 이 환자가 바로 이러한 점들을 아주 명확하게 표현하고 있기 때문이다. 여기에서 우리는 환자가 자신의 의료제공자인 메리와의 관계를 **자신의 삶에서 일상적인 리듬의 한 부분으로** 지속적으로 발전시켜 나가는 것을 보게 된다. 이 환자는 치유를 위해 위기개입이나 "사실을 쫓는 (after-the-fact)" 돌봄에 치우치거나 예외적인 것과 극적인 것에 초점을 맞추기보다는 일상적인 것을 강조하는 쪽으로 접근방향을 바꾸고 있다고 설명한다. 바로 이런 의미에서 우리는 여기에서 우리의 전통적인 생의학적 치료를 대체할 수 있는 완벽하고 적극적인 대안을 발견한다.

문: 얼마나 오랫동안 메리 선생님을 만나왔나요? "의료제공자를 찾아야 할 때"라는 생각을 가지고 그녀를 만나기 시작했을 때 당신의 삶에 무슨 일이 있었나요?

답: 아마 2년이 채 안 된 것 같습니다. 사실 약 10년 전쯤에 저의 명상 선생님이 그녀를 추천해 주었습니다. 제가 젠 명상을 하고 있었는데, 저의 선생님은 여러 가지 일로 여러 해 동안 메리 선생님을 만나왔고 그래서 그녀를 제게 추천해 주었습니다. 사실 전 그녀가 제게 좀 도움이 될 것이라고 생각은 했지만 그녀를 찾아갈 정도로 급한 문제는 없었습니다. 2년 전까지는 그랬습니다.

여동생이 유방암 진단을 받아서 상당한 스트레스를 받고 있을 즈음에 제가 수술을 받게 되었습니다. 어머니는 40세에 유방암으로 돌아가셨고, 저보다 두 살 아래 여동생은 가족력이 있는 경우 유전자 검사를 받으라고 해서 많은 논의 끝에 검사를 받기로 결정했습니다. 그런데 결과는 양성이었습니다. 그 후에 제가 검사를 받았는데 저 역시 양성이었습니다. 이렇게 제가 지금 겪고 있는 바로 이 거대한 폭풍 같은 일이 일어났습니다. 제 동생이 제일 걱정되었습니다. 제 안에 있는 많은 것들, 오래 참아왔던 슬픔과 분노가 끓어 올랐습니다. 저

또한 난소를 제거하기로 결정했습니다. 일종의 예방 조치지만 끝내 수술까지 받아야 하는 긴 과정입니다. 아직 병이 생긴 것은 아니지만 전 그렇게 하기로 결정했습니다.

그해는 제가 학과장을 맡은 첫해였습니다. 그래서 병가를 낼 수가 없었습니다. 수술을 하고 곧바로 근무를 해야 했습니다. 그런데, 많은 사람들이 시술을 받기 전에 침술로 도움을 받았다고 책에서 읽었습니다. 그때 저는 스트레스로 인한 다양한 신체 증상으로 힘들었기 때문에 그녀가 도움을 줄 수 있을지 모른다고 생각했습니다. 그래서 그녀를 만나기 시작했습니다.

문: 그녀를 계속 만나는 게 좋겠다는 믿음은 어디서 생겼나요?

답: 그녀는 정말로 시간을 들여가며 꼼꼼하게 병력 전체를 물어보았습니다. 그건 사람들이 보내주는 병력기록을 검토해서 얻을 수 있는 것과는 아주 다른 병력이었습니다. 뭐랄까 이건 "자, 그럼 무슨 일인지 제게 말씀해 주시겠습니까?"와 같은 식이라고나 할까요. 제가 단지 신체적 질병에 대해서만 설명하는 그런 방식이 아니라 치유적인 성격의 관계가 지속되었는데 (웃음) 이제는 그것이 이런 종류의 의학이 어떤 것인가 하는 것과 관련되어 있음을 잘 이해하고 있습니다. 제게 있어서 그녀는 대체의학자이기보다 치유자에 가깝습니다. 저는 그녀에게 치유를 받으러 가는 느낌입니다.

우리는 항상 무슨 일이 있는지에 대해 얘기하면서 면담을 시작합니다. 친밀하다고 느끼는 사람하고만 나눌 수 있는 그런 것들, 보통 의사에게는 수다를 떨지 않을 만한 그런 내용들을 그녀와 나눕니다. 제 경험상 대부분의 의사에게는 그럴 시간이 없습니다. 그들은 우리의 어떤 특정 부위를 치료하기 위해 거기에 있습니다. 물론 저에 대해 좀 더 일반적인 것들을 물어보았던 의사들도 있었습니다. 하지만, 제가 지금 의사들에게 잘못이 있다고 말하려는 것은 아닙니다. 그건 단지 다른 종류의 관계일 뿐입니다. 기본적으로 저를 그리고 저의 몸과 마음을 돌봐주려고 애쓰는 누군가와 제가 겪어본 적이 있는 아주 다른 종류의 관계입니다. 이것이 제가 그녀를 계속 만나겠다고 생각한 이유의 일부입니다. 즉, 이것은 또 다른 종류의 관계구나 하고 깨닫기 시작했다는 말입니다.

증상중심의학이 제공하는 것과는 다른 방식으로 의료에 대해 생각하고 행하는 것 이외에도, CAM 치료는 대부분은 아니어도 많은 경우에 있어서 소규모로 운영된다. 그들은 대규모의 치료집단이나 기업형 병원에 속하지 않는 경향이 있다. 또한, 그들은 대부분 보험과 연방 상환프로그램 바깥에서 운영된다. 이런 이유로 이들 치료자들은 자신의 스타일, 교육적 배경, 의학과 치유에 대한 철학 등에 맞춰서 독자적인 일정과 치료의 세부사항을 만들 수 있다. 그리고, 이런 요소들은 점점 더 많은 사람들에게 엄청난 매력이 되고 있다.

　답: 전 그녀를 보자마자 바로 좋아했던 것 같습니다. 다른 사람하고는 그렇게 잘 맞지 않았을 수도 있다고 생각합니다. 명상 선생님이 추천해주었기 때문에 그녀를 좋아했을 수도 있지만, 저도 독자적인 판단을 할 수 있습니다. 전 바로 이렇게 느꼈습니다. 아, 이 사람이 바로 내가 다시 보고 싶어 할 그런 사람이구나. 그것이 제가 그녀로부터 받은 치료의 많은 부분을

차지하는 것 같습니다.

저는 또한 그녀가 시술을 할 때 자신이 무엇을 하고 있는지 자신의 원칙이 무엇인지에 대해 많은 설명을 해 준 것에 대해 정말 감사한 마음입니다. 그녀가 서양 의학에 대한 배경지식을 가지고 있는 것에도 감사했습니다. 그녀는 제가 그동안 어떤 치료를 받아왔는지 이해할 것이고, 그것을 바탕으로 그녀가 중국 의학지식으로 습득한 침술을 보완할 것이기 때문입니다. 예를 들어, 그녀는 저에게 도움이 되는 다양한 것들을 해 주었는데, 그것들은 제게 아주 큰 도움이 되었습니다. 제가 통합의학 의사들,[7] 저를 돌봐 주는 의사들에게 갔을 때, 제가 복용하는 약의 목록을 보여주니까 "오, 훌륭합니다"라고 말해 주었습니다. 그리고 메리에게 어떤 칼슘 복합제를 보여주니까, "아, 우린 이걸 사용하지 않습니다. 이걸 본 적은 없습니다. 하지만 훌륭합니다"라고 말했습니다. 이 모든 것이, 이러한 상호 확인이 저에게 자신감을 주었습니다. 하지만 가장 중요한 요인은 제가 메리의 보살핌을 느꼈기 때문이라고 생각합니다. 그것은 일종의 개방성이었고 온화함이었으며 경청이었습니다. 그녀가 저를 대한 방식에서 표현된 아주 깊은 그런 경청이었습니다. 단지 듣기만 하는 것이 아니라 그녀가 선택해서 해준 것들, 돌봐 주려고 했던 것들에서 표현되었던 것입니다.

침술사를 찾아간 것에 대한 이 환자의 자세한 설명은 CAM이 건강과 안녕을 유지하려는 환자들의 계획에 어떻게 부합하는지 알게 되는 데 많은 도움을 준다. 반복해서 방문하면서 제공받는 "치료요법"의 범위에 대해서도 주목해보자.

글쎄요, 전 정말로 무엇을 기대해야 할지 몰랐습니다. [침이] 아프지 않다고, 아픈 건 아니라는 말은 많이 들었습니다. 하지만 걱정은 조금 되었습니다. 바늘을 좋아하지 않기 때문입니다. 사실, 어떤 치료를 받든지 제가 가장 싫어하는 것은 바늘이나 꿰매는 것입니다. 제가 진찰대에 오르는 것을 편안하게 느끼는 이유 중 하나는 그걸 하기 위해 옷을 벗을 필요가 없다는 것입니다. 그건 검사와 다릅니다. 환자 가운을 입지 않아도 됩니다. 커튼도 필요 없습니다. 그들은 당신이 스스로 옷을 올리기를 기다립니다. 그건 마치, "자 올라가서 편히 쉬어 보겠습니까?"라고 말하는 것에 더 가깝습니다. 그것은 일종의 "편안히 계십시오"하는 초대이고, 그녀는 제가 편안한지 확인만 합니다. 제 무릎 아래에 받침을 놓아주고, 제가 지지를 받고 편안한 자세로 있는지 아주 세심하게 확인을 합니다. 그리고, 늘 제가 충분히 따뜻한지 물어봅니다. 그녀는 이제 제 발에 혈액순환이 잘 안 된다는 것을 알 정도로 저를 잘 알고 있어서 이에 대해서는 물어볼 필요도 없는 정도가 되었습니다.

하지만 그녀는 또한 그런 사람, 제가 관절에 관절염이 생겼을 때, "그런데 내 생각엔 관절염인 것 같아요"라고 말해주는 바로 그런 사람이기도 합니다. 그리고 말했습니다. "많은 여성들이 폐경기에 관절염이 생겨요." 결국 저는 담당의사가 그것을 확인하도록 엑스레이를 찍어야 했습니다. 그래서 전 그녀의 직관을 믿습니다. 그녀는 그런 방식으로 저를 편안하게 해줍니다. 또한 그녀가 저를 만지는 방법은 아주 섬세하고 부드러워서 귀보다 더 분명하게 듣는 것 같습니다. 손가락으로 듣는 것 같습니다. 그리고 그녀는 늘 자신이 무엇을 하고 있는지 말해줍니다. "이 지점은 이것에 좋아요" 혹은 "이 지점은 이러저러하게 불리고, 그것이 작동하는 부위는 여기입니다." 그래서 전 경맥에 대해서는 잘 모르지만 왜 내 발에 놓은 이 침이 다른 것에 도움이 되는지 그리고 이 모든 것들이 어떻게 배열되어 있는지 설명해 주려 한다는 것에 감사를 합니다. 다시 말하지만, 그 모든 것이 내가 돌봄을 아주 잘 받고 있다고 편안하다고 느끼게 하고, 무슨 일이 일어날지에 대해 걱정하지 않게 합니다. 전 보통 그녀가 잠시 나를 남겨두고 문을 나서면 바로 잠이 듭니다.

그녀는 음식에 대해서도 추천을 합니다. "당신에게 지금 무슨 일이 일어나고 있는지 그리고 일 년 중 지금이 어떤 시기인지를 생각하면, 지금이 좋은 때입니다. 이것을 만들어 먹어 볼 좋은 때입니다"라고 말합니다. 그녀는 요리법도 알려 줍니다. 정말 완벽한 치료 같습니다. 다른 곳에서는 이런 치료를 받을 수 없습니다.

메리와 치료하기 전에, 전 모든 것이 한 곳에서 관리되기를 원해서 통합진료소를 찾아갔습니다. 그 전에는 여기서 내분비내과 의사를 저기서 산부인과 의사를 만나는데 그들이 효과적으로 소통하고 있다는 생각이 안 들었습니다. 그리고 때로는 제가 그들과 효과적으로 소통하고 있다는 생각도 안 들었습니다. 하지만 이제는 이 통합 의료진을 통해 모든 사람이 모든 기록에 접근할 수 있게 되었고, 그래서 때로는 제 일차 진료의사가 저의 문제에 대해 다른 의료진으로부터 피드백을 받아서 저에게 전달해 줍니다. 메리는 그녀가 작업하는 전통 안에서 이런 종류의 통합을 해 주고 있습니다. 이 점이 바로 제가 정말로 고마워하는 것입니다.

이 인터뷰에 나타나는 일관된 주제는 이 치료자가 제공하는 치료요법에 영적 수련과 가르침이 서로 얽혀 있다는 것이다. 이런 일은

CAM 환자들 사이에서 흔히 일어난다. 영적 수련과 쉽게 연결될 수 있다는 것은 많은 사람들이 CAM 전문가를 만나고 싶어 하는 중요한 이유가 된다.

문: 메리의 치료와 젠 명상에 유사한 점이 있나요?

답: 제가 하는 젠 전통은 소토 젠입니다. 전 샌프란시스코 젠 센터에 다닙니다. 거기에서는 몸과 마음 사이에 명확한 경계가 없습니다. 저는 철저하게 서구화된 사람이고 아시다시피 20세기에서 21세기 사이는 두뇌 의식이 아주 발전했기 때문에 처음에 저는 그것을 이해하기가 정말 어려웠습니다. 그런데, 제가 정말로 감사하게 생각하는 한 가지는 중국의학이 동일한 방식으로 통합하려는 경향이 있다는 것입니다. 그것이 저를 훨씬 더 민감하게 만들었습니다. 젠 명상과 이런 종류의 치료가 저로 하여금 몸과 마음에 경계가 없음을 훨씬 더 민감하게 느끼도록 만들었다고 생각합니다. 가르침의 뿌리는, 당신이 생각하는 것이 당신의 마음이 아니라는 것입니다. 하지만 아마도 그것을 완전히 받아들이기 위해서는 약간의 노력이 필요했던 것 같습니다. 그리고 그건 사실 안도감이었습니다. (웃음) 생각을 내려놓을 수 있다는 건 큰 안도감이었습니다.

저는 일종의 지속적인 관심이, 메리가 저의 맥박을 체크하는 것 같은 방식이 중요하다고 생각합니다. "음, 맥박이 좀 느린 것 같습니다"라고 말할 때 그녀의 말은 언제나 옳습니다. 그리고 그것이 저에게 도움이 됩니다. 제가 문제를 알아차리도록 해줍니다. 제 생각에 그건 생각하지 않는 알아차림입니다. 저는 때때로 그녀가 행한 행동의 효과가 아주 극적임을 알게 됩니다. 제 등에 경련이 나타났는데 그것의 위치가 어깨 뼈와 척추 사이이고 그 정도가 매우 심하다면 그녀는 그곳에 침을 놓습니다. 오, 그건 정말로 극적인 신체적 효과를 보입니다. 약을 먹었을 때 기대하는 것처럼 즉시 문제를 해결해줍니다. 그것이 문제를 해결한다고 느낍니다.

그녀가 하는 다른 것들은 대부분 그렇게 즉시 문제를 해결하지는 못합니다. 그런 치료들은 일종의 재조정에 더 가깝습니다. 만약 제가 그녀를 떠난 후에도 그 문제를 잊을 수가 없다면, 그냥 모든 것을 인정하려고 노력합니다. 전 하루 중 늦은 시간에 메리를 방문하려고 합니다. 다시 일하러 되돌아가지 않고 곧바로 집으로 갈 수 있기 때문입니다. 그리고 그것이 저의 일반적인 의식 전반에 나타나는 아주 미묘한 것들을 알아차리는 데 도움이 됩니다. 솔직하게 말해서 이런 것들 모두가 함께 작동하는 것 같습니다. 만약에 몇 주 동안 그녀를 보지 못했다면 특별한 신체적 문제가 없어도 저는 약속을 잡습니다. 그냥 약속을 잡습니다. 그러지 않으면 보통 무슨 일이 생깁니다. 저는 반쯤은 치유적 관계를 유지하기 위해 그렇게 합니다. 그녀는 저에게 언제나 힘을 주는 존재입니다. 그리고 언제나 **주파수를 맞출 필요가 있는 뭔가**가 있습니다. (웃음)

문: 최근 몇 번의 방문에서 당신과 그녀 사이의 관계나 그녀가 해준 일을 전형적으로 나타내주는 일화가 있을까요?

답: 음, 저는 2월에 약속이 잡혀 있었는데 일정을 다시 잡아야 했습니다. 그리고 그녀를 만났을 때 열은 없지만 독감 증상이 심한 고약한 감기에 걸려 있었습니다. 그래서 전 "감기 때문에 정말로 우울합니다" 하면서 진료실에서 나오려 하는데 그

녀는 저를 다시 불러 그 주 내내 오도록 했습니다. 그녀는 정말로 제가 이렇게 느끼도록 했습니다. "당신이 이걸 물리치도록 내가 도와줄게요." 그리고 제가 정말로 바쁘다는 걸 알고 이렇게 말했습니다. "한 시간 아니 45분이 안 된다면 20분 안에도 우린 할 수 있어요." 그러면서 저에게 영양제를 건넸고 전 그 덕분에 힘을 얻은 듯했습니다. 다음에 제가 전화했을 때, 그녀는 말했습니다. "목소리를 들으니 폐까지 퍼진 것 같네요. 어떻게 지내세요?" 제가 말했습니다. "훨씬 나아졌지만, 곧 들르겠습니다." 그리고 바로 지난주에 그녀를 만났습니다. 그녀가 남은 감기를 몰아내 준 것 같습니다. 왜냐하면 아직 피곤하고 정상 생활을 하기 어렵지만, 그건 감기 때문이라기보다 단지 충분히 잠을 못 잤기 때문인 것 같거든요.

이 환자는 자신의 건강과 발달을 유지하는 특별한 기술을 가지고 있는 듯하다. 그녀는 다양한 의료 서비스 제공자들 사이를 편안하게 오가면서 각자가 가지고 있는 장점을 인정하고 있다. 그녀는 자신의 영적 수련과 대학교 인문학과 학과장으로서의 위치와 관련해서 이 모든 활동을 이해할 수 있다. 그녀의 넓은 영역은 침술사의 넓은 영역 만큼이나 그 나름대로 주목할 만하다.

또한 저는 할 필요가 있다고 제가 알고 있는 것을 제가 할 수 있도록 그녀가 늘 격려하고 있음을 알게 되었습니다. 저의 명상 선생님께 설명해야 했던 것 그리고 제가 실제로 스스로 깨려고 노력했던 것은, 제 생각에, 학자들이 피로를 무시하는 데 익숙해져서 그저 일을 밀어붙이고 밀어붙이고 밀어붙이고 밀어붙여서 그리고 끝내 피로가 쌓여 돌이킬 수 없는 지점까지 넘어가도록 밀어붙여서 다 죽은 상태가 되어서야 잠이 든다는 사실입니다. 아시겠습니까? 그런데 요즘 메리는 계속해서 이런 격려를 합니다. "잘 주무시나요? 잠이 깊이 드나요?" 전 살면서 처음으로 불면증을 겪어 보았습니다. 보통 바위처럼 자곤 했는데 이제는 새벽 두 시에 잠이 깹니다. 하지만 그건 또한 갱년기 때문이기도 합니다. 전 수술로 갱년기에 빠져 버렸습니다.

제가 메리를 계속해서 찾게 되는 또 다른 이유는 제가 벌써 갱년기에 들어가고 있기 때문입니다. 그건 마치 갑작스럽게 벽에 부딪친 듯한 느낌이었습니다. 그리고 그것이 온몸으로 퍼져 나가는 것 같았습니다. 그것이 제 몸 속에서 무슨 일을 하고 있는지 모르겠습니다. 그런데, 그녀는 정말로 다양한 증상들, 특히 불면증 그리고 전에는 전혀 겪어보지 못했지만 갑자기 나타나 괴롭히는 다양한 것들을 이겨낼 수 있도록 도와주었습니다. 저는 때때로 그녀에게 매달렸습니다. 무슨 일인지 확인해주는 사람으로서, 현실감을 갖게 해주는 사람으로서 말입니다. 그건 또한 이 모든 변화로부터 약간의 안도감을 되찾는 방식이기도 했습니다. 저는 어떤 면에서 저에게 큰 변화들이 나타나고 있다고 느끼고 있습니다만, 그녀는 제가 거기에 있지 않는 긴 시간 동안 저 자신을 스스로 돌볼 수 있도록 격려를 해줍니다.

"만약 20분만 시간을 내서 여기 올 수 있다면"이라고 그녀가 말한 것은 이번이 처음도 아니고 한 번만 그런 것도 아닙니다. 한번은 제게 이렇게 말했습니다. "당신 우편함에 팅크제를 넣어 둘게요. 당신이 들르기 전에 제가 나가야 하거든요. 그건 우편함에 있을 것입니다. 약값은 나중에 주셔도 됩니다."

네, 맞아요. 일종의 상호 믿음에 기반을 둔 유연성이지요. 제가 그 20분 동안 치료를 받고 수표책을 찾으려 할 때 "다음에 주세요"라고 말했던 것처럼 말입니다. 그녀가 늘 그렇게 하는 건 아 닐 겁니다. 그리고 저만 그렇게 생각하는 건 아닐 겁니다. 그녀는 선생이면서 치유자입니다. 전형적으로 치유가 소명인 사람입니 다. 우리가 그 관계를 남용하지만 않으면, 진정한 도움을 주려고 애씁니다. 모든 의료인이 그렇지는 않습니다. 몇몇 의료인은 연 구에 좀 더 관심이 많습니다. 제가 받았던 유전자 검사에 대해 그렇게 생각합니다. 그들은 매우 세심했고 저에게 나쁜 소식을 전달할 때 아주 잘 전달해 주었습니다. 제 생각에 아주 섬세한 방식으로 제가 선택할 수 있는 치료방법들을 알려주었습니다. 하 지만 그들은 또한 그 자리에서 제가 이 연구에 혹은 저 연구에 참여할 뜻이 있는지에 대해서도 물어보았습니다. 그러고 나서는 그들로부터 다시 연락을 받지 못했습니다.

여기서 이 환자는 치유가 소명인 것과 매우 유능하고 전문적인 것 을 구분하고 있다. 그런데 CAM 치료자들을 찾는 사람들에게 있어 서 이런 구분은 또 하나의 공통된 고려사항이다. 침술, 아유르베다 의학(Ayurvedic medicine: 식이 요법, 약재 사용, 호흡 요법을 조합한 힌두 전 통 의술 – 역자주) 그리고 지압술 모두 영적인 전통에 뿌리를 두고 있고 이런 사실이 이러한 민감성에 기여하는 것으로 보인다.

　문: 당신은 그녀가 치유자라는 것을 어떻게 알았나요?
　답: 좋은 질문입니다. 그건 아마도 일종의 친밀감의 문제가 아닐
　　　까 합니다. 왜냐하면 만약에 제가 그들과의 추가 면담을 원하
　　　면 그들은 아마도 기꺼이 저를 다시 만나줄 것이기 때문입니
　　　다. 저에게 그것은 아주 임상적인 것처럼 느껴졌습니다. 아마
　　　도 그 이유는, 제가 그곳에 가서 그들에게 진료를 받을 때,

그리고 그들이 제 가족에게 영향을 미칠 수 있는 엄청난 정보를 알고 있을 때, 그들은 제가 다른 사람들에게 그것을 어떻게 말해야 할지 무엇을 말해야 할지 생각할 수 있도록 도와주었기 때문일 겁니다.

치유자가 된다는 것은 부분적으로 전문적인 경계를 유지하는 것이라고 저는 생각합니다. 즉 환자를 쫓아다니지 않는다는 것입니다. 제가 연락을 하지 않으면 메리는 저에게 전화해서 "왜 전화를 안 했어요?"라고 묻지 않습니다. 저는 고객입니다. 그런 의미에서 친구와의 우정과는 다릅니다. 다시 말해, 그녀를 만나려면 제가 치료받기를 원해야 합니다. 하지만 제가 전화를 하면, 그리고 만난 지 여러 주가 지났거나 제가 여행을 다녀왔다면, 그녀는 "오, 어떻게 지내나요? 요즘 당신 생각을 했어요"라고 말합니다. 거기에는 어떤 관계가 있습니다. 물론, 이에 따라 지불해야 하는 돈도 있습니다. 하지만 제가 드리는 그 돈은 그녀가 저에게 주는 도움에 대한 일종의 감사 표시입니다. 서비스에 대한 수수료는 아닙니다. 그보다는 이런 것 같습니다. "우리는 관계를 맺고 있고, 당신이 나를 필요로 할 때 나는 거기에 있고, 나를 언제 필요로 할지 결정하는 것은 당신에게 달려 있습니다. 하지만 나는 언제나 당신에게 무엇이 좋은지 생각하고 있습니다." 아시다시피, 저는 환자기록지에 불과한 존재가 아닙니다.

다시 말해, 콕 짚어 말하기는 어렵지만, 제 생각엔 여기에 함께하기의 질이 관련되는 것 같습니다. 따뜻함을 동반한 관심이라는 말이 그것을 표현하는 가장 좋은 문구인 듯합니다. 저의 명상 선생님도 가지고 있고 제 치료사도 가지고 있는 따뜻함 말입니다. 만약에 그들이 그것을 가지고 있지 않다면 아마 저는 그들 중 누구와도 함께하지 않았을 것이라고 생각합니다. 맞습니다, 저는 그들이 정말로 제 말을 잘 듣고 있다고 느낍니다. 그들은 경청하지만 판단하지 않고 들어주기 때문에, 제가 살아가면서 이런 태도를 중요하게 생각하도록 도와줍니다. 아시다시피, 자기 자신에게 그리고 다른 사람의 말에 귀를 기울이는 일이 아주 중요하지 않습니까?

제가 그들을 찾아가는 이유들 중 하나는 그 일이 저 자신에게 그리고 다른 사람들에게 귀 기울이는 능력을 회복시킬 수 있도록 해주기 때문입니다. 따라서 그것은 거의 수련과도 같습니다. 치료이기도 하지만 말입니다. 저는 그녀가 제 말을 정말로 잘 듣고 있다는 걸 알 수 있습니다. 그녀는 잠시 고개를 숙이고 간단히 메모를 한 다음 다시 고개를 들어 저를 쳐다봅니다. 그래서 전 제 말이 독백이라는 느낌을 받지 않습니다. 사람들이 보통 다른 많은 사람들과 이야기를 나누는 경우와 다릅니다. 사람들은 불안 에너지 때문에 이런저런 것들을 만지기도 하고, 물건들의 자리를 바꾸기도 하고, 발로 바닥을 차거나 여기저기를 바라보기도 합니다. 반면에, 그녀와의 면담은 아주 조용한 초점 맞추기입니다. 그리고 그건 일종의 감싸 안는 봉투 같은 것을 만들어 냅니다. 그 안에서는 그저 거기에 있는 것만으로도 괜찮고, 제게 어떤 일이 있는지에 대해 완전히 정직할 수 있도록 격려해주는 그런 공간 말입니다. 때로는 그녀와 마주 앉아서 대화를 나누면서 무슨 일이 생겼는지 생각해보는 것만으로도 제게 도움이 되기도 합니다.

인터뷰는 다시 이 환자의 유전자 검사 경험으로 되돌아간다.

그때 전 마흔아홉 살이었습니다. 동생은 마흔일곱에 유방암 진단을 받았고요. 그들은 갑자기 저희의 유방암 가족력에 대해 정말로 지대한 관심을 보였습니다. 그 결과가 나왔을 때 말입니다. 사실 저의 자료가 다른 사람들에게 도움이 된다면 전 행복합니다. 그 문제에 대해서는 괜찮았습니다. 뭐 착취를 당한다거나 하는 느낌은 없었습니다. 하지만 그들은 저에 대해 그리고 저를 어떻게 도와줄 것인지에 대해 초점을 맞추지 않았습니다. 그에 반해, 메리 선생님 같은 저의 치료자는 심지어 저의 명상 선생님도 [그와 달랐습니다]. 물론, 그곳에서 저는 공동체의 일원입니다. 그래서 우리는 상호관계가 발생하는 같은 환경 속에 놓여있습니다. 하지만 제가 그녀와 일 대 일로 대면했을 때, 그땐 단지 우리 둘만 있을 뿐입니다. 그리고 그것은 같은 종류의 공간입니다.

메리와의 관계에서 제가 정말로 소중하게 생각하는 것은, 그건 마치 그녀가 어떤 주파수를 설정해 놓고 제가 그것에 맞출 수 있도록 하는 것과 같은데, 그것이 어떤 차원에서는 제가 기꺼이 마음을 열고 다른 존재 방식을 탐구할 수 있게끔 저를 돕는다는 사실입니다. 특히 제 삶의 이 시기에는 정말 그렇습니다. 그리고 암이라는 것이 그렇게 하도록 문을 열어 주었습니다. 암 때문에 저는 이렇게 말할 수 있었습니다. "이봐, 네가 살아온 그 방식대로, 네가 대학원생일 때 살던 그런 방식으로 너의 전 생애를 살아갈 순 없어. 너는 더 이상 대학원생이 아니야." 제 생각에 지금 저에게 소중한 것은 실질적인 치유, 치료, 건강에 대한 소망, 그리고 아플 때 건강으로 되돌아가려는 시도들입니다. 하지만 특히 제가 다른 존재 방식에 저를 개방할 수 있다고 느끼는 그런 공간을 만들어내는 그녀의 치료를 저는 소중하게 생각합니다. 저에게는 제가 평소에 지녔던 육체적 그리고 심적 습관으로 되돌아가지 않도록 도와주는 치료가 필요합니다. 밤 늦게까지 일하다가 새벽 5시에 너무 일찍 일어나기, 커피 너무 많이 마시기, 올바르지 않은 식습관, 그리고 주의하지 않으면 정말로 한 무더기 벽돌처럼 무너져 내릴 수 있는 증상들 무시하기 같은 것 말입니다. 그래서 그것은 일종의 초대입니다. 그렇지 않았다면 아마 그저 옆으로 밀어 두었을 것들, 지금 저에게 나타나고 있는 것들을 인정하고 받아들이라는 초대입니다.

그리고 명상 역시 똑같은 방식으로 저를 도와주었습니다. 이와 같이 그것들은 서로를 보완해줍니다. 일종의 시너지 효과이며, 제가 메리에게 계속 다니는 이유들 중 하나입니다.

이 인터뷰가 끝나가는 지금쯤 우리가 분명히 알 수 있듯이, 이 환자가 찾아가 치료를 받고 있는 치료자는 상당히 특이하다. 우선 그녀는 혼자서도 기능적으로 '통합적 보건 센터'이다. 그녀는 침술 수련을 받은 것에 더해서, 간호사이면서 전통적인 애팔래치아 약초학에 대한 훈련도 받았다. 그 밖에 주목할 만한 것은 그녀가 환자의 일과 생활 리듬에도 관심을 갖고 있다는 사실이다. 또한, 그녀가 이 환자와 함께 하는 여정에는 두 가지의 매우 독특한 특징이 있다. 인터뷰 대상자가 설명하고 있는 침묵의 시간은 전통적인 의료 관행에서 크게 벗어난 일이다. 침묵은 절대로 전통적인 생의학의 일부가 아니다. 균형을 유지하고 고요함의 지점을 찾는 데 초점을 맞추는 의료는 새로운 것이다. 편안한 침묵이 존재한다는 의미는 이런 치료자들과의 치료가 "예측할 수 없는 길이"의 시간 동안 진행된다는 의미이다. 이런 유연성 때문에 그녀는 그날 환자가 필요로 하는 것에 맞춰서 움직일 수 있고 예상치 못한 변화에 대응할 수 있다. 많은 CAM 치료자들이 이러한 자유를 누릴 수 있는 이유는 부분적으로 그들 가운데 많은 이들이 보험이나 환급시스템에 얽매이지 않기 때문이다. 또한 어떤 경우에는 보험사 정책 때문에 그런 방식의 치료가 가능하기도 하다. 그리고, 또 다른 경우에는 자신들이 옳다고 생각하는 대로 일하고자 하는 치료자들의 선택이기도 하다. 이러한 선택이 가능한 이유는 대부분의 CAM 치료에 자본이 최소한으로 소요되고 기술 수준도 비교적 낮기 때문이다. 그럼에도 불구하고, 점점 더 많은 사람이 CAM 치료에 만족하고 충족감을 느끼는 것은 사실이다.

인간관계에 높은 우선권을 주는 사람들 그리고 자신의 건강 유지에 적극적인 사람들이 CAM 치료자들을 찾는 경향이 있다는 것은 놀랄 만한 일이 아니며, 오늘날의 의료 시장에 다양한 CAM 치료자들이 존재한다는 것도 사실이다. 이 유익하고 솔직한 인터뷰가 우리에게 분명하게 보여주는 것처럼, "보완적이고 대체가능한 의학"을 식별하는 일은, 낯설지만 효과적인 치료법과 다채로운 용어들의 긴 목록을 열거하는 것 그 이상의 일이다. 우리의 의료를 충분히 확대한다면, 이러한 치료법들은 우리의 건강과 전체성에 대해 전혀 다른 접근법을 우리에게 제공할 수 있을 것이다.

"우리 모두는 같은 것을 원한다"

죽어가는 과정이 치유의 과정이 될 수 있다는 것은 아주 오래된 주제이지만, 영국의 역사학자 아놀드 토인비가 말했듯이, 죽음이 "반

-미국적"[8]이라고 여겨지는 문화에서 이것은 문제가 된다. 인간은 너무나 오랫동안 죽음을 겪어왔기 때문에 우리가 죽을 것이라는 사실은 우리 모두가 잘 알고 있다. 하지만 소크라테스부터 현재까지 철학자들은, 몽테뉴가 말했듯이 "철학적으로 사고한다는 것은 죽음을 배우는 것"이며 진정한 삶은 항상 "죽음을 향해 있다"고 주장하면서, 죽어감이 무엇이든지 간에 그것이 쉽게 접근할 수 있는 것은 아니라고 말한다.[9] 환자들과 그들의 슬퍼하는 가족들 모두가 죽음의 순간을 지연하려고 노력하는 장면은 공격적인 치료와 생명 유지를 위한 광범위한 선택이 있는 대형 의료센터에서 흔히 목격된다. 죽음을 피하고 가능한 한 오래 살려는 욕망은 우리 문화에 깊이 뿌리박혀 있는 심신의 습관이다. 그런 행동은 인간이 적응해 나가는 진화에 뿌리를 두고 있고 다른 의미로는 우리의 생존과 연결되어 있는 듯하다. 하지만 죽음을 피하기 위해 요즘 행해지는 형태에는 부적절한 인적 그리고 재정적 비용이 상당히 소요된다.[10]

최근 들어 죽음에 대한 논의는 종교적인 논의에서부터 심리적 논의, 의학적 논의에 이르기까지 그 범위가 매우 넓어졌다. 많은 전통적 종교들은 죽음 이후의 삶에 대해 확실한 믿음과 가르침을 가지고 있다. 예를 들어, 환생, 사후의 삶, 후손으로 이어짐, 더 큰 세계 속으로의 영적 재편입 등이 있다. 정신과 의사인 퀴블러-로스는 사람들이 자신의 죽음에 직면할 때 취하는 다섯 가지의 일반적인 태도, 즉 부인, 분노, 타협, 우울 그리고 수용에 대한 논의에서 개인적 성장 가능성에 대해 확신을 가지고 주장했다.[11] 좀 더 가까운 최근에는 의학의 하위 전문분야로서 완화 치료가 급속도로 발전하고 임종 시 호스피스 돌봄이 확장되면서 죽음에 대한 가장 큰 두려움, 즉 심한 고통 속에서 죽음을 맞이하지는 않을까 그리고 낯선 환경에서 홀로 죽음을 맞이하지는 않을까 하는 두 가지 두려움을 완화시킬 수 있다는 확신을 갖게 되었다.

그런데, 이런 최근의 해석에서는 호스피스 돌봄을 받으며 죽어가는 사람의 일상생활이 어떤지에 대한 자세한 설명은 거의 찾아볼 수 없다. 죽어가는 과정이 어떻게 치유 과정이 될 수 있는지 설명할 수 있는 일상적인 방식에 대한 자세한 탐색도 누락되어 있다.[12] 이어지는 인터뷰에서 이 환자는 말기 진단을 받은 후 자신의 삶이 어떻게 변화했는지에 대해 자신이 보고 느끼고 알게 되는 것에 대해 증언한다. 이러한 변화들 가운데 일부는 죽어가면서 살아간다는 기본적인 사실과 관련되어 있다. 그녀 이야기에 나오는 사건과 변화들은 드문 일이 아니다. 하지만 누구나 겪는 이런 경험에 대한 그녀의 통찰은 날카롭고 예리하고 좀처럼 논의되지 않는 것들에 대한 지혜를 담고 있다.

인터뷰는 환자의 집에서 이뤄졌다. 여기에 제시하는 인용문은 불과 두 시간도 채 안 되는 시간 동안 진행된 인터뷰 전체 녹취록의 절반에도 미치지 못한다. 이렇게 긴 인터뷰의 길이는 주목할 만하다. 인터뷰가 시작되었을 때 환자는 소파에 파묻혀 있었고 초인종 소리에도 답할 수 없었다. 통증 때문에 자신이 인터뷰 방문에 동의했던 것이 옳은 일인지 모르겠다고 혼잣말을 했었다. 인터뷰가 진행되는 동안 환자는 똑바로 앉았고 베개를 치우고 커피 테이블 쪽으로 몸을 기울이는 등 자세를 조정하였다. 대화가 끝났을 때에는 인터뷰를 진행한 면접관을 문까지 걸어와 배웅해주었다.

> 문: 우리는 환자들을 위한 치료 방법을 개선하는 데 도움이 되는
>   것들을 배우고 싶습니다. 당신 같은 분이 도와주지 않으면 우

리는 그 일을 할 수 없습니다.

답: 글쎄요, 제가 제일 알고 싶던 질문에는 그동안 아무도 대답해 주려 하지 않았습니다. 그것은 제가 얼마나 더 오래 살아야 하는가 하는 것입니다. 지난 5월에 어떤 의사가 6개월에서 1년 더 살 수 있다고 말했습니다. 그때가 작년 5월이었지요. 그러니 6개월은 훨씬 지났고 이제 1년도 지났습니다.

문: 그들이 왜 그 질문에 대답하지 않는지 당신에게 말해 주던가요?

답: 그들은 정확하게 말해줄 수가 없다고만 했습니다. 하지만 끝이 가까워질수록 그들이 좀 더 잘 알게 되는 것 같다고 생각합니다. 왜냐하면 저의 소화기내과 전문의인 O 박사님이 약속을 잡아주었기 때문입니다.

문: 그래서 이 문제에 대해 O 박사에게 말을 했었나요?

답: 그녀는 그 문제에 대해 어떻게 말해야 할지 모르겠다고 했지만, 우린 처음부터 말기라는 것을 알고 있었기 때문에, 치료의 목표는 가능한 한 오랫동안 양호한 삶의 질을 유지하는 것이었습니다. 그동안 O 박사님은 여러 가지 다른 화학요법을 시도했습니다. 어떤 치료를 지속하다가 끝내 치료효과가 없어지면 그 치료를 멈추고 다른 방법을 시도했습니다. 그러고는 자기공명영상이나 다른 영상검사로 그 약에 얼마나 효과가 있는지를 확인했습니다. 한 가지 치료에 더 이상 효과가 없으면 다른 치료를 시도했는데, 그중에 어떤 약은 너무 비쌌습니다. 작은 약병 하나에 5,000달러였습니다. 사실 그런 일이 두 번 있었습니다…. 도대체 그 이름이 뭐더라? 그리고 그녀는 종종 약의 용량을 바꾸곤 했습니다.

지난 월요일로부터 2주 후에 그녀를 만나기로 약속을 잡았었습니다. 그런데 그녀가 저에게 전화를 해서 올 수 있으면 빨리 병원에 오라고 했습니다. 제가 의사들에게 진료받으러 갈 때마다 늘 함께 가는 아주 좋은 친구가 있는데, 이런 동행은 치료를 받으러 다니는 모든 사람에게 너무나도 추천하고 싶은 일입니다. 언제나 내 편이 되어줄 사람과 함께 있는 것이기 때문입니다. 무엇을 듣는 데는 두 세트의 귀가 필요합니다. 들은 것에 대해 각각 다른 해석을 하기도 하기 때문입니다. 그리고, 어떤 사람은 단지 당신이 들은 것을 기억할 수 있도록 도와주기만 하기도 합니다.

O 박사님과는 처음부터 좋았습니다. 하지만 그녀는 저 때문에 힘들어했습니다. 아시겠지만 처음에는 그랬습니다. "O 박사님, 제 딸 생일까지는 제발 살 수 있게 해주십시오." 그건 10월이었습니다. "전 추수감사절을 지내고 싶습니다. 크리스마스에도 살아 있고 싶습니다." 그런 식으로 저는 계속 졸라대었습니다.

문: 그것 때문에 그녀가 좌절했나요?

답: 아닙니다. 그녀를 좌절하게 만든 것은 제가 얼마나 더 살아야 한다고 생각해야 하는지 미리 알려 달라고 채근한 일입니다. 어떤 단계에 도달할 때까지는… 그녀는 실험실 검사결과를 보고 그리고 종양이 있는 곳을 손으로 만져 보고 종양이 계속 자라고 있다는 사실을 확인했고 그래서 저에게 연락해서는 지금 복용하고 있는 약들을 모두 끊으라고 말했습니다.

호스피스 의사가 진실을 말하는 일이 얼마나 복잡한지, 죽어가는 환자가 진실을 알고 싶어 하는 마음이 얼마나 간절한지가 여기에 분명하게 나타난다. 여기에는 의학적 요인, 심리적 요인, 영적 요인

등 수많은 요인들이 함께 영향을 미친다. 대부분의 다른 임상의사들에 비해 죽어가는 환자를 치료하는 의사들은 예측에 대한 압박을 훨씬 더 많이 받는다. 의사와 환자 모두에게 정직성, 노력 그리고 용기가 엄청나게 요구된다.

답: 그녀가 저에게 전화해서 오라고 했습니다. 그래서 찾아갔더니 이렇게 말했습니다. "다음 예약일까지 당신이 살 수 있을지 확신이 들지 않았습니다." 그래서 그때 저는 그녀에게 사실대로 정확히 말해달라고 했습니다. 하지만 저는 이미 그녀 마음 안에 더 이상 제게 해줄 치료가 없다고 생각한다는 것을 알아차렸습니다. 그래서 저도 그렇게 오랫동안 제 몸 속으로 넣어왔던 독으로부터 제 몸이 이제는 벗어나도록 하는 것이 나을 것 같다고 생각했습니다.

제 병의 진행은 그동안 사람들이 이렇게 진행될 것이라고 말해준 것과는 전혀 달랐습니다. 림프부종 치료는 제가 그동안 받아온 치료들 중에서 가장 고통스러운 것이었습니다. 그때마다 딜라우디드 말고 다른 진통제는 전혀 효과가 없었습니다. 언제나 딜라우디드를 먹고 나서야 잠에 들 수 있었습니다. 어떤 의도와 목적 때문이든지 간에 일단 그 약을 복용하기 시작하면 그건 삶이 끝날 때가 온 것입니다. 아시다시피 저는 다른 사람들과 의사소통을 잘할 수 있기를 바랍니다. 저는 어느 날 정육점을 거쳐가는 몇 조각의 고기 덩어리들 가운데 그저 하나가 되고 싶지는 않습니다. 몇 차례 그런 느낌을 받았던 적이 있습니다.

문: 당신이 정육점의 고기 덩어리 같다고 느낄 때, 그가 어떤 행동을 하고 있었는지 말해줄 수 있나요?

답: 음, 그건 사실 사람들이 어떤 행동을 하고 있었는가의 문제라기보다는 무엇을 하지 않았는가의 문제입니다. 전 그저 조립라인 위에 놓여 다가오는 다음 사람이었습니다.

문: 그러면 당신이 그 조립라인을 방해하지 않는 방식으로 행동하는 것이 중요했겠군요?

답: 절대적으로 옳은 말씀입니다. 제가 방해를 하면, 상황이 아름답지 않게 되지요. 거기[암 센터]에서 최악인 부서들 중 하나는 방사선과와 종양학과입니다…. 여기서는 실제로 방사선 치료가 시행됩니다. 한번은 늦게 달려온 의사가 있었습니다. 저를 보러 들어왔을 때 그는 제 앞에 환자가 한 명 더 있다는 사실을 알았고 그것이 그를 정말로 화나게 만들었습니다. 그래서 들어와서는 앉으려 하지도 않았습니다. 거기 서 있다가 몸을 돌려 버렸습니다. 저는 그에게 질문 하나 던질 기회도 얻지 못했습니다. 그가 문을 열고 나가려고 하면서 "다른 궁금한 건 없나요?"라고 물었을 때 제가 "있습니다" 했더니 그가 되돌아왔습니다. 제가 "아주 질문이 많습니다." 이렇게 말하자 그는 다시 문을 열려고 하면서 "다른 궁금한 건 없나요?"라고 말했습니다. 그가 세 번째로 문을 열고 나가려고 했을 때 저는 울음을 터뜨리면서, "있습니다. 알고 싶은 것이 많습니다. 그런데 당신이 너무나 바빠서 저에게 시간을 낼 수 없는 것 같습니다"라고 말했습니다. 그 말을 듣고서야 그는 들어와서 앉았습니다. 그 점은 인정해줄 수 있습니다.

그 부서 사람들이 다 똑같은 방식입니다. 정말로 저에게 관심이 있거나 저를 걱정하는 사람은 단 한 명도 만나지 못했습니다. 그날 그들이 저를 대할 때의 문제점이 바로 이것입니다. 저는 등을 포함해서 상체의 체지방을 모두 다 잃었습니다. 그래서 등은 마치 혹이 아래로 쭉 내려가며 매달린 듯한 모양을 하고 있습니다. 치료를 받기 위해 준비실에 들어갔을 때 그들은 저를 플라스틱 탁자에 눕히려 했는데, 제 몸 아래에 아무것도 받쳐주지 않았습니다. 저는 예전에 방사선 치료를 받은 적이 있기 때문에 꼭 이런 방식일 필요는 없다는 사실을 알고 있었습니다. 그래서 말했습니다. "미안하지만 저는 이런 자세를 하고 있을 수가 없습니다. 너무 불편합니다." 그랬더니 그들이 이렇게 말했습니다. "꼭 그렇게 해야 한다는 걸 잘 알고 있지 않습니까?" 제가 그랬습니다. "아닙니다. 꼭 그렇게 해야 한다면 전 일어나서 그냥 나갈 수도 있습니다. 어떤 것도 꼭 해야 하는 것은 없습니다." 그 말이 그들을 정말로 화나게 만들었습니다.

그래서 등장한 것이 탁자 위에 올려놓는 이 정도 두께의 작은 스폰지 패드였습니다. 침대에 누운 다음에 저는 그들에게 말했습니다. 머리를 이렇게 뒤로 젖힌 상태로는 누울 수가 없습니다. 목에 금속 막대가 들어가 있고 게다가 지금 척추에 암이 있습니다. 그런데 제가 그렇게 해야 한다고요? 아니요. 전 할 필요가 없다고 생각합니다. 그랬더니 그들은 머리를 집어넣을 수 있는 무슨 기구를 가져왔습니다. 그들은 이미 그런 것들을 다 가지고 있었던 것입니다. 다만 그것을 사용하면 측정을 다시 해야 하기 때문에 자신들의 일이 더 어려워지는 것입니다. 방사선치료를 하는 장비들이 이미 탁자에 아무것도 깔지 않고 누워 있는 사람을 기준으로 맞춰져 있기 때문에 일이 복잡해지는 것입니다. 저를 치료하기 위해서 그들은 측정치들을 다시 재야 합니다. 측정치에 따라 장비들을 매번 다시 설정해야 합니다. 그것만이 아닙니다. 저는 누워있을 때 무릎 아래에 무엇인가를 대고 있어야 합니다.

　마지막으로, 정말로 끔찍한 일은 제 어깨 뼈에 관절염과 암이 있는데 그래서 그들이 팔을 이렇게 뒤로 젖힌 채 똑바로 누워 있으라고 했을 때, 전 그렇게 할 수 없었습니다. 음, 당신은 그렇게 해야 합니다. 음, 저는 할 수 없습니다. 그리고 꼭 그렇게 해야 할 필요도 없습니다. 진료는 늘 이렇게 진행되었습니다. 물론 당연히 제 팔을 들어 올려 잡아줄 물건들이 등장했습니다. 그래서 그날 그 방을 떠날 준비를 하면서, 그들이 그 상황을 전혀 좋아하지 않았기 때문에, 그리고 저는 심한 통증 때문에 몸 상태가 좋지 않았기 때문에, 이렇게 말했습니다. "여러분, 이 문을 들어오는 모든 사람의 얼굴 뒤에 고통받는 한 인간이 있다는 걸 기억해주었으면 좋겠습니다. 고통이 없다면 그들은 이곳을 찾지 않았을 겁니다." "오, 우리는 환자들을 사랑합니다." 한 스무 살쯤 되어 보이는 바짝 마른 여자가 말하더니 이렇게 덧붙이더군요. "당신이 어떤 일을 겪고 있는지 잘 압니다. 저의 아버지도 같은 일을 겪으셨습니다." 그래서 제가 말했습니다. "당신도 같은 일을 겪었나요?" 바로 이런 태도입니다.

고통을 악화시키는 치료들은 죽음이 임박했을 때, 특히 손쉽게 고통의 대부분을 겪지 않도록 도와줄 수 있을 때 특별히 문제가 된다. 이 환자가 말하는 치료는 완화적 돌봄을 목표로 하고 있음에도 그 자체로 몹시 고통스러운 것으로 드러났다. 죽어가는 환자들을 배려하지 못하는 이러한 불감증은 어느 정도 우리의 치료가 전체적으로 "완치"와 "생명 연장"에 초점을 맞추고 있기 때문에 나타나는 부작용일 수 있다. 물론 비용을 절감하고 의료 시스템을 간소화하려는 노력과도 관련이 있다. 하지만 여기에서 우리는 환자들의 삶을 유지하기 위해 매일매일 치러야 하는 비용을 가감 없이 엿볼 수 있다.

> 답: 치료실에서는 태도가 다르지만, 거기도 상황은 나쁩니다. 사생활이 전혀 없기 때문입니다. 거기에는 의자들이 빼곡하게 들어차 있고, 주변에 사람들이 모두 둘러 앉아있는 상태에서 배변 등 모든 것에 대해 묻습니다. 심지어는 옷을 벗게 하는 때도 있습니다. 그럴 때엔 간호사들에게 양쪽에서 시트를 들고 있게 합니다. 공간이 부족해진 겁니다. 그래서 제가 말하곤 합니다. 공간이 부족하면 더 이상 환자를 받아서는 안 됩니다. 그렇지 않습니까? 환자들에게 벌은 주지 말아야 합니다.
>
> 그리고 한번은 치료실에서 실제로 저에게 뭔가에 대해 거짓말을 한 적이 있었습니다. 그들이 어떤 실수를 했는데 그것을 O 박사님께 알리고 싶지 않았던 겁니다. O 박사님은 매우 엄격하고 사람들을 빈틈없이 철저하게 다룹니다. 저는 그곳에 들어가서 기다리고 기다리고 또 기다렸습니다. 보통 때는 이렇지 않았습니다. 들어가면 약을 먹고 검사를 하고, 검사를 마치면 그 결과를 즉시 확인할 수 있었습니다. 그들이 확인하려고 했던 것은, 제가 검사를 받아야 했던 이유는, 제 백혈구 수치가 너무 낮지 않나 확인하기 위해서였습니다…. 그것이 검사하는 주된 이유였습니다. 예약 시간이 9시였는데, 그날 담당간호사가 9시 45분이 되어서야 나타난 것입니다. 그런데 그들은 그 상황에 대해 저에게 말해주지 않고 그냥 저를 앉아서 기다리게 했던 것입니다. 그러고는, 저의 검사 결과를 받지 못했다고 그래서 제가 기다리고 있는 것이라

고 말했습니다. 그 간호사에게 말했습니다. "제가 세상물정 모르는 촌놈인줄 아나 봅니다. 검사실 용지를 보면 검사가 몇 시에 끝났고 결과가 언제 당신에게 보내졌는지 적혀 있을 겁니다."

참나, 그녀가 울기 시작했습니다. 저에게 이 모든 거짓말을 했던 사람이 바로 그녀였습니다. 그녀는 저에게 항암치료를 해줄 사람이 아무도 없다는 말도 하지 않았습니다. 저에게 진실을 말해주지 않았습니다. 그들은 다른 사람에게 미루려고만 했습니다. 자신들이 그렇게 일을 엉망으로 했다는 사실을 O 박사님이 알기를 원치 않았던 것 같습니다. 저는 O 박사님을 만나고 싶다고 했습니다. 이 문제 때문이 아니라 물어보고 싶은 것이 있었기 때문입니다. 보통은 간호사에게 말을 하면 그들이 O 박사님께 달려가곤 했습니다. 그건 괜찮습니다. 그런데 그날 O 박사님이 그곳에 없었습니다. 그건 또 다른 문제였습니다. 저의 백혈구 수치와 그녀가 늘 확인하던 다른 검사 수치가 낮게 나왔습니다…. 그들은 저에게 항암제를 투여해야 할지 말아야 할지를 결정할 수가 없었습니다. O 박사님 팀에 속한 다른 의사도 거기에 없었기 때문입니다.

문: 저런, 일을 처리해줄 사람이 아무도 없었군요. 의사가 아무도 없었군요.

답: 아무도 없었습니다. 그래서, 그런 사정 때문에 그들은 저에게 항암제를 투여하려고 하지 않았습니다. 제가 말했습니다. "지난 검사 결과들을 살펴보면 아시겠지만, 백혈구 수치가 $3.0(\text{x}10^3)$ 이상이면 O 박사님이 저에게 항암제를 투여했던 것을 알 수 있을 겁니다." 그들은 그걸 보려고도 하지 않았습니다. 과거에 어떤 처치가 이뤄졌는지 알아보기 위해 의무기

록을 살펴보는 노력도 하지 않은 채 자기들이 스스로 어떤
결정을 하려고 했던 겁니다.

문: 좋았던 경험을 얘기해 줄 수 있나요?

답: 음, 좋은 경험은 아마도 제시간 안에 저를 부르는 호출 소리
가 울릴 때인 것 같습니다. 그것은 좋은 경험의 시작입니다.
너무 오래 기다릴 필요가 없다는 것은 좋은 일입니다. 그다음
에는, 누군가 와서 얼굴에 미소를 띠고 데려갈 때, 당신이 누
군지 알고 당신의 이름을 기억할 때 그리고 당신이 편안한지
알고 싶어 할 때입니다. 베개가 필요한가요? 담요가 필요한
가요? 물어보면 고맙지요. 그들이 환자들 주위에서 괴로운
듯 행동하지 않았으면 좋겠습니다. 괴롭더라도 드러내지 않
아야 합니다. 그런 에너지는 곧바로 환자들에게 퍼지기 때문
입니다.

아 그리고 이런저런 사소한 수다로 나의 기분을 북돋아 주
는 사람들이 있습니다. 이런 경우에 저는 그들과 함께 웃게
됩니다…. 모든 사람이 거기서 일할 수 있는 건 아닙니다. 아
시다시피 너무 오래 서서 일해야 하기 때문에 그곳은 육체적
으로 아주 힘든 곳입니다. 담당 환자가 있지만 다른 환자들을
도와야 하는 경우도 있습니다. 자신이 담당하는 환자가 아니
라도, 어떤 환자에게 약이 떨어져 호출음이 울리면 곧바로 달
려가 약병을 교환해주는 일을 돕도록 되어 있습니다. 환자를
걱정하고 환자의 품위를 지켜주면서 가능한 한 고통 없이 치
료해 주려고 애쓰는 멋지고 훌륭한 간호사들도 많습니다.

저는 오랫동안, 제가 그곳에 머무르기를 원했던 것보다 훨
씬 더 오래 그곳에 있었습니다. 저는 정맥주사를 맞아야 했습
니다. 그건 항암제가 아니고 저의 뼈를 튼튼하게 하는 약이었

습니다…. 그래서 저는 그곳에 가야 했습니다. 그리고 수많은 사람들과 정말로 멋지고 재미있는 관계를 맺을 수 있었습니다. 그들은 언제나 저를 보면 기뻐했고 저도 그들을 만나면 기뻤습니다. 물론 차갑게 일을 하는 사람도 만났습니다. 하지만, 그런 치료를 하면서 그들이 받는 봉급을 생각해 보십시오.

이건 또 다른 얘기인데, 그들은 우리의 부끄러움을 이해해 주어야 합니다. 그들은 그걸 잘 모릅니다. 그들은 반쯤 벌거벗은 사람을 보는 데 너무나 익숙하거나 아니면 다른 사람들이 방을 들락날락하고 있는데 상체를 노출한 상태로 누워있는 것이 얼마나 부끄러운 일인지에 대해 별로 생각하지 않는 것 같습니다.

환자가 되는 일은 그야말로 굴욕적이기 쉽다. 심지어는 상황이 아주 좋을 때에도 그러하다. 하지만 이 환자가 여기에서 이야기하는 것은 "일반적인 예의"로 여겨지던 것들이 의료 환경에서 얼마나 많이 무시되고 있는가이다. 효율성과 경제성이라는 이름으로 말이다. 죽어가는 사람들의 증언은 사람의 품위를 손상시키는 이러한 경향을 선명하게 보여준다.

문: 당신이 만났던 의사들을 돌이켜볼 때, 처음 몇 차례 진료실을 방문하는 동안 그들이 관계를 맺는 방식에 긍정적인 면이 두드러졌던 경험이 있나요? 그런 점들에 대해 설명해 주실 수 있나요?

답: 방사선과에 두 번째로 갔을 때, 완전히 다른 의사를 만났습니다. 그는 정말 달랐습니다. 훌륭했습니다. 제가 물어볼 필요

도 없이 의문점에 대해 답을 해주었습니다. 제 앞에 앉아서 제가 겪고 있는 모든 것에 대해 듣고 싶어 했습니다. 저는 방사선치료를 받았기 때문에 식도 안쪽에 심한 상처가 있었는데, 이 의사는 실제로 자리에 앉아서 저를 위한 처방전을 써주면서 말했습니다. 이 약이 먹고 마시는 데 도움을 줄 것이라고. 제가 "이 문제를 해결하기 위해 저에게 해주실 일이 없습니까?"라고 물을 필요도 없었습니다.

최악의 경험 중 하나는… 나는 화학색전술이라는 시술을 받았습니다. 심장에 스텐트를 넣을 때처럼 대퇴부 동맥으로 도관을 삽입한 다음에 이를 간까지 밀어 넣고 이를 통해 항암제를 투여합니다. 의사에게 어떤 부작용이 있을 수 있는지 물었더니 그는 독감에 걸린 것처럼 느낄 수 있다고 말했습니다. 얼마나 오래 그럴 것인지 묻자 4주라고 답했습니다. 그가 독감이라고 말했지만 그건 림프절 페스트와 같았습니다. 전 이전에 그렇게 아팠던 적이 없었습니다. 한 달 사이에 30파운드가 빠졌습니다. 입속과 식도 전체에 궤양이 생겼습니다.

그는 한 번도 — 그런데 그가 유럽으로 떠나버렸습니다 — 저와 약속을 잡아놓고 검사결과 같은 것만 보여주고 그냥 돌려보낸 적이 없었습니다. 결국 저는 병원에 입원하게 되었는데 너무 힘이 빠져서 거의 걸을 수도 없었습니다. 그래서 O 박사님께 연락해서 만날 약속을 잡아달라고 구걸하다시피 했습니다. 그들은 저한테 들어오라고 했습니다. 제 혈액에는 백혈구가 거의 없었고 빈혈까지 있었습니다. 피를 두 병 수혈해야만 했습니다. 그런데 목에 문제가 생겼습니다. 호스피스 간호사는 그건 구강 칸디다증 같다면서 그에 대해 치료할 방법은 있다고 말해 주었습니다. 그래서 그 병원의 간호사에게 전화를 해서 이렇게 말했습니다. "호스피스에서는 이것에 대한 치료법이 있다고 합니다. 이것이 구강 칸디다증이라고 합니다." 그랬더니 그녀가 말했습니다. "의사 선생님께 물어볼게요." 간호사가 다시 전화를 하더니 말하기를 "그가 당신에게 처치를 하긴 했는데, 구강 칸디다증 치료를 어떻게 하는지는 모른다 합니다." 그래서 O 박사님께 갔더니 그녀는 화를 내며 말했습니다. "처치는 자기들이 하고 처치로 생긴 문제는 다른 사람보고 해결하라고 당신을 다른 데로 보냈군요." 마지막 예약일에 제가 다시 갔을 때 아주 젊은 의사가 거기에 있었습니다. 일전에 저를 봐준 의사는 그때 유럽에 가 있었습니다. 그에게 제가 겪은 일에 대해 모두 이야기하자 그가 말했습니다. "우리가 환자들에게 혈액검사를 하게 하긴 합니다. 일주일에 딱 한 번 의뢰를 합니다."

인터뷰가 진행됨에 따라 고도로 전문화된 의료팀에 둘러싸인 환자의 그림은 점차 친구들 그리고 가족과 함께 있는 환자 이미지로 대체된다.

답: 저에게는 병원에 갈 때 도와주는 아주 좋은 친구가 있습니다. 그녀는 모든 의사와의 예약일에 저와 동행합니다. 저에게는 재정적인 모든 일을 대신해주는 친구가 또 한 명 있습니다. 2008년과 2009년의 세금신고서를 저 대신 작성해 주었으니 다음번 세금신고서를 낼 때에는 좀 더 익숙할 것입니다. 그건 재산세 신고서인데 우린 미리미리 준비를 하고 있습니다. 그녀가 너무 힘들지 않게 하려고요.

문: 이런 두 친구가 있다니 축복이네요. 정말 특별한 선물인 것

같습니다.

답: 그런 축복은 없을 겁니다. 제겐 목공 일을 했던 친구들도 있는데, 전 그들을 오랫동안 못 보았거나 가끔씩밖에 만나지 못했습니다. 그런데도 그들이 저를 너무나 사랑스럽게 대해 주어서 정말로 고마울 따름입니다. 제가 이런 사람들과 함께할 수 있도록 이 한 해를 살고 있어서 너무 감사합니다. 재미있는 일이지만, 저를 가장 많이 도와준 두 친구가 둘 다 제게 말했습니다. 이 일을 할 수 있어서 영광으로 생각한다고 제게 말했습니다. 이런 걸 보면, 우리가 살면서 만나는 사람들이 우리가 생각하는 것보다 더 기꺼이 우리를 도와주려 하는 것 같습니다. 그러니 우리에게 필요한 건 그저 도움을 청하는 것인가 봅니다.

누구나 가장 많이 하는 말이 무엇이겠습니까? "아니요" 혹은 "안 돼요" 라는 말일 겁니다. 그런데 그러면 도움을 요청받기 전이나 후나 당신은 아무 변화가 없겠지요. 하지만 저는 저의 믿음이 우정을 그리고 아이들과의 관계를 강화시켰다는 사실을 알았습니다. 그건 저에게 놀라운 일이었습니다.

우리 모두는 이런 생각을 합니다. "나는 이 어려움을 최선을 다해 이겨낼 거야. 그리고 가능한 한 오랫동안 다른 사람을 도와주면서 살아갈 거야." 저의 에너지를 그렇게 사용한 것이 금년을 좋은 한 해가 되도록 해주었습니다. 죽는 것이 두려운 것은 아닙니다. 제가 두려워하는 것은 고통입니다. 그런데 전 지금 고통스럽습니다. 그들은 호스피스에 있는 저에게 고통스럽지 않을 거라고 말했지만, 제 다리 문제를 해결할 만한 효과적인 진통제를 가지고 있지 않습니다.

자신의 "치유적 관계들"에 대한 환자의 설명은 계속해서 자신과 가까운 지인들과 가족들로 향한다. 의료전문가들로부터 친구에게로, 그리고 가족으로 나아가는 "내적인" 과정을 보면서 우리는 통증 완화부터 영적 화해에 이르는 다양한 종류의 치유가 죽어가는 과정에 나타날 수 있음을 깨닫게 된다.

답: 저에겐 옆 동네에 사는 딸이 하나 있는데, 그 아이가 두 딸을 기르고 있습니다. 손녀 아이들은 10살과 12살입니다. 그런데 손녀들에게 이 과정을 설명하면서 제가 그것을 더 잘 이해하게 되었습니다.

문: 그게 어떻게 도움이 되었나요? 친구나 딸에게 설명하는 것과 달라서 그런 건가요?

답: 글쎄요, 손녀들에게 어떻게 이야기했는지 당신에게 말씀드리겠습니다. 그러면 제 생각을 당신이 이해할 수 있을 것 같습니다. 손녀들에게 말을 하면서 그것이 어떻게 저 자신에게 더 선명해졌는지 말입니다. 손녀들이 저를 찾아왔는데, 그 애들은 제가 아프다는 걸 잘 알고 있었습니다. 하지만 제가 얼마나 아픈지는 모르고 있었지요. 그리고 제 생각에 아이들은 제가 죽어가고 있다는 건 어느 정도 짐작하고 있었지만 누구도 그 애들에게 그것에 대해 말해주지는 않았던 것 같습니다. 그래서 그 아이들이 저를 찾아왔고, 아이들은 집 밖에 있었습니다. 당신이 사는 곳에는 어떤지 모르겠는데 우리 집 근처에는 참나무가 아주 많아서 봄에는 참나무가 온 세상을 뒤덮어 침대에 누워서도 참나무 싹들이 솟아오르는 것을 볼 수 있습니다. 아이들이 10살, 12살이 되도록 학교를 다녔는데 도토리가 참나무에서 나온다는 걸 모른다는 것이 잘 이해가 되지 않지

만, 애들이 그걸 모르고 있었습니다. 아이들을 데리고 시내에 있는 극장에 공연을 보러 갔다 돌아와서는 생각했습니다. 오늘은 정말로 좋은 날이구나, 아이들과 이야기를 조금 더 나누면 좋겠다. 그래서 마실 것을 좀 가지고 발코니로 나와 앉으면서 제가 말했습니다. "얘들아, 할머니가 너희들에게 말해주고 싶은 것이 있어. 이 도토리의 삶이 어떻다고 생각하는지 내게 말해줄 수 있겠니?"

그러고 나서 우리는 이야기를 나누었습니다. 도토리가 어떻게 싹을 틔우고 그 작은 뿌리를 내리는지, 어떻게 자라기 시작하는지 그리고 충분히 자라면 어떻게 다른 나무들처럼 이렇게 큰 나무가 되는지, 하지만 그렇게 되기까지 아주 오랜 시간이 걸린다는 것까지 모두 이야기했습니다. 저는 아이들에게 질문을 해서 이런 대답을 아이들로부터 이끌어 냈습니다. 그리고는 참나무가 살아있는 동안 무슨 일을 했는지에 대해서도 이야기를 나누었습니다. 어떻게 조그만 나무로 시작해서 이렇게 크게 성장하는지, 어떻게 그늘과 산소를 제공하는 것과 같이 살아있는 동안 좋은 일을 하는지 이야기를 나누었습니다.

전 말했습니다. "이 나무는 아마 이백 년 정도 되지 않았을까? 결국 나무는 어떻게 될 것 같아?" 그 애들은 잠시 동안 아무 말 없이 앉아있더니 앨리스가 말했습니다. "죽어요." 그래서 제가 말했습니다. "그래 맞아." 그리고 또 말했습니다. "우리 삶이 딱 그렇단다. 우리도 도토리처럼 그렇게 시작한단다. 저 작은 것들처럼 시작하지. 그리고 영양을 공급받으면 우리는 자란단다." 그리고 또 이어가며 말했습니다. "할머니는 그 단계를, 큰 참나무였던 그 단계를 지나왔고 그 과정을 지나면서 많은 일을 했단다. 할머니는 멋진 삶을 살았단다."

저는 애들에게 제 삶에서 일어났던 가장 좋았던 일들 중 하나가 바로 너희들이 태어난 것이라고 말해주었습니다. 그리고는 말했습니다. "할머니는 이제 주어진 시간의 끝에 있단다. 그리고 내가 앓고 있는 병이 아주 가까운 미래의 어느 시점에 할머니를 죽게 할 것이란다."

아이들이 정말로 이것에 대해 깊이 생각하고 있다는 걸 전 알 수 있었습니다. 묻고 싶은 것이 있으면 무엇이든 물어볼 수 있다고 무엇이든 다 대답해 줄 수 있고 할머니는 아무것도 두려워하지 않는다고 말해 주었습니다. 그것에 대해 아이들에게 확신을 주었고, 아이들에게 제가 죽음을 어떻게 생각하는지 저에게 어떤 일이 일어날 것이라고 생각하는지 약간은 설명해 주었습니다. 제가 말을 하는 동안 저 자신의 믿음이 강화되었습니다. 교단이나 종교에 대한 믿음은 아니지만, 신에 대한 믿음은 그 어느 때보다 더 강해졌습니다.

하지만 저는 이 일을 겪으면서, 우리 모두가 같은 것을 원하고 있다는 사실을 깨닫는 사람이 충분히 많지 않다는 것을 알게 되었습니다. 당신도 알다시피, 우리 모두는 정말로 삶으로부터 같은 것을 얻고 싶어 합니다. 그렇기 때문에 우리는 그것을 얻기 위해 서로서로 도와야 합니다.

제가 아직도 해답을 얻지 못한 것이 많이 있습니다. 그런 것 중 하나는 손녀들과 제가 말했던 것인데 우리가 죽은 후에 일어나는 일에 대해서는 그것이 너무 놀라운 일이라 우리 뇌가 그것에 해당하는 말을 가지고 있지 못한 것 같습니다. 그것을 묘사할 말이 없는 것 같습니다.

문: 사람들은 죽음으로부터 아이들을 보호하려는 경향이 있습니다. 하지만 대부분의 경우 아이들보다 자기 자신을 보호하려

는 것 같습니다. 왜냐하면 아이들은 일반적으로 그것이 무슨 일인지 이미 알고 있습니다. 아이들에게 정말로 필요한 것은 당신이 손녀들과 했던 바로 그런 대화인 것 같습니다. 아이들은 종종 어른들보다 죽음에 대한 대화를 더 잘 하곤 합니다. 이런 사실을 당신이 확인한 것 같습니다.

답: 제 생각엔 그들이 제가 가려는 곳에 더 가까이에 있기 때문에 그런 것 같습니다. 하지만 제가 그런 식으로 말하면 그 아이들은 이해하지 못하겠지요.

문: 네, 이해하지 못하겠지요. 확실하지는 않지만 "영광의 구름을 끌고" 우리가 왔다고 한 사람은 워즈워스인 것 같아요. 불행한 일은, 구름은 아직도 거기에 있는데 우리는 그곳과 접촉할 길을 잃은 것이지요.

인터뷰가 끝나가자 환자는 자신이 들고 있던 인터뷰 안내문을 살펴보고 다시 그것으로 돌아갔다.

답: 자 그럼, [인터뷰 안내 질문들을 보면서] 여기를 봅시다. 당신이 치료받을 때 가장 도움이 되었던 의료진을 생각해보면 그때 그들이 무슨 일을 했나요? 이건 좋은 질문입니다. 그건 저에게 솔직한 것 그리고 아무 일도 없는 것처럼 행동하지 않은 것입니다. 사람들은 자신에게 무슨 나쁜 일이 일어나고 있는지 이해할 필요가 있습니다. 무엇을 할 수 있는지, 무엇을 할 수 없는지 말입니다. 아마 이 일은 의사에게 혹은 의사와 함께 일하는 사람들에게 많은 것을 요구하는 것일 수 있습니다. 하지만 전 그렇다고 생각하지 않습니다. 무엇이 잘못되었는지, 어떤 일이 일어날 수 있는지, 그것에 대해 그들은 무엇을

할 수 있는지 우리에게 말해주는 것, 그것이 그들의 임무라고 생각합니다. 그것은 정말로 중요한 일입니다. 그리고, 이런 일이 일어나고 있구나 하고 인식하는 것, 무슨 일이 벌어지고 있구나 하고 인식하는 것, 그것은 아주 특별한 일입니다.

우리는 호스피스 프로그램에 등록된 환자들을 대상으로 이 프로젝트를 진행하면서 14건의 인터뷰를 진행했다. 이 대화들 각각에는 가슴을 찌르는 안타까움이 있었다. 부분적으로는 우리의 인터뷰가 이들 환자들과 나누는 처음이자 마지막 대화였기 때문이다. 그들이 곧 죽음을 맞이할 것이라는 너무나 명백한 사실이 언제나 우리 앞을 가로막았다. 이 환자들 가운데 어느 누구도 우리가 그들이 기여한 것을 가지고 어떤 것을 만들어 냈는지 혹은 그들이 제공한 것이 우리가 그들의 가르침과 조언을 상상해보라고 했던 학생들에게 어떤 영향을 주었는지 결코 살아서 보지 못할 것이라는 사실 때문에 안타까움이 더해지곤 했다. 우리가 인터뷰한 14명의 환자들은 대부분 정직하고 깊이 있게 인터뷰에 임해 주었다. 그 점은 우리가 그들의 녹취록을 검토하면서 더욱더 명백해졌다. T. S. 엘리엇이 그의 작품 『4중주(Four Quartets)』에서 말한 것처럼, "죽은 자들의 소통은 살아있는 자들의 언어를 넘어 불로 대화한다."[13]

우리는 인터뷰 과정에서 넌지시 언급했던 워즈워스의 「송가: 어린 시절의 회상에서 나오는 불멸의 암시(Ode: Intimations of Immortality from Recollections of Early Childhood)」를 좀 더 인용함으로써 이 장을 마무리하고자 한다.[14] 이 구절은 희망과 치유의 경험 모두에 대한 구조를 제공하는 동시에 인간이 온 곳과 갈 곳에 대한 우리 마지막 환자의 통찰력을 인정하는 풍부한 맥락을 제공한다.

우리의 탄생은 단지 수면이고 망각일 뿐:
우리와 더불어 솟아오른 영혼, 우리 삶의 별은,
어디에선가 졌다가,
저 멀리서 다시 나타난다:
완전한 망각 속에서가 아니라,
완전히 벌거벗은 상태로가 아니라,
영광의 구름을 끌고 우리는 온다.
우리의 안식처인 신으로부터:
천국은 갓 태어난 우리 주위에 있다!

우리가 검토한 이러한 여정들에 나타나는 특별한 점은 이 여정들이 우리가 환자일 때 살게 되는 더 큰 세상을 선명하고 통찰력 있게 보여준다는 사실이다. 우리가 통상적으로 "환자"로 분류될 때 우리 속에 숨겨져 있는 혹은 잠재되어 있는 자아를 이 여정들은 여실하게 드러내 준다. 환자들의 "수용능력"이 증가함에 따라 관계가 깊어지는 것을 우리는 관찰할 수 있다. 위기가 어떻게 발생하고 그것이 어떻게 유지되고 해결되는지를 볼 수 있다. 환자들은 자신들이 자율적인 행위주체이든, 소비자이든, 좋은 환자 혹은 나쁜 환자 그 무엇이든지 간에, 이상적인 인간의 모습이 된 것은 아니다. 이 인터뷰들을 수행하면서 우리는 그들이 어떤 존재인지를 알게 되었다는 느낌을 받았다. 이것이 바로 핵심이다. 그들의 관대함 덕분에 우리는 환자가 가지는 취약함이 어떤 것인지, 전문가들의 반응이 어떤 모습을 띠고 있는지 그 미묘한 뉘앙스를 자세히 들여다볼 수 있었다. 윤리란 상업적인 것 혹은 전문적인 것을 넘어서서, 우리 각자가 가지고 있는 가치를 좀 더 깊이 들여다보면서 인간이라는 것 그리고 인간적이라는 것에 어떤 가치가 있는지 분별해보려는 노력이다. 이 세 가지 여정이 이 점을 정말로 생생하게 우리에게 가르쳐주고 있다.

환자가 된다는 것: 슬기로운 환자생활

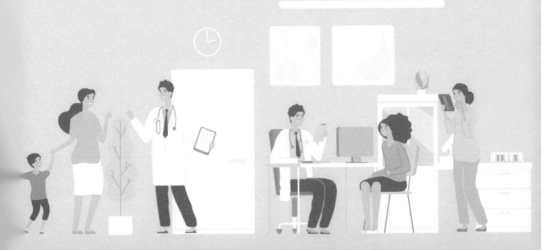

환자가 된다는 것: 슬기로운 환자생활

우리는 이 책에서 환자가 되는 것이 그 자체의 구조, 리듬, 그리고 지평을 가진 독특한 도덕적 경험이라고 꾸준히 주장해왔다. 이 장에서 우리는 확실하게 도덕적 지평으로 눈을 돌린다. 우리가 여기서 시사하는 것은 취약성과 반응성에 뿌리를 둔 윤리적 삶에 대한 제안이다. 앞 장에서 기술한 바와 같이 환자와 임상의사 사이의 상호작용에 분명하게 나타나는 그런 종류의 취약성과 반응성 말이다. 이것이 결국엔 우리 모두가 깨닫게 될 도덕적인 삶이다. 즉, 우리 몸과 시간에 뿌리를 둔 삶, 관계로부터 나오고 태생적으로 사회적이고 불가분하게 자연적이며 그리고 필연적으로 도덕적인 삶이다.

환자가 되는 것의 독특한 구조, 리듬, 그리고 지평은 다음과 같이 요약할 수 있다. **구조**는 환자의 취약성에 의해 결정되고 그 결과 우리는 소위 **이중 행위주체성 혹은 쌍두마차**(doubled-agency)

가 된다. 쌍두마차가 된다는 것은 더 튼튼한 솔기를 만들기 위해 천 조각을 접거나 덧붙일 때와 같이 추가적인 강도나 힘이 부가되는 것을 의미한다. 다시 말해, 각각 다른 존재이지만 공동의 목표를 위해 일하는 두 명의 배우가 함께 있다고 생각할 수 있다. 마치 테니스의 복식조, 농구의 더블 팀(두 명의 수비수가 한 명의 공격수를 막는 일 – 역자주), 혹은 야구의 병살(수비팀이 한 번에 두 명의 공격수를 없애는 일 – 역자주)과 같은 경우를 예로 들 수 있을 것이다. 마찬가지로 우리는 쌍두마차가 됨으로써 우리의 노력을 배가할 수 있고, 배가된 노력을 인식할 수 있다.

리듬은 상호 반응성의 하나이다. 이 반응성은 환자와 임상의사 사이에 손발을 맞추는 춤 동작이다. 물론 짧은 춤도 있고 긴 춤도 있다. 하지만 성공적인 임상 면담과 지속적인 치료 관계에는 언제나 이러한 상호성과 팀워크의 리듬이 동반된다.

우리가 아무리 표현하지 않는다 해도 우리가 바라는 **지평**은 언제나 치유이다. 언제나 그런 것은 아니지만 완치나 해결책 또한 우리가 바라는 바이다. 아무튼 치유에 대한 희망은 결코 없어지지 않는다. 그리고 죽음에 대해 우리가 자주 입에 올리지 않더라도 죽음 역시 필연적으로 늘 우리 곁에 있다. 이러한 구조, 리듬 및 지평은 환자와 임상의사의 도덕적 관점에 형태와 윤곽을 제공하게 된다.

이 시점에 기본적인 사례를 검토하는 일은 우리의 논의를 이끌어가는 데 도움이 될 것이다. 먼저 간단한 검사, 진단, 예후 및 치료에 만족하며 그 이야기를 우리에게 털어놓은 의사 이야기로부터 시작해 보자.

일전에 홍색음선(Erythrasma) 환자를 봤습니다. 홍색음선은 코리네박테리아에 의한 피부 감염증입니다. 이 경우 피부에 우드램프를 비추었을 때 아주 특징적으로 붉은 산호 빛이 납니다. 한편, 이 환자는 그동안 피부 발진을 없애는 데 아무런 효과를 보지 못하고 있었습니다. 저는 환자의 피부 반점 위에 라이트를 비추었고 거기서 형광 빛이 반사되었습니다. 이제 에리스로마이신으로 치료하면 그는 행복해질 것입니다. 왜냐하면 지금까지 그는 아무한테서도 도움을 받지 못했기 때문입니다.[1]

여기에 제시된 것은 환자 세계에서 작동하는 이중 행위주체성 구조의 가장 기본적인 형태이다. 피부의 취약성, 지속적인 불안정, 그리고 우리 몸 경계선에서 끊임없이 계속되는 상호작용은 질병이 발생하기에 무르익은 상태이다. 이 경우 환자에게 단순 발진이 발생했다. 대부분의 환자와 피부과 전문의들이 서술하는 바와 같이, 발진이 생기면 환자와 환자의 가족 그리고 친구들은 도움이 필요한 문제라고 즉각적으로 느끼게 된다. 환자가 팔에 난 발진을 보여주며 의사에게 도움을 청하고 임상의사는 이에 반응하게 된다. 환자는 진단과 처방을 받아들이고 치료를 받는다. 환자의 피부는 다시 건강해지고, 환자는 다시 자신의 삶과 세상이 허용하는 최대한의 잠재력을 발휘할 수 있게 된다.

이중 행위주체성의 구조와 리듬은 가장 단순한 것부터 가장 복잡한 것까지 임상적 상호작용의 모든 단계에서 분명하게 나타난다. 우리는 그것들이 특정 어법과 구조, 그리고 환자들이 찾아가 도움을 청하는 의료계의 관습과 환경을 통해 작동하는 것을 확인할 수 있다.

환자가 된다는 것의 현상학

환자가 의사를 찾게 되면 환자의 건강을 위해 두 사람은 활성화한다.[2] 그러나 의사를 찾는다는 것은 행위주체성이 두 배가 되는 것일 뿐만 아니라 환자의 행위주체성이 최소한 부분적으로 임상의사의 행위주체성에 종속되는 것이기도 하다. 이와 같이 복잡한 형태의 행위주체성은 환자에게 추가적인 위험부담을 준다. 그러나 그것은 또한 환자로 하여금 추가적인 힘을 얻을 수 있도록 만든다. 그리고 임상의사로 하여금 환자의 건강을 위한 일에 참여하도록 만든다. 이런 장점 때문에 환자는 자발적으로 임상의사에게 종속되고 그에 따르는 위험을 감수하는 것이다.

행위주체성: 임상의사 그리고 환자

이중 능력

환자가 된다는 것의 가장 두드러진 특징은 우리의 삶을 누가 "책임질" 것인가에 대한 변화이다. 행위주체성에 변화가 생긴다. 의사가 건강이나 질환과 관련하여 특별하게 규정된 영역에서 우리의 입장에서 그리고 우리를 대신하여 우리의 행위주체가 된다.[3] 우리는 우리 자신을 의사에게 종속시키고 기꺼이 검사와 치료를 받는다. 이와 같이 임상의사와 환자의 관계는 의도적으로 구현된 비대칭적 관계이다. 우리는 우리 주치의들이 책임감과 관심을 가지고 우리의 삶에서 자신들의 행위주체성을 잘 활용할 것이라고 믿고 이렇게 독특한 형태의 관계를 맺는다.

　이와 같이 권력을 다른 사람에게 넘겨주는 데에는 위험이 따른다. 하지만 우리는 이러한 위험을 감수한다. 왜냐하면 이때 얻어지는 힘, 부가된 능력이 바로 그 순간 우리의 삶에 필요하거나 우리가 원하는 것이기 때문이다. 우리의 행위주체성이 손상되었기 때문에 기꺼이 우리의 권력을 다른 행위주체에게 넘겨주는 것이다. 우리는 자신이 처한 상황을 평가하거나 자신의 삶에 무슨 일이 일어나고 있는지를 완전히 이해할 수 없다. 다시 말해 우리는 홀로 곤경에서 벗어날 수 없다.

우리는 종종 스스로에게 등을 돌림으로써 우리 자신을 곤경으로부터 빠져나오지 못하게 만들기도 한다. 이런 경우, 한 부분이 다른 부분에 거슬린다(아마도 문자 그대로). 한 곳이 다른 곳과 전쟁을 한다. 우리의 몸이 문자 그대로 우리에게 등을 돌려 버린다. 우리는 외부의 도움 없이 일체성과 균형을 회복할 수 없기 때문에 임상의사가 필요하다. 우리에게는 우리의 행위주체성을 보강해 줄 누군가가 필요하다. 이 장에서는 자세한 분석을 통해, 이중 행위주체성 혹은 쌍두마차가 무엇을 의미하는지, 이것이 어떻게 잘못 움직이는지, 이것이 어떻게 올바르게 작동하는지, 그리고 그것으로부터 얻을 수 있는 통찰력은 무엇인지에 대해 보다 체계적으로 설명하고자 한다.

이중 위험

환자가 되기로 결정하는 데에는 중심적인 역설이 있다. 바로 도움을 받기 위해 위험에 위험을 더하는 역설이다. 우리가 살아가면서 겪게 되는 다양한 취약성, 상처, 질병에 더해 우리는 이제 또 하나의 위험을 추가하게 된다. 즉 의사와 함께하는 해로운 심지어는 파괴적일 수 있는 경험의 가능성 말이다.[4] 우리는 의사들에게 우리 자신을 예속시키고 그들은 우리의 취약성을 이용하여 우리에게 해를 끼칠 수 있다. 혹은, 그보다 훨씬 더 자주, 단지 충분히 관심을 기울이지 않아서 우리가 해를 입기도 한다. 하지만 우리는 그런 위험을 감수한다. 왜냐하면 우리가 스스로 그 일을 감당하는 것보다 취약성이 두 배로 증가하더라도 그것이 더 나은 선택이라고 판단하기 때문이다. 대부분의 경우 우리는 벌써 그것을 스스로 해결하려고 노력해왔다. 주위에서 도움이 될 만한 사람들에게 충분히 알아보았다. 친구들, 가족, 인터넷, 같은 문제를 겪고 있다고 말하는 직장 동료 혹은 의료 분야에서 일하는 지인이 있다는 사람들에게 모두 알아봤다.

우리는 제3장에서 이미 이러한 관계 속에서 일이 어떻게 잘못될 수 있는지에 대해 설명했지만, 위험 가능성에 대해 강조하기 위해 몇 가지를 다시 재론하려고 한다.

1. 당신이 보이지 않거나 당신의 목소리가 들리지 않을 위험이 있다. 당신의 비밀이, 당신의 죄책감과 수치심이 폭로될 위험이 있다. 또한, 당신 자신이 한 인간으로서 근본적으로 무시당할 위험이 있다.
2. 당신의 습성, 생활습관 혹은 약점을 비난하는 판단을 받게 될 위험이 있다.
3. 검사와 측정 과정에 통증이 발생할 위험이 있다.
4. 그리고 꼭 필요한 치료를 받더라도, 심지어는 성공적인 치료를 받는 경우에도, 피해가 따를 위험이 있다.

임상의사와 관계를 맺으면 필연적으로 힘의 불균형이 발생한다. 임상의사가 이런 비대칭에 얼마나 민감한지와 관계없이 불균형은 존재한다. 그리고, 질환이 없는 사람들 혹은 신체 검사나 "유지 치료"를 위해 병원에 온 환자들에게도 이런 이중 위험이 똑같이 존재한다는 점에 우리는 유의해야 한다. 한편, 일반적으로 환자가 덜 취약할수록 상응하는 위험은 감소한다.

우리는 취약성에 대한 보다 광범위한 관심을 강조하고 싶다. "위험한 환경에 있는" 집단에 대한 정의나 제도적 정책 그리고 이들과 관련된 보다 세부적인 규칙들을 넘어서서 좀 더 폭넓은 주의를 기울여야 한다는 사실을 강조하고 싶다. 이런 사람들은 우리 사회에서 일반인들이 겪는 것보다 더 큰 위험에 처해 있는 경우가 많다. 여기서 우리는 힘과 취약성의 다양한 사례, 등급, 그리고 미묘하고 중대한 차이들도 언급하고자 한다. 취약성과 힘의 흐름을 변화시키는 요인에는 인종, 민족, 계급, 성별, 교육 정도, 건강 상태 및 나이가 포함된다. 그 밖에 덜 자주 고려되는 요소들로는 영양상태, 주택, 의복, 직업 상태, 생활 스트레스, 일과시간, 주거 지역, 이웃, 폭력과 트라우마, 그리고 자연 재해 등이 있다. 이러한 모든 요소들과 함께 수없이 많은 다른 요소들이 환자와 임상의사 사이의 관계와 힘의 균형에 영향을 미친다.

도움을 청하는 데 따르는 위험, 즉 우리 삶에 큰 영향을 미치거나 심지어는 우리 삶을 판가름하고 우리 몸에 특별하고 강력한 방식으로 관여하는 의사의 권위를 받아들이는 데 필수적인 굴복에 따르는 위험은 때때로 임상의사와 함께하기 위해 치러야 하는 정말로 무서운 부담 요소이다.

환자의 세계

취약성 및 반응성: 환자에 대한 윤리적 고찰

우리는 이제부터 환자들의 도덕적 삶의 단면을 소개하려고 한다. 이는 정치철학, 경제학 또는 신학과 같은 다른 학문의 요구에 따라 얻어낸 것이 아니라 지금까지 우리가 배워온 것과 일치하고 우리 연구에서 두드러지게 나타나는 소견들을 분석하여 도출한 것이다. 언제나 그렇듯이 이런 고찰의 가장 좋은 방향은 아래로부터 시작하는 것이다. 그렇게 함으로써 우리는 경험을 통해 어떤 이론적 틀과 개념적 장치가 필요한지를 알 수 있게 되고 경험이 이론을 끌고 가게 할 것이다. 주로 정치철학에서 파생된 생명윤리학의 원칙중심 접근법은 그것이 지닌 추상성, 개인주의, 합리성에 대한 지나친 강조에 대해 오랫동안 비판을 받아왔다.[5] 종종 원칙중심 접근법에 대한 해결책으로 여겨져 온 덕목중심의 접근법이 최근 들어 되살아났으며, 우리도 『치유자(Healers)』에서 임상치료 기술을 덕목으로 재평가할 수 있는 몇 가지 방법에 대해 고찰했다.[6] 그러나 덕목조차도 일정 수준 수정되지 않으면, 환자의 세계와 거기에서 작동하는 특정 도덕적 역학에 대해 제대로 잘 표현하지 못할 수 있다. 다음 장에서 논의하겠지만, 의료윤리 전통은 환자의 도덕적 삶을 이해하는 데 있어서 더 이상 신뢰할 만한 지침이 아니다. 임상의사의 세계는 환자의 세계와 다르다. 우리는 그 차이로부터 우리가 진정한 환자 중심 윤리학이 추구하는 도덕적 행위주체성의 의학적 모델로부터 얼마나 벗어나 있는지에 대한 단서를 얻을 수 있을 것이다.

이러한 논의의 틀 안에서, 우리는 도덕적 분석과 이해를 위한 핵심 용어로서 **취약성**과 **반응성**을 강조한다. 환자의 몸과 자아는 극도로 취약하다. 이를 해결하기 위해서는 환자의 취약성을 파악하고 검증하고 감소시키는 임상의사의 반응 능력을 강화하는 윤리가 필요하다. 그것은 근본적으로 어떤 인간을 온전하게 유지시키면서 신체 기능을 돕고자 하는 의지의 문제이다. 이 관계를 좀 더 넓혀서 생각해 보면, 그것은 환자에게 보다 온전한 자아를 상기시켜 주거나, 위축된 새로운 신체에 온전한 자아를 위치시키거나, 위축되었지만 여전히 가치 있는 신체와 자아에 스스로 적응하도록 돕는 것을 의미한다. 환자의 도덕적 반응성은 치료자로서 임상의사의 능력을 인정하는 것, 그리고 궁극적으로는 새롭게 발견한 연약해진 존재로서 자신의 삶이 담고 있는 가치를 재구성할 수 있을 정도로 자신이 도덕적 행위주체로서 충분한 적응능력이 있음을 인정하는 것을 의미한다.

환자의 약화된 행위주체성은 강력한 힘을 필요로 한다. 그렇기 때문에, 이 시점의 윤리적 문제는 치유를 목적으로 하는 동반자 관계를 형성하는 이중 행위주체성 혹은 쌍두마차에 집중하게 된다. 이런 목적을 가지고 있지 않은 동반자 관계는 착취와 남용으로 이어진다.

신체적으로나 윤리적으로나 항상 간단하거나 쉬운 일은 아니지만, 환자는 어느 시점에 치유에 대해 스스로 책임을 지겠다는 윤리적 대응을 해야 한다. 그리고 임상의사도 치유하려는 환자의 뜻을 공유하고 이에 따라 행동하려는 의지를 가져야 한다. 권한을 가지고 행위에 대한 책임을 질 준비가 되어 있어야 한다. 이것이 임상 전문성의 도덕적 특징에 대한 정의이다. 이를 위해서는 어느 정도 동반자 관계가 맺어져야 한다. 그 동반자 관계의 질에 따라 환자가 치유의 길을 얼마나 멀리 여행할지 여부가 결정될 수 있다. 이에 따라 한 사람의 건강과 때로는 한 사람의 삶 자체가 결정되기도 한다. 따라서, 일상에서 표현되는 환자와 임상의사 간의 동반자 관계의 질은, 죽음이 결코 멀리 있지 않기 때문에, 취약성과 반응성의 윤리, 궁극적으로 삶과 죽음의 윤리를 좌우할 수 있다.

이중 행위주체성의 다른 관례에는 다른 세부 사항이 있다는 사실에 주목할 필요가 있다. 이중 행위주체성은 환자와 임상의사의 세계에만 있는 것이 아니다. 변호사와 의뢰인은 이러한 구조를 쉽게 엿볼 수 있는 또 다른 영역이다. 부모와 아이들 역시 또 다른 예가 될 것이다. 이러한 각각의 "이중성(doubling)"에서, 즉 각각의 파트너십에서 우리는 권한, 책임 및 포기와 관련한 독특한 종속관계를 볼 수 있다. 물론 이러한 세부 사항은 영역마다 다를 것이다. 여기에서 우리가 초점을 맞추고 있는 것은 임상의사와 환자에 관련된 독특한 종속 관계이다.

그러나, 이중 행위주체성의 환자 측면은 취약성과 반응성의 윤리를 이해하는 데 특히 중요한 분야라는 사실을 덧붙이고 싶다. 이중 행위주체성의 환자 측면에 나타나는 독특한 특징은 신체의 핵심적인 상처를 치료할 때 흔히 요구되는 긴급성이다. 이중 행위주체성의 일반적인 특징을 있는 그대로 그리고 정확하게 나타내는 것 역시 바로 이러한 독특성이다. 일단 우리가 환자에게서 이러한 특징들을 관찰하게 되면, 우리는 주변을 둘러보면서 취약성과 동반자 관계, 다시 말해 짝지어진 혹은 연결된 행위주체성에 대한 요구가 예외적인 것이 아니고 모든 인간의 삶에 적용되는 규칙이라는 사실을 깨달을 수 있다. 이러한 의미에서 질환의 취약성은 인간의 윤리적 경험을 온전히 상징한다고 볼 수 있다.[7]

그녀를 떠밀고 가기

이중 행위주체성이 어떻게 작동하는 것으로 보이는가? 임상의사와 환자의 춤사위 속에서 이중 행위주체성은 어떻게 표현되는가? 다음의 인터뷰 발췌문에서 환자는 일차 진료의사가 세 가지의 다른 상황에서 자신을 "떠밀고" 간 방식에 대해 말하고 있다. 고관절 퇴화, 암성(cancerous) 피부병변, 그리고 약물 남용의 세 가지 매우 다른 상황에서 말이다. 이러한 각각의 상황에서 행위주체로서 환자의 능력은 매우 다른 방식으로 위축되었으며, 그 결과 그녀로 하여금 여기에 특별히 교훈적인 보고서를 남기도록 만들었다.

> 우리가 어떤 약을 쓰고 있었는지 우리가 어떤 치료를 했는지 의무기록지에는 모두 기록되어 있습니다. 그렇지만 그는 고관절에 관해서 저를 서서히 밀어붙였습니다. 그것은 저의 진을 빼는 일이었습니다. K 박사는 매우 점잖은 분이었습니다. 저는 아직도 옥시코돈을 먹고 있는데 지금까지 그 약에 의존해 왔던 것 같습니다. 정말 많이 아팠었는데… 그동안 저는 괴롭지 않았습니다. 어쨌든지 그는 제 고관절 문제를 완전하게 관리해 주었고 이 소도시에서 제일 가는 정형외과 의사의 진료를 받을 수 있도록 약속을 잡아 주었습니다. 제게는 다른 선택이 없었습니다…. 어쩔 수 없이 고관절 수술을 받은 지 4개월이 됐습니다. 저는 지금 잘, 아주 잘 지내고 있습니다.

환자는 지금 보행에 어려움을 겪고 있으며 상당한 통증을 느끼고 있다. 그녀의 행위주체성 역시 마비되어 있다고 할 수 있다. 그녀는 앞으로 나아갈 수도 뒤로 물러설 수도 없다. 종합적으로 말해서 그녀는 못 쓰게 된 고관절을 교체한 상태의 첫 번째 단계를 밟고 있는 것이다.

이제 그가 저를 떠밀고 갔던 다른 일을 말씀드리겠습니다. 이걸 좀 보십시오. [팔에 있는 점들을 가리키며] 저는 여기에 조금도 주의를 기울이지 않았습니다. 그런데 그는 저에게 조직검사를 권했습니다…. 그리고 끝내 기저세포암이라는 사실이 밝혀졌습니다. 저는 지금 그에게 큰 빚을 지고 있다고 생각합니다. 왜냐하면 저는 그때 그에게 그렇게 하지 않을 거라고, 그럴 리가 없다고 우겼기 때문입니다. 그런데 그는 저에게 그럴 가능성이 높다고 얘기해 주었습니다. 그리고 결과적으로 조직검사에서 양성반응이 나왔습니다. 그의 판단이 옳았습니다. 그는 제게 좋은 성형외과 의사를 소개해줬습니다. 그래서 제가 그녀를 만나게 되었고요…. 이제 곧 종양을 제거하게 될 겁니다. K 박사 덕분입니다. 그가 저를 떠밀지 않았다면 저는 그 종양들을 계속 그 자리에 그대로 놔두었을 테니까요…. 그는 절대로 이렇게 하라 저렇게 하라 말하지 않습니다. "우린 이걸 확인할 필요가 있습니다." "우린 이것에 대해 생각할 필요가 있습니다." 이렇게 말합니다. 다음에 듣는 말은 "우린 그것을 할 것입니다"이지만, 결코 독단적으로 하지 않으며 아주 부드럽게 "당신이 결정을 해야 할 때입니다"라고 말하는 식입니다.

이 사례의 경우에는 환자의 생명에 잠재적 위협이 존재한다. 기저세포암이 그것이다. 그러나 환자는 예전처럼 가만히 있지 않고 자신의 임상의사와 다른 자신의 의견을 피력한다. 환자는 자신의 팔에 나타난 병변에 대한 그의 진단에 동의하지 않는다. 주치의는 계속해서 자기 주장을 "부드럽게" 펼치지만, "동의하지 않는 행동"을 하도록 허용하지는 않는다. 다시 말해, 의사는 자신이 잘 알고 있는 환자를 위해 여지를 마련해 주는 동시에 환자가 자신의 지도하에 행동해야 한다고 주장하고 있는 것이다.

이제 통증과 진통제로 돌아가 보자. 이는 의사와 환자가 타협하기에 매우 까다로운 영역이다.

> 저는 도통 주장을 굽히지 않는 경향이 있어서 마땅히 들어야 할 만큼도 듣지 않는 경우가 많습니다. 제가 그때, 닥터 K가 저를 떠밀어 바로잡아 주었어야 했다고 얘기했을 때, 저도 그의 말을 들었어야 했습니다. 하지만 저는 그때 그의 말을 듣지 않았습니다. 저는 그냥 건성으로 들었습니다. 제 말은 그때 그가 아니라고 해야 했다는 얘기입니다…. 그는 좀 더 견디면서, 제 말은, 제가 고집을 부릴 때 저를 말렸어야 했습니다. 저는 제 상태가 얼마나 심각한지를 깨닫지 못할 정도로 어리석었기 때문에 고집을 부렸던 겁니다.

임상의사는 자신의 환자가 얼마나 "떠밀기"와 "압박"을 허용하는지에 따라 자신의 태도를 조정한다. 그것도 아주 정교하게 조정한다. 그러나, 보다 중요한 것은, 그가 어느 정도까지 자신의 입장을 고집하는 것이 환자를 비하하거나 환자에게 굴욕감을 주는 것을 피할 수 있는지에 따라 자신의 태도를 정교하게 조정한다는 사실이다. 모든 일이 지난 후에 그녀가 "내가 고집을 부렸을 때 그가 저를 말렸어야 했습니다"라고 말하는 것은 의사가 실상은 자신을 좀 더 세게 이끌어

주지 않았다는 사실을 표현하는 것일지 모른다. 이와 같이 어려운 단계는 여전히 유지된 존경과 애정의 상호관계 덕분에 잘 넘어갔다.

이중 행위주체성의 윤리적 영역

이제 우리는 취약성과 반응성의 윤리 속에서 살아가는 환자들을 위한 이중 행위주체성이 내포하고 있는 네 가지 윤리적 분야의 기본 구조에 대해 좀 더 자세히 설명하고자 한다. 그리고 다음 절에

환자가 된다는 것

임상의사와의 관계
치료에 대한 공유된 의도
질환의 위협 또는 현실
상당한 아픔/괴로움의 위협 또는 현실
죽음의 지평(가까운 또는 먼)

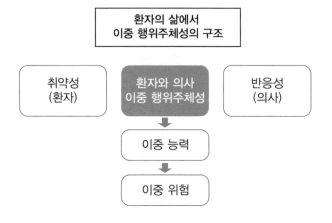

도표 5.1 **환자의 삶에서 이중 행위주체성의 구조**

서는 이런 분석에 기초한 사례들의 인터뷰 내용을 소개할 예정이다. (도표 5.1 참조)

취약한 존재로서의 신체

환자의 세계에서 우리는 자신의 세계와 그리고 우리 안에 있는 무엇들과 조화를 이루지 못해서 계속 타협하게 된다. 그리고 그것 때문에 우리의 핵심이 위험에 처하게 되고 취약하게 된다.[8] 우리는 매우 다양한 모습을 띠면서 유동적이고 복합적이며 통제되지 않기 때문에, 신체가 위협을 받는 때를 제외하고는 우리 자신이 하나의 자아를 갖고 있다고 주장하기 어렵다. 또한 그런 때조차도 단순한, 하나의 정체성을 가질 수 없다. 독자적인 신체 경험은 정말로 존재하지 않는다. 이러한 다면적 취약성은 개별적인 행위주체성을 허용하지 않고, 우리가 독립을 갈구함에도 불구하고, 돌이켜보면 그런 일은 근본적으로 발생할 수 없었음을 깨닫게 한다. 우리는 언제나 어느 정도 상호간에 연결되어 있다. 우리가 본질적으로 가지고 있는 상호의존성은, 우리가 종종 잊고 지낼지라도, 음식, 안식처, 따뜻함을 갈구하는 우리의 욕망만큼이나 분명하게 존재한다. 양육받고 싶은 갈망이나 가족에 대한 사랑만큼이나 확고부동하다. 우리가 살면서 가족과 우정의 네트워크를 확장할 필요가 있는 것만큼이나 명확하다. 그리고 이런 것들은 **모두** 나이가 들어감에 따라 더욱더 절실하게 필요한 것들이다.

심각한 질병을 얻게 되면 우리는 깊은 상호의존의 필요성을 극명하게 느끼게 된다. 불시에 얻은 신체적 장애와 지속되는 취약성이 임상의사와의 특별한 결속이 필요함을 상기시킨다. 때로는 이런 취약성이 갑자기 나타나고, 때로는 몇 년에 걸쳐 점점 더 커지기도 한다.

호소하는 존재로서의 신체

신체는 단순히 우리 앞에 서있는 것만으로도 윤리적 주장을 한다. 신체적 본성을 그대로 표현하는 그 호소는 고통, 질병, 그리고 죽음을 맞이하여 우리의 몸이 바로 설 수 없을 때 더욱더 긴급해진다.[9] 사람은 본디, 아주 정확하게 말해서, 언제나 호소하는 자아이다. 우리가 환자가 되었을 때 우리는 자신의 몸을 아주 특별한 방법으로 그리고 아주 특별한 사람들에게 부탁한다. 환자의 몸은 질병 상태이거나 건강한 상태이거나 그리고 표현하거나 그렇지 않거나 간에 취약한 존재로 나타난다. 이런 사실은 우리가 의식을 잃고 응급실로 실려갈 때나 정기 검진을 위해 병원에 갈 때나 똑같다. 취약성에 대한 우리의 표현이 의도되지 않거나 무의식적인 경우도 있다. 예를 들어, 우리가 정기 방문을 위해 진료실을 방문했을 때 의사가 우리의 걸음걸이에서 문제점을 발견하고 우리에게 어떤 검사를 요구할 수도 있다. 신체는 완전하게 홀로 지탱할 때에도 원초적으로 호소한다. 왜냐하면 우리는 결코 위험으로부터 자유롭지 않고 언제나 취약한 상태이며, 다른 사람들의 도움이 필요하다는 기본적인 욕구로부터 자유롭지 않으며, 상호의존성으로부터도 결코 자유로울 수 없기 때문이다. 이런 사실은 우리가 건강한 상태일 때에도 그래서 우리가 취약성을 인식하지 못하는 경우에도 모두 해당된다.

타인에 대한 반응

신체는 병이 들었든 건강하든 간에 스스로를 표현한다. 그렇게 함으로써 호소한다. 치유를 도와주는 의사는 그 호소를 받아들이고 그것에 반응하는 사람이다. 반면에, 환자의 신체가 호소하는 것을 거부하는 임상의사는 환자와 치유 관계를 맺을 가능성이 낮다. 불행하게도, 현재의 의료체계하에서 환자들은 이런 상태를 너무 자주 경험하게 된다.

신체의 호소에 대한 반응은 다양할 수 있다. 임상의사는 환자에게 도움을 주고자 하는 의도와 이에 따르는 책임을 질 각오로 환자와 관계를 맺게 된다. 그러면 환자는 동반자 관계를 선택한다. 이는 우리가 강조했듯이 책임과 위험의 측면에서 항상 불평등한 관계를 맺게 되는 것이다. 동반자 관계의 쌍방이 이중 행위주체성을 어떻게 이해하는가는 정말로 중요하다. 그것이 취약성을 감소시키거나 증가시킬 수 있다. 이러한 동반자 관계가 어떻게 맺어지고, 무슨 이유로 처음에 형성되며, 시간이 지남에 따라 어떻게 지속되는지는 우리 삶에서 매우 중요한 부분일 수 있다.

타인에 대한 인정

우리는 임상의사가 우리에게 보여주는 반응을 인정함으로써 그리고 치유를 위한 합동작전에 참여할 준비와 의지를 보여줌으로써 환자가 된다. 하지만 환자가 의사에게 권한을 부여하는 것은 필요에서 비롯되는 만큼이나 신뢰로부터 나온다. 우리는 사회적으로 합법화된 "사무실"을 믿어야 한다. 이 경우엔 "의료인"의 사무실을 신뢰해야 한다. 우리는 또한 공식적으로 "인증된" 특정한 개인을 믿어야 한다. 이 경우엔 이름과 얼굴이 잘 알려진 의사를 믿어야 한다.

환자는 이렇게 독특한 관계 속으로 한 걸음 나아간다. 그렇게 함으로써 질환, 고통, 그리고 궁극적으로 죽음 앞에서 도움을 받기를 바라면서 임상의사의 권위를 받아들인다. 이것은 환자가 되기를 선택함으로써 혼자서는 도달할 수 없는 목표를 달성하기 위해 의도적으로 종속된 위치를 선택한다는 것을 의미한다. 이것이 우리가 앞서 말한 역설이다. 어떤 한 가지의 힘을 포기함으로써 환자는 다른 종류의 힘을 얻을 수 있는 것이다.

환자의 삶에서 이중 행위주체성의 리듬

놀랍게도 우리의 신체, 즉 우리 삶의 핵심이자 심장인 우리의 신체는 불확실성과 무능력의 규칙적인 주기와 리듬을 갖고 움직인다. 질환이 없는 건강 혹은 건강이 없는 질환이란 존재하지 않는다. 우리는 이러한 리듬을 따라 살면서, 환자가 아닌 시기와 환자인 시기를 지나간다. 환자가 되면 우리는 진찰과 검사를 받고 여러 가지 질문도 받는다. 진단을 받고 예후에 대해 듣고 치료를 받는다. 또한 우리 모두는 환자가 된다는 것에도 단계가 있다는 것을 알고 있다. 어떤 시기에 우리는 다른 사람들보다 의료계에 더욱 깊이 얽혀있을 수 있다.

이러한 단계와 리듬을 좀 더 정확하게 파악하려면 환자 생활에서 이중 행위주체성의 핵심적 특징을 보다 더 정확하게 이해할 필요가 있다. 건강 검진을 받는 신체는 "불확실한 림보 속의 신체"라고 표현할 수 있다. 우리가 이해했다고 생각했던 과거, 즉 우리가 의지해 온 신체는 이제 바뀌었다. 이제 그것의 의미와 상태는 불확실하다. 현재와 과거의 불확실성으로 인해 미래도 이제 불분명하다.

- 진단을 받고 예후에 대해 이야기를 듣는 과정은, 축적된 결과가 현재에 나타난 것이기 때문에(진단) 과거의 탐색으로, 앞으로 나타날 것이 현재에 잠재되어 있기 때문에(예후) 미래의 탐색으로 경험된다.
- 우리가 환자로서 겪는 치료는 인간으로서 우리의 모든 잠재력과 가능성을 실현하기 위한 과정의 일환일 수 있다. 우리 몸이 림보에 처했을 때 불확실했던 것들은, 그것이 우리가 생각하기에 치유의 과정이든 질환의 진행과정이든 간에, 이제 완전히 재정립된다. 어찌되었든 간에 당분간 이에 대한 모호성은 사라진다.

하지만, 환자가 된다는 것이 우리를 수동적인 역할에만 머물게 하지 않는다. 환자는 환자의 역할을 수행하기 위해 다양한 활동을 한다. 예를 들어, 약물 요법의 지시를 따르고, 물리 치료를 받고, 혈당검사 결과를 기록한다. 환자는 또 여러 가지 다른 활동에서 임상의사의 적극적 동반자이다. 심장 도관 검사를 시행할 때 심장 전문의와 협력하고, 신체 검사를 받을 때 통증 및 여타 신체 감각에 대해 의논하고, 병력을 종합하기 위해 의사와 함께 최선의 노력을 하며, 큰 수술을 한 후에 함께 재활을 준비하고 이를 실행한다. 우리가 여기서 "이중 행위주체성"에 대해 말할 때 이는 공유된 목표를 함께 추구하는 **두 행위주체**에 대해 말하는 것이다.[10]

그러나 자신이 환자일 때 자신의 행위주체성을 온전하게 유지하고 제 역할을 다하는 데에는 끊임없는 노력과 함께 때로는 엄청난 결단력이 필요하다는 사실을 기억해야 한다. 이것은 때때로 자신의 질병이나 부상으로부터 자신의 행위주체성을 되찾는 것을 의미하기도 한다. 또 다른 의미로 의료계에 종속되거나 통제되는 동안에도 한 인간으로서 자신을 지속적으로 유지하는 것을 말할 수도 있다.

모든 이중 행위주체성의 상황에서는, 목표가 달성된다면 "책임을 지는" 사람과 "도움을 받는" 사람이 결과적으로 모두 이익을 얻는다는 사실을 인정하는 것이 중요하다. 그리고 마찬가지로, 목표가 달성되지 않을 경우 두 행위주체는 모두 각각 다른 방식으로 위험에 빠진다. 물론 이 경우 일반적으로 "도움을 받는" 사람의 위험이 더 크다. 그렇기 때문에 우리가 늘 환자의 편에서는 신뢰를 강조하고 임상의사에게는 책임을 강조하는 것이다.

잠시 우리의 분석을 다시 살펴보자. 먼저 우리는 다양한 경로, 행동 과정, 사건들 사이에 위치한 "불확실성에 처한 신체"를 보게 된다. 그다음에, 우리는 혼자 힘으로는 거기에서 벗어나 온전한 신체를 향한 잠재력의 일부를 실현할 수 없음을 경험하게 된다. 우리는 불확실성 상태에서 벗어나 우리의 삶이 제공하는 가능성의 일부를 현실화하고 되찾을 수 있기를 희망한다. 그것이 림보를 통과하는 과정이다. 그것이 현재의 시점에서 과거와 미래를 온전히 평가하고, 궁극적으로 이중 행위주체성의 리듬이 살아 움직일 때 우리가 볼 수 있는 치유의 과정이다.

시간 지키기, 신체 붙잡기

우리는 취약성과 반응성에 대한 관심을 끌기 위해 환자 경험에 대해 연구한다고 말해 왔다. 이 연구는 또한 환자의 경험이 질환의

리듬, 즉 질환의 과정에 의해 좌우된다는 사실을 분명히 입증하고
있다. 질환은 시간에 따라 진행된다. 질환 그리고 건강은 사실 시
간이 경과함에 따라 신체가 어떻게 움직이는지에 대해 붙인 이름
이다. 환자는 절대 정적이지 않고 신체도 역시 정적이지 않다. 질
환에 대한 진단은 한 사람의 신체뿐만 아니라 일생의 과정에 대한
진단이다. 예후도 마찬가지다. 신체에 대한 진료는 시간 안에서 이
루어지며 시간을 변화시킨다. 치료도 마찬가지이다. 의학적 개입은
신체만큼이나 시간에 대한 개입이다. 환자는 신체와 시간에 취약하
다. 하나가 없이 다른 것이 절대로 존재할 수 없다. 바로 이런 의
미에서 우리는 **시간 속에 존재한다기보다 시간의 존재**이다. 좀 더
정확하게 말하면, 우리는 시간 속에 끼어들어 있는 고정되고 고립
된 존재가 아니다. 우리가 세포 구조에서 인간으로 그리고 공동체
로 발전하는 것과 같이, 우리는 본질적으로 시간 그 자체이다.

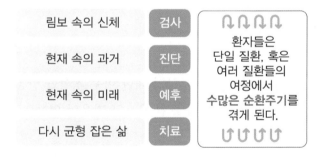

도표 5.2 환자의 삶에서 이중 행위주체성의 리듬

이제 우리는 우리의 인터뷰들 중에서 두 개의 좀 더 복잡한 발췌
문을 선택하여 고찰하려고 한다. 이를 통해, 우리가 환자가 되었을
때 취약성과 반응성의 역학이 어떻게 작동하는지를 탐구하고자 한

다. 우리는 또한 시간의 비중이 매우 큰 상황에서 이중 행위주체가 어떻게 협력적으로 작동하는지, 즉 임상의사와 환자의 동반자 관계가 어떻게 나타나는지도 보게 될 것이다.

첫 번째 사례는 희망하는 목표가 매우 명확한 치료에 초점을 맞춘 공유된 행위주체성과 관련이 있다. 예를 들어, 제1장에서 인용한 환자, 즉 캐나다의 깊은 산중에서 등반 사고를 당해 주요 뇌손상을 입은 후 일련의 수술을 받은 환자를 치료하는 언어치료사들 같은 경우이다. 환자의 약화된 행위주체성이 임상의사들의 숙련된 행위주체성에 의해 어떻게 강화되어 치유에 이르게 되는지 그 과정에 주목하자. 이제 우리는 취약성과 호소에 대한 진솔한 이야기로부터 시작하려고 한다.

언어치료사들은 훌륭했습니다. 사실 저에게는 선택의 여지가 없었습니다. 왜냐하면 일주일에 세 번씩 가족들이 저를 차에 태워 이 사람들에게 데려갔고, 저는 그때까지도 여전히 머리가 혼란스러운 상태였으니까요.

다음 치료는 환자의 특정한 부상에 대한 아주 정확한 반응이다. 이와 같은 특정성은 좀 더 넓게 보면 호소와 반응의 역학으로 생각할 수 있다.

그러나 그것은 문자 그대로 "빨간 상자를 빨간 상자 위에 놓으시오" 같은 것이었습니다. 그들은 저에게 이런 컴퓨터 작업을 시켰습니다. 빨간 다각형 위에 빨간 상자를 그리고 노란 별 위에 노란 별을 놓는 일이었습니다. 저는 마우스를 사용해서 클릭하고 끌어다 놓곤 했습니다. 다음에 그들이 방문해서는 그럴 겁니다. "좋아요, 그럼 이제 그것을 좀 더 빨리 할 수 있는지 알아봅시다."

이중의 행위주체성에 책임을 진다는 것은 당면한 장애에 최대한 정확하게 반응하고 환자에게 회복 가능성을, 다시 말해 자신의 신체를 좀 더 잘 실현할 수 있는 기회를 제공하는 것이다. 이 사례의 경우 신체는 언어와 언어구사능력이라는 중요한 영역에서 불확실성의 림보에 빠져 있다.

문: 그렇게 그들이 전선의 연결 상태를 되돌리려 애쓰고 있군요. 언어구사능력을….

답: 아, 네. 그리고 제가 그것을 잘 해내게 되었을 때, 짧은 논리 퍼즐 같은 것들을 읽고 그것들을 이해하도록 했습니다. 그러고 나서 저는 스도쿠(숫자 맞추기 퍼즐 게임 - 역자주)를 많이 했습니다.

문: 그래 그 과정에서 그들은 어떻게 하던가요?

답: 그 사람들은 시간을 내서 저와 같이 있어주곤 했습니다…. 제가 다시 정상으로 돌아올 수 있을지에 대해 걱정하고 눈물을 흘렸을 때, 그들은 시간을 내어 저와 이야기를 나누었습니다. 저는 정말로 그 사람들의 마음속에서 우러나온 친절을 그다음에는 물리치료사들의 친절을 기억합니다. 왜냐하면 그때 저는 왼팔을 전혀 움직일 수가 없었습니다. 지금은 완전히 나았지만 처음에 저는 정신지체자 같았고, 왼팔을 전혀 사용할 수 없었습니다.

취약한 영역이 한 가지뿐인 경우는 거의 없다. 이 환자의 경우에는 정서적 취약성, 운동 제한, 인지 장애를 함께 가지고 있다. 숙련된 임상의사는 이러한 문제들 모두를 고려하여 제시간에 가장 적절한 방법으로 각각을 인식하고 이에 반응하는 데 필요한 일들을 균형 있게 수행한다.

> 그들은 인내심을 가지고 있었고 격려와 느긋한 태도를 견지했습니다. "이봐요, 당신이 오늘 당장 나아지지는 않을 겁니다. 하지만 괜찮습니다. 좋아질 것입니다. 하룻밤 사이에 나아지지는 않을 겁니다. 하지만, 느긋하게 생각하십시오. 시간이 좀 걸릴 겁니다. 큰일이 아닙니다. 우리는 언제나 당신과 함께할 것입니다." 이런 인내심이 정말로 좋았습니다.

우리가 모두 다 알 수는 없지만 추정할 수 있는 사실은 검사를 받아온 오랜 과정, 수많은 수술과 좌절, 그리고 도약과 꾸준한 성장이 있었으리라는 것이다. 그 가운데에 변함없는 것은 환자의 지속적인 취약성과 임상의사들이 계속해서 반응해 주기를 바라는 그들의 호소이다. 이런 호소는 응급 대응팀으로부터 신경외과 의사 그리고 언어치료사들 모두에게 향하고 있다. 환자의 몸은 그동안 내내 림보 상태를 유지할 것이며, 어떤 부분은 다른 부분보다 더 불확실한 상태일 것이다. 다르게 표현하면, 어떤 부분은 다른 부분보다 회복되고 완전히 실현될 가능성이 더 높다. 그리고 환자는 치유를 향해 같이 나아가는 과정의 일환으로서 임상의사의 반응을 계속해서 기대하고 또 그것을 받아들인다. 그렇기 때문에 환자는 임상의사가 시행하는 치료, 식이요법 그리고 지시를 받아들인다.

다음으로, 확인하는 순간 **모든 것**을 바꾸는 진단의 종류와 수반되는 예후에 대해 자세히 설명하려 한다. 과거에 숨겨왔던 것이 현재에 알려진다. 미래에 감추고 싶고 종종 두려워하는 것이 현재에 분명히 나타난다. 이것은 단순한 변화일 수도 있고 복합적인 것일 수도 있으며 획기적인 것일 수도 있다. 검사를 할 때 임상의사의 눈은 촉감이 되고, 진단할 때 임상의사의 말 역시 촉감이 된다. 그 촉감은 부드러울 수도 있고, 이 사례에서와 같이 지나치게 날카로울 수도 있다.

진단과 예후에 앞서 신체가 불확실성의 림보 속에 있는 시기가 있다. 이 호스피스 환자에게 생긴 깜짝 놀랄 만한 인생 사건은 "우측 대동맥에 동맥류가 생겼고 그것이 파열되었다"는 것이다. 처음 생명을 구조하는 치료가 완료된 후, 기저 질환에 대한 진단에 뭔가 애매한 점이 있었다. 그리고 마침내 정말로 결정적인 질병으로 진단되었고, 끝내 자신의 삶을 전체적으로 재정립하고 임종기 문제들을 현실적으로 바라보게 되었다.

문: 처음 호스피스에 갔을 때 어땠는지 어떤 느낌이 들었는지 말씀해 주시겠어요?

답: 예, 잠깐만요. 단도직입적으로 말씀드리겠습니다. 10월 12일 오른쪽 대동맥에 동맥류가 생겼고 그게 터져 피가 났습니다. 그때 의사가 말했습니다. 제가 살아난 몇 안 되는 사람들 중 하나라고요. 많은 사람들이 절망적으로 말했지만 저는 그것을 극복했습니다. 의사는 제가 힘을 되찾는 데 적어도 6개월은 걸릴 것이라고 했습니다. 그때 저는 힘이 전혀 없었습니다. 열심히 애썼는데… 생각만큼 힘이 나지 않았습니다. 그래서 저는 VA 병원에 가서 몇 가지 검사를 받을 수 있는지 물

어보았습니다. 그랬더니 거기에 있는 사람들이 고맙게도 검사를 시작해 주었습니다.

우리 자신의 시간이 진단과 예후에 의해 결정될 수 있다. 다시 말해 그 결과에 따라 과거가 판단받고, **살 가치가 있는** 현재가 존재하지 않으며, 미래가 미리 결정된다. 사실상 이 상황에서는 우리 자신의 시간은 없다. 모든 것이 의료의 세계에 속하게 된다.

그리고 그는 제가 예순세 살이라는 것 이외에 잘못된 다른 것을 찾을 수 없었습니다. 전 더 이상 열여덟 살이 아니었습니다. 여섯 달 이상의 시간이 더 지났습니다. 그런데 그가 말했습니다. "당신의 동맥류가 시작된 곳을 다시 살펴봅시다"라고. 그런 후에 그는 그곳에 대한 전산화 단층촬영을 했고 스캔이 저의 폐 하부를 보여주었을 때 그가 말했습니다. "뭔가 좋지 않은 게 보입니다."

환자 신체의 취약성은 그 깊이가 서서히 드러난다. 환자는 좀 더 많은 검사를 하고 진단을 받으며 살아가면서, 호소하고, 반응하고, 인정하는 작은 주기들을 겪는다. 이 남자가 환자로 사는 동안 의학적 시간의 형태는 살아가는 시간에 덧칠하기, 종종 강압적 덧칠하기이다. 이 사례의 경우에는 임종의 시간에 덧칠하기이다. 다음에 소개하는 사례를 통해 환자가 진료실에서 하라고 하는 것에 반하여 자신의 주장을 어떻게 펼치는지 주목해 보자.

그래서 그들은 초음파검사를 했고 돌아와서는 다시 전신 전산화 단층촬영을 했습니다. 검사상 저의 폐와 간 그리고 여기저기에

점들이 나타났습니다. 그때 의사가 말했습니다. "글쎄요, 많은 경우에 이런 병변은 머리에도 나타납니다. 우리 확인해 보기로 합시다." MRI를 찍었더니 머리에도 종양이 있었습니다…. 의사는 제게 말했습니다. "확진을 위해, 상급 병원[지역 의료센터]으로 보내드리겠습니다." 그런 후에 그녀는 제 자료들을 DVD에 담았고 저는 다음 날 아침에 그것을 가지고 그곳에 갔습니다. 그들은 수술로 종양을 제거하고 싶어 했습니다. 하지만, 그들은 모든 조직을 떼어낼 수 없다고, 방사선치료와 화학요법도 받아야 한다고 제게 말했습니다.

이제부터 환자가 그동안 말없이 믿고 따라온 임상의사에 대한 순응을 어떻게 스스로 끝내는지 주목해 보자.

제 생각에 그들은 거기서 좀 압박하는 것 같았습니다. 아마 아닐 수도 있습니다. 하지만 폭탄은 제게 떨어졌습니다. 저는 말했습니다. 이 문제에 대해 생각하고 기도할 시간이 필요하다고요. "오, 안 됩니다, 수술 스케줄을 잡아야 한다고요?" 저는 "싫습니다"라고 말했습니다. 그리고 우리는 헤어졌습니다. 우리는 3시에 다시 만나기로 되어 있었습니다. 제 딸이 "어떻게 하고 싶으세요?"라고 물었습니다. 저는 "집에 갈 거야!"라고 대답했습니다.

역설적이지만, 환자가 진료를 받는 동안 넘겨주었던 행위주체성의 많은 부분을 회복하고 병리학 중심의 의료 체계에서 자신을 벗어나게 하는 힘을 환자에게 부여한 것은 바로 정확한 진단이다. 그의 예후는 — 말하자면 치유가 불가능한 질병의 말기라는 — 자신의 인생을 자신에게 가장 의미 있는 방식으로 마무리할 수 있도록 만들었다. 환자가 삶의 큰 리듬과 죽음의 지평을 편안하게 받아들이는 순간 의학적 세계의 통제는 더 이상 의미가 없어진다.

우리가 임상의사를 받아들인다는 것은, 그들이 우리의 삶을 위해, 충족을 위해 그리고 치유를 위해 균형을 맞추어 주길 바라면서, 우리의 갈망과 두려움 안으로 그리고 추억과 기대 안으로 의사를 초대하는 것이다. 그렇게 함으로써 우리는 우리 삶의 불확실성과 맞선다. 그리고 우리의 취약성이 특별히 강조되고 긴급히 노출되도록 만든다.

제6장

의료윤리에 대한 재고:
공감진료를 향하여

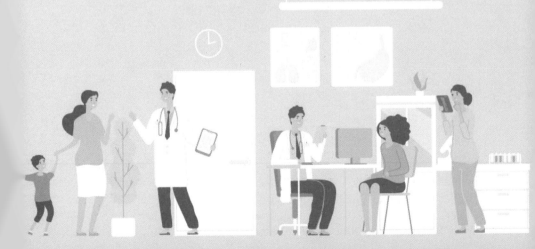

의료윤리에 대한 재고: 공감진료를 향하여

신체의 건강은 삶의 기본 리듬이며 그것이 어떻게 표현되는가 하는 것은 우리가 삶에 얼마나 가까이 다가갈 수 있는가를 결정한다. 몸이 위태로울 때 우리는 필연적으로 누군가에게 도움을 청한다. 그리고 이러한 도움을 얻기 위해 언제나 우리의 주치의가 우리를 도와줄 의지가 있고 또한 그럴 능력이 있을 것이라는 믿음을 가지고 그들의 보살핌에 우리 자신을 다 바치고 그들에게 우리의 행위 주체성을 맡긴다. 이런 사실은 우리가 인터뷰한 환자들의 이야기를 통해 듣고 배운 것이다. 이런 일들이 어떻게 진행되는지, 취약성이 어떻게 인식되고 반응되는지, 이중 행위주체성의 동반자 관계가 어떻게 형성되고 유지되고 해석되는지는 의료윤리에 대해 우리가 알고 싶어 하는 핵심적인 환자의 경험이다.

환자가 된다는 것의 도덕적인 문제를 우리가 좀 더 깊숙이 이해할수록 생명윤리(bioethics)와 의학윤리(medical ethics)의 현실적인 접근에 한계가 있음을 분명히 알게 된다. 이런 윤리들은 환자의 경험보다 공적인 의무와 전문적인 기준을 강조한다. 이들은 환자의 입장보다는 임상의사의 행위주체성을 중심으로 한다. 이들은 모두 환자들의 삶과 많이 동떨어진 용어로 말을 한다. 환자들의 면담 기록에 근거해서 우리는 진정 환자 중심적인 윤리가 필요하지 않겠느냐는 원초적인 의문을 제기한다.[1] 우리는 환자 관리에 대한 이런 새로운 윤리를 생명윤리나 의사들이 고안한 전문적인 윤리 규범과 구별하기 위해 간단히 "의료윤리(healthcare ethics)"라고 칭하고 싶다. 이 용어를 사용함으로써 의학윤리나 간호윤리와 같이 기존의 전문 직업을 용어에 넣지 않을 수 있다. 우리는 환자들에게 도움을 주고자 하는 모든 사람들에게, 그들이 수련받는 단계에 있든 아니든 간에 이런 윤리가 가장 중요시되어야 한다고 말하고 싶다. 우리는 이러한 의료윤리가 의사와 간호사뿐만 아니라, 호흡기 치료사, 의료 영역의 사회복지사, 병원 목사 등 생명윤리학자를 포함해서 의료 분야에서 전문적으로 일하는 모든 사람의 일상적인 핵심 윤리가 되어야 한다고 주장한다. 우리가 직면하고 있는 것은 새롭고 상호보완적인 환자의 권위임에 주목하자. 또한 우리는, 이 도덕적 상황을 명명하고 틀을 만들어줌으로써 그동안 도덕적 의제를 구성하는 데 있어서 지배적인 역할을 해온 전문가들과 윤리학자들이 의료윤리를 명확히 교정할 수 있도록 만들어 주는 그런 환자들을 대면하고 있다. 인간 활동의 다른 영역에서 빌려오지 않고 진정 의료에 적합한 윤리를 체계화하기 위해서, 우리는 실제 환자로부터 출발하여 윤리를 확립해 나가는 또 다른 방식의 도덕적 성찰을 시도하려고 한다. 이것은 치유를 위한 상호작용과 "환자 중심" 치료의 도덕적 차원이다. 궁극적으로 환자의 도덕적 권위는 단지 치료를 거부할 권리나 존중과 존엄성을 유지하며 치료받을 권리만을 말하는 것이 아니다. 환자들의 진정한 권위는 자신들의 경험적 체계가 자신들의 치유를 돕는 사람들의 도덕적 상상력 안에서 진지하게 규범적 구조로 받아들여지는 것이다.

생명윤리학 원칙의 허점

수십 년 동안 생명윤리학의 논제를 이끌어 온 세 가지 원칙인 자율성, 유익성 그리고 정의에 대한 존중[2]을 살펴보면, 이 세 가지 원칙이 공통적으로 도덕적 행위주체자를 자유로운 단독 행위자로 보는 계몽주의적 관점을 미리 가정하고 있음을 알 수 있다. 이러한 관점은 계몽주의 시대의 정치적 상황에 대한 철학적 반응을 반영하고 있다.[3] 다시 말해, 정부는 왜 스스로 결정하는 이상적인 시민들을 만들어 그 개인들에게 자유와 권리를 주어야 하는지의 문제에 대해 답하고자 한다. 물론 일상생활에서 어떤 도덕적 행위주체도 이런 이상을 실현하지 못한다는 사실을 우리들 대부분은 당연히 인정한다. 그럼에도 불구하고 우리는 그것을 우리의 성찰, 우리의 의사결정, 우리의 정책에 대한 지침으로 계속 사용하고 있다. 그러나 환자들의 세계를 들여다보면, 우리가 이러한 이상을 충족시키는 것이 불가능할 뿐만 아니라 이런 이상을 충족시키기 위해 지속적으로 노력하는 일이 우리를 잘못된 방향으로 이끌 수도 있음을 알게 된다. 이러한 개념을 윤리적 분석의 핵심 요소 그리고 임상 결정의 적절성을 측정하기 위한 기본 도구로 계속 사용하면 우리는 의사-환자 간 일상적 도덕 활동의 중심으로부터 멀어질 수도 있다.[4] 또한, 장기적으로, 원칙만 중시하는 생명윤리는 환자의 도덕적 권위에 기초를 제공하는 환자의 취약성을 잘못 이해하고 있기 때문에, 부적절한 것이 될 위험이 있다.

생명윤리학자들은 이 분야가 시작된 이래로 지금까지 유럽 계몽주의의 통찰들을 강조하면서 원칙중심의 윤리를 주장해왔다. 그리고, 지금은 우리에게 익숙한 삼두정치를 말하면서 세부 방안으로서 흔히 해악 금지를 포함시키고 있다. 그러나 이와 같이 원칙에 기반한 접근법에서는 근본적으로 동일한 문제가 반복적으로 발생한다. 이러한 개념은 추상적인 틀로서 (납득시키기는 어려워도 설득력 있게) 제시될 수는 있을 것이다. 그러나 우리가 그것을 임상 상황과 환자 경험의 영역에 적용하려고 하면, 그것은 일상적으로는 잘 일어나지 않는 문제들에 맞춰진 공식적이고 서투른 윤리처럼 보일 수 있다. 그 이유들 중 하나는 임상적 상호작용의 현상이 너무 복잡하고 다양해서 이러한 원리들을, 아니 어떤 원리들이라도 그것들을 도덕성을 이해하는 주된 방식으로 사용한다는 것은 이러한 복잡성을 과소평가하는 셈이 되기 때문이다. 만약 이러한 원칙들이 적절하지 않은 상황에 적용된다면, 그것은 복잡한 도덕적 삶의 구조에 손쉽게 폭력을 가하는 것과 같을 것이다. 다시 말해 그것은 메스를 댈 곳에 도끼를 들이대는 꼴이다. 이 서너 가지 원칙에 대한 우리의 문제 의식은 그것들이 쓸모없다는 것이 아니라, 그것들이 일상적인 의료의 구조와 리듬을 다루는 데 종종 성공적이지 못했다는 것이다. 그런 의미에서 그것들은 "큰 결정"이나 정책을 다루는 윤리에는 적합할지 모르지만, 우리가 얘기하고자 하는 일상적 윤리에는 잘 어울리지 않을 수 있다.

우리는 이제부터 생명윤리의 네 가지 주요 원칙에 대해 간략하게 논의하고 이중 행위주체성 모델에 비추어 각각을 평가하고자 한다.

자율성 존중(Respect for Autonomy). 우리가 지금까지 설명해 온 환자의 도덕적 영역에 대해 살펴보면 자율성의 개념이 현실에서는 별로 유용하지 않음을 알 수 있다. 일반적으로 자율성은 환자가 중대한 결정을 내려야 할 때 윤리적 상황을 명확히 하기 위해서 필수적으로 고려해야 하는 원칙이다. 하지만 그것만으로는 어떻게 한 인간이, 취약하고 상처 입은 어떤 인간이 **환자가 되고** 임상의사와 보다 일상적인 관계를 맺는지에 대한 역학을 분명하게 설명할 수 없다. 환자의 호소와 의사의 반응은 거의 동시에 발생한다. 사람들은 대부분 특정 의사의 환자가 되기로 명확하게 결정한다. 하지만, 자율적인 행위주체로서의 자아 의식은 전면에 드러나지 않는 것이 일반적이다. 이런 사실과 함께 흔히 동반되는 긴급성과 불확실성을 고려할 때, 전형적으로 환자의 자율성 존중과 관련되는 조건들이 동반자를 필요로 하는 환자의 욕구를 모호하게 한다. 환자는 임상의사와 질환의 여정을 함께할 때 신뢰, 확신 그리고 안전에 대해 보장받기를 원한다.

환자들은 대부분 자신들의 치료에 대한 결정을 내리는 데 있어서 자신들이 적극적으로 참여할 수 있기를 원한다. 다시 말해, 우리가 앞에서 기술한 바와 같이 이중 행위주체성으로서 대접받길 원한다. 이런 동반자 관계에서 환자들은 명확한 전문적인 권유를 믿고 의지하게 된다. 임상윤리 상담자로서 우리의 경험을 되돌아보면, 환자의 자율성을 존중하는 것이 너무나 자주 임상의사들로 하여금 결정의 부담을 그리고 그에 따른 결과에 대한 책임을 회피하도록 하고 그것들을 환자와 가족들에게 전담시키는 허락을 받은 것으로 생각하도록 만들고 있다. 이런 경우 의사는 다음과 같이 표현한다. "여기에 당신이 선택할 수 있는 사항들이 있습니다. 이제 당신이 선택해야 합니다."[5] 이러한 상황에서 많은 경우 핵심적인 윤리적 요소로 작용하는 것은 환자나 환자 대리인의 자율성이 무시될 위험성이 아니라, 진료팀과 환자 혹은 가족 간의 믿음과 신뢰가 어느 정도인가 하는 문제이다. 강조할 필요가 있는 사실은 환자와 가족들이 자율적으로 선택할 수 있는 충분한 능력을 가지고 클리닉과 병원을 방문하는 일이 매우 드물다는 것이다. 특히 의료 환경에서는 신뢰와 확실한 정보를 바탕으로 환자를 독자적으로 삶을 영위하는 한 인간으로서 존중하며 권고하는 등 적극적으로 격려하면서 환자에게 선택의 권한을 줄 때에만 비로소 올바른 선택이 가능하다. 이런 점을 감안하면, 어떤 형태의 자율적인 활동이든지 간에 공동체의 공동 대처가 있어야 성과를 기대할 수 있을 것 같다.

자율성에 대한 존중이 의사–환자 관계의 시작과 발전에 그리고 주요한 의사 결정 과정에 최소한의 지침을 제공한다면, 어느 지점에서 이 원칙이 도움이 되겠는가? 우리는 환자의 자율성 존중을 강조하는 이러한 접근 방식이 관계의 해체와 같은 영역에서 더 크고 긴밀한 역할을 한다는 사실을 알게 되었다. 만약 이중 행위주체성의 동반자 관계가 긴장되거나 결렬된다면, 환자가 이중 행위주체성을 단일 행위주체성으로 되돌리고자 하는 분명한 지점이 있을 것이다. 이런 일은 환자의 자율성을 인정하거나 존중하지 않기 때문에 발생한다. 이 경우의 자율성은 본질적으로 "아니오"라고 말할 수 있거나 환자가 언제 어디서 동의할 것인지 아닌지를 타협할 수 있는 선택권을 가지겠다고 주장하는 것을 의미한다. 우리는 이러한 자율성의 개념을 통해 이중 행위주체성에서 단일 행위주체성으로의 변화 역학을 명확히 이해할 수 있을 것이다. 이런 사실은, 누구도 동의 없이 다른 사람을 치료할 수 있는 권한을 가질 수 없다는 점을 상기시켜 준다. 하지만 이 지점에서도 자율성 개념은 관계가 왜 붕괴되었는지, 왜 이중 행위주체성에 필수적인 신뢰가 깨졌는지를 이해하는 데 아무 도움을 주지 못한다. 그것은 온정주의에 대항하는 비장의 카드로서 그리고 최종 결정권자로만 나타난다.

유익성(Beneficence). 이처럼 오래된 원칙도 마찬가지로 그 유용성에 제한점이 있다. 자율성과 마찬가지로 유익성은 환자와 의사의 이중 행위주체성이 위기에 처해있지만 아직 해체될 지점에는 다다르지 않았을 때 가장 명확하게 그 적절성을 드러낸다. 환자들은 당연히 의사의 자비심, 즉 선한 의도를 기대하기 때문에 임상의사에게 도움을 청한다. 임상의사의 호의에 대한 환자의 믿음과 신뢰가 깨지기 시작하면 종종 동반자 관계의 목표를 분명하게 하려고 노력하게 된다. 이 시점에서 환자는 "임상의사의 호의에 대한 나의 믿음처럼 그의 행위와 태도가 아직 호의적인가?" "이 동반자 관계에서 나의 웰빙이 아직도 가장 중요하게 여겨지고 있는가?"라고 되묻게 된다. 이 시점에서는 동반자 관계의 주요 목적으로서 환자의 치유를 다시 한번 더 강조하게 된다. 유익성은 환자의 이익을 목표로 하며, 치유는 유익성이 추구하는 보다 넓은 목표의 한 측면으로 이해될 수 있다.[6] 그러나 이중 행위주체성이 환자의 이익을 추구하면서 잘 작동한다면, 유익성의 원칙은 배경으로 남아있게 된다. 유익성은 **오직 의심받을 때에만** 비로소 관심을 끌게 된다. 의료체계가 환자의 삶과 삶의 전망을 어떻게 변화시키는지 그리고 그러한 체계 안에서 임상의사와 환자가 치유를 향해 어떻게 협력하는지를 연구함으로써 치유와 치유 의도에 대한 분석을 보다 정확히 할 수 있을 것이다. 예를 들어, 환자와 의사가 어떤 치료를 할지 진지하게 함께 고민할 때 그들은 유익성에 관심을 갖는 것이 아니라 "어떤 치료가 내 삶을 더 나아지게 할 것인가?" 하는 명제처럼 유익함의 구체적인 문제에 관심을 갖게 된다. 그들의 동반자 관계에 문제가 있는 경우가 아니라면, 이들 관계의 구조와 리듬은 유익성이라는 원칙에서보다는 더 구체적이고 세밀한 부분에서 환자와 의사의 도덕적 삶을 보여준다.

무해성(Nonmaleficence). 이 원칙은 일부 생명윤리학자들에 의해 유익성과 구별되는 윤리로 취급되고 있다. 해를 끼치지 않아야 한다는 것 그리고 더 나아가 해악을 적극적으로 예방해야 한다는 것은 일부 학자들의 입장에서는 오랫동안 엄중하게 지켜온 의사가 필수적으로 지켜야 할 사명으로 여겨졌다. 그리고 이것은 히포크라테스 이래로 내려온 전통 *primum non nocere* 즉 '무엇보다도 먼저 해를 끼치지 않는다'라는 말로 표현된다. 무해성이란, 의료 환경에서 환자가 임상의사에게 도움을 요청할 수밖에 없는 이유들 가운데 유익성의 대척점에 위치하는 윤리이다. 처방약뿐만 아니라 수많은 진단 및 치료 방법들이 환자에게 해로운 영향을 미칠 수 있다는 점을 감안할 때 그 의미는 결코 과소평가할 수 없다. 그럼에도 불구하고, 이 원칙이 임상적인 논쟁을 위한 전제로서 그리고 유익함을 주려는 의도의 효과를 검증할 수 있는 경계 표지자로서 중요한 의미를 가짐에도 불구하고, 우리는 그것이 의사-환자 간 상호작용의 일상적인 역학에서 핵심은 아니라고 주장한다. 이 원칙은 임상의사가 비밀유지 의무를 위반한 경우와 같이 의사-환자 관계에 문제가 생기거나 손상되었을 때 그리고 어떤 처방에 의해 의도하지 않게 유해한 부작용이 나타났을 때 매우 중요한 방식으로 작동한다. 물론 이런 경우에, 위해 대비 이익에 대한 계산은 확실하게 해야 하며, 위해를 예방하거나 최소화할 의무를 강조하는 원칙은 잊지 말아야 한다. 이와 같이 무해성 원칙은 종종 일부 침습적인 전문 분야나 암 치료에 흔히 적용될 수 있으며, 중증 및 말기 환자의 치료에도 분명히 적용될 수 있다. 그러나 거기에서도 복잡한 문제를 타협하기 위한 대략적인 지침만을 제공할 뿐이다. 위해 대비 이익 계산의 미묘한 차이는 언제나 관계 혹은 일련의 관계들에 따라 결정된다. 무해성은 기껏해야 개입의 비용과 한계를 나타내주는 지표인 것이다. 일반적으로 이 원칙은 너무 포괄적이어서 의사-환자 간의 일상적인 관계에서 위해가 어떻게 이루어질 수 있는지를 파악하는 데 지침을 제공하지 못한다.

정의(Justice). 정의의 개념은 자율성, 유익성 그리고 무해성과 달리 이중 행위주체성이 긴장상태에 있거나 붕괴될 때가 아니라 이중 행위주체성이 시작되기 전에 가장 흔하게 전면에 부각된다. 몸에 상처가 나면 우리는 도움을 필요로 한다. 그런데 우리는 곧바로 반응하지 못하기도 한다. 환자가 되는 일이 어려울 수도 있다. 일반적으로 이와 같이 반응하지 못하는 것 그리고 이런 어려움에 부딪치는 것은 임상의사를 찾을 수 있는가의 문제와 연관된다. 이처럼 임상의사에게 접근하기 어려운 문제는 일반적으로 병원의 구조, 재정적 인센티브 그리고 때로는 지리적인 문제에 기인한다. 이러한 경우에 정의는 의료 정책과 경제성을 판단하는 데 있어서 절대적으로 중심적인 고려 사항이 된다. 예를 들어 효율성과 수익성을 좇아 일하는 임상의사는 환자의 치료를 거부할 것이기 때문에 환자의 호소에 대해 반응하지 않을 수 있다. 이런 일은 보통 개인의 결정에 의해서가 아니라, 수익성의 목표를 달성하려는 집단 진료나 대형 의료기관이 시행하는 정책의 결과로 발생한다. 여기에서 우리는 또 다른 종류의 불의에 직면한다. 특정 인종, 보험 또는 사회경제적 지위와 관련하여 진료가 거부되는 불의가 개인적 차원에서 발생할 수도 있다. 이러한 사례들을 통해 우리는 평등과 정의에 대한 근본적인 문제의식을 갖게 된다. 그러나 일단 임상의사와 환자 간에 이중 행위주체성이 확립되면, 정의는 일반적으로 너무 추상적이고 포괄적인 용어이기 때문에 도움이 될 정도로 정확하게 적용되지 못한다.

만약 우리가 정의에 대해 '공정성(fairness)' 같은 좀 더 기능적인 개념으로 눈을 돌린다면 우리는 의사-환자 관계에 대해 더 많은 관심을 기울일 수 있을 것이다. 단순한 사례를 하나 들어 보자. 환자가 진료 시간에 질문할 여유를 갖지 못한다면 그는 공정하게 대우받지 못하고 있다고 느낀다. 우리는 또한 좀 더 골치 아픈 상황도 상상할 수 있다. 환자에게 치료가 필요하지만 수익성이 없기 때문에 적용하기 어려운 경우, 환자를 안심시키거나 진단에 대해 설명하기 위해 추가로 시간이 필요한 경우, 또는 환자가 단지 관심을 둘 만하지 않거나 너무 어려운 환자라서 방치를 당하는 경우가 있다. 극단적인 경우를 제외하고는 공정성에 대해 명확하게 말할 수는 없다. 작동 중인 이중 행위주체성의 개별적 형성 과정을 이해하고 긴장 혹은 해체 시점 이전의 상호관계를 나타내는 취약성과 반응성의 리듬을 파악하지 못하고는 이에 대해 단정적으로 말할 수 없다.

일차 의료 환경에서 말하는 공정성이 자율적 행위주체들 간 상호관계에서 이익과 부담을 골고루 나누어야 한다는 의미는 아니다. 여기서 공정성이란 환자를 치유하려는 의도를 가지고 함께 노력하는 이중 행위주체성의 파트너들이 각자의 역할과 책임을 인정하고 상호 존중하는 것이다. 이러한 의미에서 공정성은 항상 다차원적이다. 환자가 의사를 공정하게 대하지 않을 수 있다. 환자는 임상의사를 이용하여 통제된 물질에 접근하거나 치유에 필수적인 문제에 대한 임상의사의 지침을 따르지 않음으로써 의사-환자 간의 신뢰에 금이 가게 할 수 있다. 반대로, 의사도 환자를 부당하게 대할 수 있다. 환자들을 그들의 관심이나 궁금해하는 점과 상관없이 소비자 혹은 돈을 지불하는 대상으로만 치부함으로써 상호간의 신뢰를 무너뜨릴 수 있다. 그러나 여기에서도 권력의 불일치, 미묘한 합의, 그리고 모두가 관련되는 의무의 변화들을 포함하고 있는 이중 행위주체성의 역할은 공정성의 개념만으로는 모두 다 설명할 수 없다. 이를 위해서는 보다 세밀한 분석이 필요하다.

우리는 네 가지 원칙, 즉 자율성 존중, 유익성, 무해성 그리고 정의가 환자와 임상의사 간의 통상적인 관계에 있어서는 핵심이 아니라고 주장하고 있다. 우리는 이 원칙들이 일반적으로 가정의 수준(유익성과 무해성)이거나 치유의 근본적인 구조가 잘못 확립되거나 문제가 되었을 때(자율성과 정의)에 적용된다고 주장한다. 이를 명확히 하기 위해 우리는 여기서 생명윤리와 의학윤리에 대한 원칙중심 접근법에 대해 아주 구체적인 비판을 하고 있다. 원칙들이 윤리적 성찰과 실천을 이끌어내는 데 전혀 도움이 되지 않는다고 말하는 것도 아니고, 의료인들의 일반적인 도덕적 감수성에 이 원칙들이 도움이 되지 않는다고 말하는 것도 아니다. 우리에게는 원칙이 필요하다. 우리에게는 지금까지 논의한 네 가지 원칙들이 분명히 필요하다. 예를 들어, 환자의 자율성에 대한 존중은 의료 행위에 대한 전반적인 목표를 수립하는 데 있어서 그리고 의료 인센티브

제도를 설계함에 있어서 매우 중요하다. 관리하에 있는 치료 계획이나 환자가 따라가는 구조는 환자의 자율성을 무시하는 것처럼 보일 수도 있다. 또한 최선의 치료를 위한 의사들의 판단이 유익성을 무시하는 것이 아닌가 하고 생각될 수도 있다. 마찬가지로, 접근성에서 정의를 추구하지 않는 의료 시스템은 비윤리적인 결말을 맞을 수 있다.

이들 원칙들 그리고 다른 원칙들이 비록 유용할지라도, 이들은 임상의사와 환자의 상호작용에 대한 아주 기본적이고 윤리적인 측면을 효과적이고 설득력 있게 표현하지 못한다. 임상 상황에서 윤리적으로 복잡한 관계를 이해하는 데에는 원칙만 가지고는 부족하다. 이런 사실은 우리 환자 정보원들이 우리에게 가르쳐준 것이며, 우리가 여기에서 강조하고 탐구하고자 하는 것이다. 치유 과정에서 상호작용의 근간을 이루는 취약성과 반응성의 역학을 무시하는 전문적 윤리는 그것이 무엇이라 할지라도 모두 기본적이고 필수적인 것들을 간과하는 결과를 초래한다.

다음 두 가지 상황을 생각해 보자.

1. **"나는 계속 과거로 돌아가는가?"** 신체가 취약해지면 우리는 환자가 된다. 그다음으로, 환자는 임상의사에게 도움을 호소하고 임상의사는 이에 반응하게 되며 마지막으로 환자가 이중 행위 주체성을 받아들이는 순서를 밟게 된다. 이제 여러분이 누군가의 환자가 되었고 그 후 3~4개월 동안 그 의사를 만나고 있다고 가정해보자. 그리고, 차츰 자신이 제대로 치료받지 못하고 있다고 느낀다고 생각해 보자. 실제로 치료법이 도움이 되

지 않았거나 적절한 설명을 듣지 못한 경우일 수 있다. 여러분
스스로 무시당하고 있다고 느낄 수 있고, 실수로 다른 사람의
검사 결과를 통보받았을 수도 있다. 여러분은 이런 상황을 어
떻게 생각하는가? 여기에 더해서, 여러분의 주치의가 당신을
"지시에 잘 따르지 않는 환자", 즉 "어려운 환자" 중 하나로
생각하기 시작할 가능성까지 함께 생각해 보자.

생명윤리 교육을 받은 사람들에게 있어서 이러한 시나리오에 대
한 표준적인 반응은, 환자의 권리라는 관점에서 생각하고 환자 자
신을 자율적인 행위주체로 생각하는 데 집중하라고 권하는 것이다.
하지만 우리는 의사와 관계를 맺고 있을 때에만 환자가 된다. 즉,
잠정적으로라도 우리가 독립적으로 기능하는 자율적인 행위주체가
아니라는 사실을 받아들였기 때문에 환자가 된 것이다. 이중 행위
주체성의 동반자 관계에서는 일반적으로 독립성과 자율성의 개념
이 애매해지는 일련의 타협이 이루어진다. 게다가, 자율성을 주장
하게 되면 가능성이 거의 없고 대개는 바람직하지 않으며 때로는
해로울 수도 있는 그런 자유를 추구하는 결과로 이어질 수도 있다.
환자가 스스로 독자적이고 일방적인 의사결정자가 되려고 노력하
면, 임상의사와의 이중 행위주체성이 가져다 주는 힘을 잃게 되고
보호를 받지 못할 수도 있다. 이와 같은 위기가 발생할 경우, 환자
들은 필요할 때 필요한 도움을 줄 수 있는 다른 의사를 찾을 수 있
는지가 불확실할 수도 있다.

다른 한편으로, 우리는 적절하게 잘 치료해주는 의사를 떠나고
싶을 때도 있다. 의사가 하는 말을 듣고 싶지 않기 때문이다. 적절
한 치료 방향에 대해 우리가 잘못 생각하는 것은 아닌지를 검토하

게 하는 것은 효과적인 이중 행위주체성이 갖는 장점 중 하나이다. 하지만 자율성을 보호하는 데에만 너무 집착하면, 나쁜 조언 때문이 아니라 원치 않는 조언 때문에 환자가 동반자 관계를 무너뜨릴 수 있다.

모든 이야기를 다 하고 모든 일들을 다 행한 후에도 우리가 마침내 의사와의 동반자 관계를 끝내고 우리의 완전한 자율성을 되찾아 "더 이상 필요 없다"고 말할 준비가 되었다고 가정해보자. 그런 경우에도 우리는 여전히 취약하고 도움이 필요하다. 새로운 의료 동반자를 선택하는 데 있어 자율적일 수 있지만, 자율성만으로는 현존하는 취약성을 해결하지 못할 뿐만 아니라 문제의 핵심을 놓치게 될 수도 있다.

요약하면, 자율성 모델은 일반적으로 잘 정의된 특정의 드문 관계에서만 도움이 되며, 보다 일상적인 의료 상황에서는 실제로 역효과를 낼 수도 있다. 이 모델은 의사-환자 관계의 본질에 관하여 환자와 의사 모두를 오도하기 쉽다. 우리가 주장해온 바와 같이 유익성과 무해성은 중요하다. 그러나 이들은 일상적으로 임상의사와 함께하는 진료의 전후 역학을 이해하는 데 적용하기에는 초점이 벗어나 있고 너무 일반적이다. 정의는 **관계 속에서** 적용하기에 그 유용성이 제한적이다. 정의는 관계가 불가능할 때나 기본적인 임상적 관계 혹은 환자 규범이 파괴된 경우에 더 흔히 적용될 수 있다.

2. **"내가 얼마나 많은 진실을 말하고 있는가?"** 상반되는 상황도 있다. 이 경우는 임상의사가 치유를 위해 전력을 다하는가가 아니라 환자 측의 노력이 문제가 된다. 자신의 진료에 꼭 필요한 정보를 의도적으로 의사에게 제공하지 않는 환자의 경우를 예

로 들어보자. 우리는 환자의 불신이 임상적 관계가 시작될 때부터 작동하여 환자가 진료를 받는 기간 내내 지속되는 상황을 염두에 두고 있다. 이와 같은 상황을 상정하고 우리는 부분적 수용의 관점에서 이 문제를 논의할 것이다. 앞서 언급했듯이, 의사-환자 관계가 진행되면서 환자와 임상의사 사이에 여러 차례의 호소와 승인이 반복될 수 있다. 그러나 환자가 적절하게 참여하지 않아서 더 이상의 진전을 보지 못하는 경우도 있다. 이런 상황을 좀 더 자세히 살펴보자. "네, 선생님의 환자가 되겠습니다. [그러면서 환자는 혼잣말을 한다.] 하지만 난 약물 남용, 성적 성향, 가정 폭력에 대해서는 말하지 않을 테야." 이전에 겪었던 의사와의 관계와 의료시스템에 대한 경험 때문이든 혹은, 죄책감, 수치심, 두려움 때문이든 이러한 정도의 신뢰 부족은 이중 행위주체성의 잠재력이 최대한 발휘되지 못하게 한다. 능숙한 임상의사는 이런 유형의 정보 숨김이 일어나는 징후에 주의를 기울인다. 가정폭력이나 약물 남용에 대해 설명해야만 이해가 될 수 있는 증거에 대해서는 의견 차이가 있을 수 있다. 하지만 숙련된 임상의사와 용기 있는 환자만이 이런 종류의 심각한 문제를 극복할 수 있다.

환자들이 정보를 제공하지 않거나 거짓말을 하는 데에 어떤 문제가 내포되어 있는지를 네 가지 원칙에 비추어 분석한 결과, 우리는 이 원칙들이 주변 상황에 대해서만 말한다는 사실을 재차 확인할 수 있었다. 네 가지 원칙들은 환자들이 의사와 맺은 약속의 핵심 구조와 리듬에 대해서는 다루지도 않고 다룰 수도 없다. 또한 환자와 임상의사가 치유 관계를 유지하기 위해 무엇이 필요하고 무엇이 도움이 되는지에 대한 세부적 지침을 마련할 수도 없다. 예를 들어, 환자들이 왜 의사들에게 정보를 제공하는 것을 주저하는 지에 대해 자율성의 렌즈를 통해 간단하게 살펴보면, 환자들은 치료가 위태로워지는 경우에도 그렇게 하는 것까지 자신의 권리라고 생각하기 때문이다. 다시 말하지만, 이것은 신뢰와 믿음이 어떻게 싹틀 수 있고 이런 덕목이 더 나은 의료서비스에 얼마나 기여할 수 있는지에 대해 숙고하는 것이 아니라 단지 "권리 쟁취"의 사고방 식으로 판단하는 데에서 기인한 것이다.[7]

다행히도 대부분의 임상의사들은 환자들의 행동을 통해 배움으 로써 미묘한 대인관계의 통상적인 리듬에 의해 윤리적으로 너무 이론화되지 않도록 끊임없이 노력한다. 숙련된 임상의사들은 어떻 게 보고 어떻게 행동할지, 그리고 어떤 상황에서 어떻게 앞으로 나 아갈지에 대해 환자들로부터 배운다. 생명윤리학자들 역시 이런 방 식에 관심을 기울임으로써 자신들의 개념과 방법을 좀 더 유용한 도구로 만들어 나갈 수 있을 것이다.

환자들이 자신들의 건강 관리를 위해 내려야 하는 중요한 결정 을 좌우하는 것은 가장 일상적인 세부 사항과 사소한 "판단들" 그리고 이들의 누적된 영향이다. 이것들은 결코 하찮은 것이 아니 다. 하지만 이런 공식도 교과서에서 강조되고 언론에서 많이 논의 되는 생명윤리의 고전적 딜레마에 우리 모두가 직면하게 될 수 있다는 사실을 가정하고 있다. 그렇지만, 정말로 많은 환자들은 생명윤리에서 언급하는 극적인 문제들에 직면하지 않고 자신들의 삶을 살아간다. 우리는 의사-환자 간 상호작용의 밀물과 썰물에 세심하게 관심을 두는 취약성과 반응성의 윤리가 우리들로 하여 금 가장 중요한 일상적인 윤리에 접근할 수 있도록 도와줄 것이 라고 주장한다.[8]

의학윤리 강령의 나르시시즘

환자의 웰빙을 강조하는 많은 전문가들에게 이 절의 제목은 가혹하게 들릴 수 있다. 실제로, 현재 사용되고 있는 미국의사협회(AMA; American Medical Association) 의학윤리 강령의 서문에는 이 강령이 "기본적으로 환자의 이익을 위해" 개발되었다고 명시되어 있다.[9] 이러한 주장에도 불구하고, 강령을 구성하는 것은 환자에 대한 그리고 환자가 얻는 이익에 대한 의학적 관점이다. 다시 말해 강령이 담고 있는 규범적 관점을 제대로 표현한 개념은 나르시시즘이라고 할 수 있다.

여기에서 우리가 언급하는 나르시시즘은 정신의학적 범주가 아니라 보다 일반적인 문화적 범주이다. 구체적으로 우리는 여기에서 의료전문가들이 자신들의 기본적인 도덕적 책무를 어떻게 생각하고 표현했는가를 말하려고 한다. 그리스 신화에서 나르시스는 물에 비친 자신의 모습에 반해 사랑에 빠진 아름다운 청년이다. 나르시스의 지나친 자기애는 여신 에코의 구애를 거부했기 때문에 그에게 가해진 저주의 결과였다. 나르시스에게 있어서 그 결과는 결코 성취될 수도 완성될 수도 없는 사랑이었다. 전문 직업의 행동강령과 환자의 의무는 히포크라테스 이래로 무엇이 치료적 만남의 성패를 가르는지에 대해 환자들이 어떻게 이해하는지와 상관없이 전문가 자신들의 인식에서 비롯된 용어로 정의되어 왔다고 우리는 주장한다. 이 강령들 안에서 유일하게 권위를 가지는 목소리는 의사들의 주장이었다. 그렇다고 이러한 강령들이 규범을 만드는 데 쓸모없거나 근본적으로 잘못되었다는 얘기는 아니다. 직업적 강령들에는 훌륭한 점이 많고, 그 안에 내포된 이상에 부응하기 위해 노력하는 것은 늘 가치 있는 도전으로 받아들여져 왔다. 우리가 강조하는 바는, 이 책에서 우리가 제시해온 도덕적 구조, 리듬, 그리고 지평을 감안하여 이런 강령들이 제정되었더라면, 이들의 출발점과 표현은 크게 달라졌으리라는 것이다.

좀 더 구체적으로 말하면, 히포크라테스 선서는 고대 그리스의 의료 장인들보다 더 높은 이상을 추구하는 전문 직업으로 발전하기 위해 필요한 핵심 특성들을 찾아내기 위한 존경받을 만한 노력이었다.[10] 선서는 비밀리에 행해졌고, 본래의 정의를 감안하여 이런 가르침은 환자와 다른 치료자들을 포함하여 이 직업에 속하지 않은 이들에게 공개되지 않았음은 주목할 만하다. 선서를 함으로써 지켜야 하는 서비스 의무는 훌륭하게 열거하였지만, 의사의 인격, 의무 및 한계에 대해서만 매우 배타적으로 기술하고 있다. 또한, 의학적 덕목과 관련된 경우가 아니라면, 환자의 상황에 대해서는 언급되어 있지 않다. 예를 들어, "내 환자의 이익만을 위해" 그 집에 들어가고 그 가정의 누구와도 성관계를 갖지 않겠다고 하는 것은 분명히 좋은 목적을 가지고 하는 일이다. 그러나, 여기에는 취약성의 더 큰 맥락과 이에 대한 설명이 전혀 포함되어 있지 않다. 이와 같이, 이 윤리에 내포된 나르시시즘은 전문가로서의 행동과 태도에 대해서만 기준을 제시한다. 나르시시즘은 선서에 내포된 이상주의 안에 있는 것이 아니라, 행위주체로서 의사만이 고려되고 있다는 사실에 기초하고 있다.

요즘에는 환자의 관점이 반영되면서 의학윤리 체계가 많이 개선되었다고 누구나 생각하고 싶을 것이다. 그러나, 우리가 아는 한 현존하는 어떤 강령도 그렇게 개선되지는 못했다. 물론 현대의 강령과 그에 따르는 원칙들은 아주 정교해서 히포크라테스 선서에서

는 표현하지 못한 방식으로 21세기 초 의사들에게 분명하게 말해
준다. 그러나, 아직까지 미국의사협회 강령의 최신판에서도 각각의
원칙들은 여전히 "의사는 … 해야 한다"라는 문구로 시작한다.[11]
또 다른 예를 들어 보자. 정기적으로 갱신되고 큰 신뢰를 받고 있
는 미국내과학회의 매뉴얼에서는 이해 충돌을 피하기 위해 그리고
다른 무엇보다 환자의 건강을 자기 이익에 앞서 최우선으로 고려
하기 위해 어떻게 해야 하는지에 대해 솔직하게 기술하고 있다.[12]
그러나 이러한 이타적 구상들도 마치 그것들이 완전히 의사의 발
명품이고 의사의 책임인 것처럼 표현되고 있다. 그 어디에도 관계
가 치료적으로 작동하기 위해 필요한 것에 대한 환자의 관점을 언
급하거나 이로부터 어떤 지침을 얻어내려고 노력한 흔적은 없다.
여러 차례의 개정에도 불구하고 이러한 핵심 요소들은 여전히 빠
져 있다.

독자들은 우리가 의료 분야에서 소비자중심주의 그리고 상업적
규범과 경제력의 증가에 의해 기왕에 조성된 전문적 지배력에 부가
하여 또 다른 주도권을 만들어내려 한다고 생각할지도 모른다. 하지
만 우리는 전혀 그런 바람을 가지고 있지 않다. 지난 20년 동안 의
학이 전문성에 대해 타협함으로써 의사들의 직업윤리가 상당히 훼
손되었다고 우리는 굳게 믿고 있다. 이런 의미에서 직업윤리의 문제
는 전반적으로 무기력해진 도덕의 문제이다. 다시 말해, 의사들의
사고와 행동에서 활기가 사라지고 의학윤리는 사실상 사업적 가치
의 지배하에 놓이게 되었다. 특히 의사들은 집단적으로나 개별적으
로나 시장의 지배에 충분히 저항하지 않고 굴복해 왔다. 적어도 부
분적으로는 대부분 너무 오랫동안 환자의 관점을 무시한 채 자신의
모습을 바라봤기 때문에, 상업적 규범에 의해 의학윤리가 훼손되어

왔다. 간단히 말해서, 그동안 의학은 스스로 환자 치료에 핵심적인 도덕적 통찰을 확인하고 그 영역에서 행동과 태도를 지배하는 규범을 확실하게 표현할 수 있다고 맹신해 왔다. 그 결과 의료 서비스의 상품화에 저항하는 데 도움을 줄 동조세력을 찾을 수 없었다. 특히 의료인들은 그동안 환자들을 도덕에 관한 대화에 끌어들여 공통의 명분을 만들어오지 않았기 때문에 혼자 외롭게 길을 걸어야만 했다. 오직 전문가만이 치료관계에서 도덕적으로 중요한 것을 정의할 수 있다는 잘못된 생각 때문에 의학의 도덕적 권위는 점점 더 약해졌다. 임상의사들이 고정된 윤리적 틀에서 벗어나 환자에게 필요한 것이 무엇인지에 대해 주의 깊게 들을 수 있도록 한다면 그들에게 의료윤리의 본질을 재고할 기회를 마련해줄 수 있을 것이다. 그리고, 앞으로 제시할 의사들의 윤리적 원칙에 환자들을 포함시킨다면 의학 발전을 위한 중요한 계기가 될 것이다. 모든 의료인들을 위한 윤리를 확립하는 일은 공동 프로젝트여야 하며, 의사와 환자의 공동작업을 통해 핵심적인 통찰과 주장들을 종합해 나가야 한다. 환자들의 목소리에 좀 더 주의를 기울이고 그 목소리에 도덕적 권위를 부여할 때에만 의료계는 도덕적 기반을 되찾을 수 있을 것이다.[13]

이런 맥락에서 볼 때, 간호와 간호윤리 역시 의료에서 중심적 위치를 차지하고 있기 때문에 이에 대해 논의하는 것은 매우 의미 있는 일일 것이다. 간호학도 배타적인 전문적 주제를 의학과 일부 공유하지만, 간호 강령의 어조와 원칙은 환자의 구체적인 가치와 의료에 있어서 상호작용의 광범위한 역학에 한층 더 깊은 관심을 기울이고 있다. 예를 들어, 미국간호협회(ANA; American Nurses Association)의 강령은 환자의 '품위'를 강조하고 있으며, 돌봄을 원하는 사람들이 위기에 처해 있고 취약한 상태라는 사실을 민감하게 반영하고 있다.[14] 더욱이 간호는 공식적으로 "측은지심(compassion)"을 중심 규범으로 삼는다. 미국간호협회 강령은 "환자의 이익을 최우선 순위에 둠"으로써 이 주제를 강조하고, 나아가 환자가 언제나 자신의 치료에 대해 설명을 듣고 결정할 수 있는 "관계망" 안에 있다는 생각을 담고 있다.[15] 비록 이 강령이 환자들의 관심사가 정확히 무엇인지를 알 수 있는 방법에 대해 알려주지는 못해도, 최소한 건강 관리에 중요한 문제를 결정하는 데 있어서 환자의 목소리를 존중하도록 하는 역할을 한다. 아마도 간호의 기원이 인간의 필요, 고통, 서비스 지향과 직접적으로 연관되어 있기 때문에 미국간호협회 강령이 환자와의 관계에 매우 다른 방식으로 접근하는 것 같다. 혹은, 아마도 간호가 특히 병원 환경에서 늘 환자에게 좀 더 가까운 거리에 위치해 있기 때문일 수도 있다.[16] 이유가 무엇이든 간에, 우리는 간호 강령을 통해 간호가 단순히 자신들의 이상만을 표현하는 것으로부터 벗어나는 데 성공했다고 믿는다. 그리고, 직업적 강령이 어떻게 환자들이 말하는 의료윤리와 일치할 수 있는지를 나타내는 사례를 제공하고 있다고 믿는다.

앞으로 나아가기: 선서와 교육 기회

> 도덕적인 삶은 … 끊임없이 계속되는 무엇이다.
>
> – 아이리스 머독

이제 우리는 어떻게 앞으로 나아가야 할까? 이제부터 우리는 개념적인 그리고 실용적인 측면 양쪽에서 권고사항들을 제시하고, 우리가 강조해온 취약성과 반응성의 역학이 어떻게 새로운 의료윤리 강령으로 변환될 수 있는지를 보여주는 사례들을 통해 결론을 이끌어낼 예정이다. 우리는 또한 건강한 치유 관계를 형성하는 기술을 가르치는 새로운 교육 기회를 만드는 데에도 관심을 가지고 있다. 그리고, 우리가 이 일을 마친 후에도 다른 사람들이 이런 작업을 계속해서 이어가길 바라고 있다.

현재의 윤리 강령에 포함되어 있지 않거나 잘 반영되어 있지 않은 것이 환자의 관점이라면, 의료계의 지도자들이 사려 깊은 환자들을 대화에 초대하는 것이 옳은 일일 것이다. 포커스 그룹을 구성하고 개별 환자들과 차분히 대화를 나누자. 아랫 사람을 대하듯 환자들에게 맞추겠다 혹은 그들을 "만족"시키겠다는 생각에서가 아니라, 직업적 강령 안에서 상호관계의 핵심 요소로 삼을 만한 것들을 배우겠다는 마음으로 정중하게 주의를 기울여 보자. 여기에서 우리가 제시한 것은 단지 시작일 뿐이다. 앞으로 대화를 전개하면서 배울 일들이 좀 더 많을 것이다. 의사나 다른 의료인들이 이러한 핵심 요소들을 분별하는 데 환자들보다 우월하다고 생각할 이유가 없다. 환자들이 치유에 대해 이야기하는 것을 귀담아 듣기 위해서는 우리가 잘 생각하지 않지만 매우 중요한 가정 한 가지를 마음에 새길 필요가 있다. 우리가 위계적으로 판단하지 않을 때 상호 간의 차이에 대해 많이 배울 수 있다는 사실 말이다. 인터뷰에서 살펴보았듯이, 환자의 관점은 전문가들의 관점과 다를 수 있고, 또 환자마다 다양할 수도 있다. 그러나 그 관점들이 도덕적으로 열등하거나 우월한 것은 아니다. 단지 독특한 것이고, 그 독특함 자체가 가치 있는 것이다. 그들의 관점은 전문가들이 빠지기 쉬운 도덕적 우월주의에 대해 해독제를 제공함으로써 임상적 상호관계를 형성하는 데 있어서 독특한 권위를 가진다. 우리가 정말로 의료를 환자중심적으로 만들고 싶다면, 무엇보다 환자들이 말하는 도덕적 방향에 대해 좀 더 심도 있게 이해해야 한다. 환자중심 의료를 우리들 각자가 가지고 있는 특정 가치의 관점으로 이해해서는 안 된다. 또한, 만족이나 행복 지수의 관점으로 이해하는 것은 더 부족하다. 그보다는 치유 관계를 형성하기 위한 구조적인 필요성과 요구 사항의 관점으로 이해해야 한다. 우리는 의료 분야에서 수많은 중요한 일들을 어떻게 해결하는지에 대해서는 잘 알고 있지만, 어떻게 치유해야 하는지에 대해서는 계속해서 배우고 또 배운다.

이러한 노력을 계속함으로써 우리는 전문가의 가치, 원칙, 덕목과 함께 환자의 가치, 원칙, 덕목을 모두 명문화할 수 있고 이런 강령들이 서로를 지지하도록 할 수 있을 것이다. 최소한 지역 병원 차원에서 20세기 후반과 21세기 초반의 의료윤리에 나타난 다행스러운 특징들 중 하나는 환자의 권리 목록을 보완하기 위해 이제는 환자의 책임 목록을 가지고 있다는 사실이다. 분명히 말하지만, 이러한 책임 목록은 의학 강령에 드러난 바로 그 전문적 의제 설정과 상상력 부족을 일부 반영하고 있다. 이런 문제들은 정확히 말해서, 환자의 기여가 전혀 없거나 거의 없는 상태에서 제정되고 공표되었기 때문에 나타난 일들이었다. 그것들은 의사입장에서, 종종 병원과 의료시스템 입장에서, 무엇이 의사-환자 관계를 유지시키고 무엇이 병원의 존립과 번영에 도움이 될 것인지에 관해 적고 있다. 예를 들어, 환자는 약속 시간에 맞추어 진료실을 방문해야 하고, 의료비용과 병원비를 지불해야 하며, 모든 병원 규칙과 규정을 따라야 한다는 환자의 의무 안에 이런 특징이 분명하게 나타난다.[17] **이중 행위 주체성의 양측**으로부터 도출한 새로운 한 쌍의 도덕적 이해를 감안한다면, 강령에 일인칭 복수형을 사용해야 할 것이다. 그것은 의사의 강령이 아니고, 병원이 제정하는 환자들의 의무 목록도 아니며, "우리 모두의", 환자들과 의사들 모두의 강령이어야 한다. 도덕적 합의에 이르는 데 있어서 소유권은 권위의 필수적인 측면이며, 소유권이 있어야 책임도 강화된다. 대부분의 유럽인들은 심지어 그들이 국가 정책에 대해 불만을 얘기할 때에도 "우리의" 의료시스템이라고 말한다. 이에 반해 미국인들은 "그 시스템"에 대해서만 말한다. 물론 여기에서 그 시스템이란 가장 힘있는 관계자들에 의해 대부분 통제되고 좌우되는 것을 말하며, 시민이나 환자들은 여기에 관여하지 못한다.

의료인 선서의 개정: 새로운 출발

다음 서약들 중 한 가지 이상에 대해 선서하는 신선한 의사들이 있다고 상상해 보자.

- 나는 내 환자들이 나와 동등한 가치와 존엄성을 가지고 있으며, 단지 그들의 상처와 근심이 그들로 하여금 치료를 청하게 만들었다고 생각할 것이다. 그들을 이해하고 그들의 호소에 반응하는 것이 나의 일에 의미를 부여하고 나를 전문가로 만드는 일이다.
- 나는 언제나 내 앞에 있는 환자와 그/그녀의 증상들 뒤에 혹은 그 너머에 있는 한 인간의 존재를 확인하기 위해 노력할 것이다.
- 나는 치유를 신뢰와 믿음에 바탕을 둔 관계로부터 주어지는 선물로 이해하고 있으며, 이러한 관계를 형성하는 기술을 향상시키기 위해 노력할 것이다.
- 나는, 내 지식이 문제를 해결할 수 있고 때로는 치료할 수도 있지만,

진정한 치유를 위해서는 측은지심이 필요하다는 사실을 잊지 않도록 노력할 것이다. 치유 과정에서는 내가 무엇을 알고 있는가 하는 것만큼 내가 누구인가 역시 중요하다는 사실을 잊지 않을 것이다.

• 나는 내가 선택한 직업에 필요한 감정과 마음의 특성들을 스스로 키울 수 있는 방법들을 찾을 것이다. 이런 특성들은 측은지심, 배려, 신뢰, 고통과 맞서는 용기와 평정심, 환자에 대한 지지, 그리고 겸손이다.

분명히 해두겠지만, 이러한 서술을 함으로써 우리가 기존의 강령들을 모조리 바꾸거나 생명윤리학을 완전히 해체하자고 제안하는 것은 아니다. 예컨대, 환자에게 '그 무엇보다도 해를 끼치지 말라'는 주의사항이나 환자에게 해를 끼칠 가능성이 상존한다는 사실에 대한 주의사항을 담지 않은 강령을 만드는 일은 현실적이지도 않고 도덕적으로도 권장할 만한 일이 아니다. 그러나, 이 두 가지 유형의 강령들은 모두 환자의 관점을 통합하고 있지 않다. 또한 환자에게 취약성이 존재한다는 사실과 이에 대한 측은지심이 필요하다는 사실, 그리고 치유에 가장 도움이 되는 특성들과 관계형성 기술을 습득할 의무도 강조하고 있지 않다.

치유자인 의료인 교육

우리는 임상의사 교육에 대한 제안으로 이 장을 마무리하고자 한다. 우리의 제안은 여러 자료들을 종합한 결과물이다. 새로운 윤리 강령이 교육적 우선순위와 학습 전략을 재고하도록 하는 자극제가 될 것이 분명하다. 윤리 강령의 개정은 교육적 우선순위를 개정하는 데에 이것이 반영될 때에야 비로소 그 의미를 가진다. 교육적 우선순위 결정에 반영되지 못하는 윤리 강령은 쓸모없는 것일 수 있다. 이중 행위주체성을 형성하는 데에 기여하는 환자 권위의 진정한 근원을 찾아낼 때 우리는 두 번째 자극제를 얻게 된다. 환자가, 낡은 가부장적 모델에서와 같이 수동적으로 치료를 받는 사람이거나 새로운 자율적 모델에서의 독립적 협상가가 아니라, 이중 행위주체성 관계에서 한 파트너라면, 그러한 공동 행위주체성 관계를 어떻게 형성하고 유지하는지에 대한 교육이 틀림없이 높은 우선 순위를 차지하게 될 것이다. 환자가 되었던 경험이 있는 사람은 누구나 의료인들이 어떻게 그리고 무엇을 배우는지가 우리의 손익과 크게 관련된다는 사실을 분명히 알고 있다. 이런 사실은 명백해 보이지만 흔히 간과되거나 무시된다. 우리는 끝내 우리의 삶을 어김없이 임상의사의 손에 맡기게 된다. 그러므로 우리는 의사들이 무엇을 알고 있는가 하는 것뿐만 아니라 우리와 얼마나 좋은 관계를 맺을 수 있는가에 대해서도 당연히 관심을 가져야 한다. 끝내 우리가 의사 교육에 대해 되돌아보게 된 것은 "만약 지금 당신 앞에 젊은 의사들이 있다면, 환자를 치료하는 데 있어서 무엇이 가장 중요하다고 그들에게 말해주고 싶은가?"라는 질문에 대한 환자들의 반응 때문이다. 우리는 이미 그들의 반응을 이 책의 다른 부분에서 인용한 적이 있다. 하지만 여기에 소개하는 그들의 지혜는 특별히 설득력 있는 방식으로 우리가 생각하는 바를 알려 주고 있다. 다음에 그들이 말하고자 했던 몇 가지를 소개한다.

"겪어가며 사는 사람이 환자라는 사실을 잊지 말라고 젊은 의사들에게 말해 주십시오."
"의사가 잘해야 하지만 환자도 마찬가지입니다. 둘 다 함께 노력해야 합니다."
"그들은 정말로 환자들에게 관심을 가져야 합니다. 환자들은 언제든지 이렇게 말할 수 있습니다."

그리고 간단하게 표현하기도 한다.

"매너를 잘 지키십시오."

이런 자료들을 염두에 두고 우리는 두 가지의 일반적인 교육 지침을 강조하고 싶다.

1. 관계가 치유의 열쇠라는 것을 가르치자.[18]
2. 수련 중에 만난 환자들로부터 배우도록 의대생들을 격려하자.

다음은 의료인들을 교육하는 이들이 가질 수 있는 질문들이다.

1. 교육은 학생들이 수련과정 동안 가지고 있는 태도, 기술, 품행, 마음과 감정의 습관으로부터 시작된다. 어떻게 하면 진정으로 환자중심적인 생각과 행동을 가진 학생을 그래서 앞으로 치유자가 될 가능성이 높은 학생을 더 잘 선발할 수 있을까? 요즘 우리가 모든 전문적 수련과정에 환자들을 효과적으로 포함시키려고 노력하는 것과 같이 입학 면접과정에 창의적으로 환자를 포함시킬 수 있을까?
2. 고통스럽고 불안하고 병들거나 다친 환자들을 매일 보게 될 전문가가 되기 위해 학생들은 어떤 교육적 경험을 이수할 필요가 있는가? 이런 상황에서 임상의사로서 생존하고 성장하

기 위해서는 어떤 태도와 덕목을 키워야 하는가? 이런 일을 해나가는 데 있어서 어떤 태도가 의사나 환자 혹은 양측에 모두 독이 되는가?

3. 의료 행위에 따르는 대인관계적 보상에 대해 어떻게 학생들에게 좀 더 잘 가르칠 수 있을까? 앞으로 스스로 진료하게 될 시간이 가까워질수록 학생들이 점점 더 많은 관심을 가지게 될 물질적 보상에 대해 우리는 어떻게 이들을 이해시킬 수 있을까? 물론 이 문제의 일부는 학생들의 몫이지만, 그들이 경험하는 교육의 색깔, 질 그리고 우선순위 역시 앞으로 학생들이 진료에 임해서 어떻게 행동할지를 결정하는 데 틀림없이 기여할 것이기 때문이다.

4. 어떤 방법으로 환자의 취약성에 대한 반응 능력이 뛰어난 의료인들에게 좀 더 나은 보상과 지원을 해줄 수 있을까? 이렇게 필수적인 기술을 의사들이 계속해서 발휘하도록 격려하기 위해 이들에게 무엇을 해줄 수 있을까? 이는 경제적인 문제이면서 문화적인 문제이다. 교육병원 혼자서는 해결할 수 없다. 그러나, 교육병원은 학술단체들과 함께 이 분야의 우선순위를 정하는 데 지도력을 발휘할 수 있을 것이다.

이 단락의 서두에 인용한 글은 아이리스 머독의 『선의 주권(The Sovereignty of Good)』에서 가져온 것이다. 그녀의 책은 무엇보다도 그녀가 교육받은 윤리학의 공식적이고 계몽주의적인 전통에 대한 비판을 담고 있다. 머독의 말을 더 인용하면 우리의 결론부에 알맞은 구절이 될 것 같다. 그녀는 말한다. "나는 내가 **볼 수 있는** 세상 안에서만 선택할 수 있다. 이는 확실한 비전이 도덕적 상상력과 도덕적 노력의 결과라는 것을 의미한다."[19] 그동안 우리는 환자의 취약성과 임상의사의 반응성이 가지는 중심적인 역할에 주의 깊게 관심을 가지는 데서 비롯되는 도덕적 상상력과 노력을 통해서만 환자의 세계를 볼 수 있다고 주장해 왔다. 머독 또한 관심의 결정적인 역할을 언급하면서 윤리학에서 관심이 중요한 위치를 차지한다고 말한다. "우리는 선택의 결정적인 순간에 선택해야 하는 일의 대부분이 이미 끝났다는 사실에 놀라지 않게 될 것이다…. [왜냐하면] 우리가 행사하는 자유는 중요한 순간에 방해받지 않고 웅대하게 뛰어오르는 것이 아니라 아주 소소하고 단편적인 일들을 하는 것이기 때문이다."[20] 바로 이런 의미에서 도덕적인 삶은 "쉬지 않고 계속된다." 따라서, 우리는 의료윤리의 일차적인 임무가 이와 같이 지속되는 도덕적 흐름을 평가하고 탐색하는 방법을 배우는 일이라고 주장하고 싶다.

결론적으로 말하면, 질환과 건강의 리듬은 특이하거나 독특하거나 혹은 특별한 것이 아니다. 그것은 단지 호소 그리고 반응과 관련하여 현재 진행 중인 인간적 흐름의 단면이다. 위기와 트라우마가 있는 것은 사실이다. 삶과 대인관계의 가장자리에 경계 사례의 수렁과 수수께끼가 있다. 하지만 이런 일들은 언제나, 가능한 한 건강과 질병, 신체 관리 그리고 환자와 임상의사 간의 동반자 관계를 활성화하는 생활방식을 키우는 데 관심을 가짐으로써 더 잘 해결될 수 있을 것이다.

취약성과 반응성에 관한 윤리학이 가지는 힘은 대부분 우리가 우리의 삶에 존재하는 취약성의 많은 단계들을 이미 잘 알고 있다는 주장으로부터 나온다. 마찬가지로, 이 접근법은 위험이 가득하고 긴급한 상태로 몰릴 수 있는 상황에서 환자와 의사 간에 오가는 관계의 복잡성에 관심을 돌리도록 만든다. 이러한 인식과 관심은 점차 그리고 아마도 필연적으로 신체의 유한성과 죽음에 대해 공감할 수 있는 여지를 만든다. 환자가 되면 우리는 이런 사실을 깨닫게 된다. 그리고 환자중심의 윤리학은 가장 근본적인 이러한 진실을 통해 우리에게 온전하게 그리고 우아하게 사는 방법을 가르쳐 줄 수 있을 것이다.

붙이는 글

1. 연구 설계 및 계획

무엇이 의료 관계를 치료적으로 만드는가? 무슨 이유 때문에 어떤 의사-환자 관계는 성공하고 다른 상호관계는 실패하는가? 이러한 질문에 대한 임상의사들의 반응은 『치유자: 뛰어난 임상의사들』에 발표되었지만, 그 연구는 복잡하고 다면적인 역학에 대한 전문가들의 해석에 국한되었다. 그런 연유로 우리는 환자의 관점에 초점을 맞춘 보완적 연구가 필요하다는 결론에 이르렀다. 다시 말해, 이 책에 발표하는 연구는 이전에 행한 연구를 보완하기 위한 목적으로 계획되었다.

반구조화 인터뷰 가이드의 개발 과정을 간략하게 소개하면 이 프로젝트의 전반적인 설계를 이해시키는 데 도움이 될 것이다. 우리는 환자들이 의료 현장에서 형성한 관계에 대해 이야기하고 이러한 경험의 질을 좌우하는 의사의 행동 같은 요소들에 대해 다시 생각해보도록 안내하는 프롬프트를 제시하는 것으로 인터뷰 가이드 개발 과정을 시작했다. 우리는, 임상의사들과 마찬가지로 환자들도 걱정과 관심사를 드러낸 혹은 드러내지 못한 상호관계를 기억해낼 수 있을 것이라고 기대했다. 좀 더 숙고한 후에는, 치유적 상호관계의 두드러진 특징들이 단순히 의사와의 임상적 만남 그 자체가 아니라 환자가 겪은 삶의 세부적인 부분으로부터 확인될 수 있으리라는 확신이 생겨서, 우리는 조사의 범위를 좀 더 확장하여 참가자들이 자신의 전반적인 인생 스토리 속에서 임상의사들과 자신과의 관계를 이야기하도록 명시적인 지시문을 주었다. 인터뷰 가이드의 구조는 환자가 스스로 말할 수 있도록 하는 일반적인 방법론에 따라 구축했다. 그 목표를 달성하는 방법은 분석하고 글쓰기를 하는 단계에서 좀 더 명확해졌다. 구조화된 부호화, 모델 제작, 현상학적 분석 그리고 서사적 해석을 포함한 다양한 분석 방법들을 동원하였을 때 치유 관계가 가장 잘 이해될 수 있었다.

2. 자료수집: 반구조화 인터뷰

표본추출과 대상자 모집

우리의 모집 전략에는 목적에 맞는 표본을 추출하는 작업이 포함되어 있었다. 우리는 의료제공자와 최소한 한 번 이상 "좋은" 관계를 맺었을 가능성이 높은 대상자들을 선별했고, 또한 환자가 된다는 것의 의미를 설명할 수 있을 만큼 충분히 다양한 경험을 가진 참가자 그룹을 모집했다. 우리는 연구의 목적을 달성하기에 충분하다고 생각될 때까지 계속해서 참가자들을 모집했다. 우리는 이전 연구에 참여했던 50명의 의사들 가운데 8명과 연구에 참여하지 않았던 몇몇 의사들에게 이 연구에 관심을 가질 만한 환자 4-5명의 이름을 알려달라고 요청했다. 이에 의사들이 치유와 치료의 관계적 측면과 관련된 의미 있는 이야기를 가지고 있다고 생각하는 환자들을 선별해줌으로써 우리가 적절한 대상을 모집하는 작업을 도와주었다. 우리는 이 의사들에게 편지를 제공하고 그들이 선정한 환자들에게 이를 보내달라고 요청했다. 그 편지는 연구에 대해 설명하고 그들의 관심사에 대해 묻고 우리 연구팀원이 연락할 수 있도록 허락을 요청하는 것이었다. 총 58명의 참가자들이 우리들로 하여금 자신들과 이야기할 수 있도록 허락함으로써 이 연구에 참여하였다. 이들의 인구통계학 정보를 아래 표에 정리하였다.

표 A.1 인터뷰한 환자들의 인구통계학 정보

성별	
남자	23
여자	35
인종	
백인/코카시안	51
흑인/아프리카계 미국인	7
나이	
20 – 39	7
40 – 59	13
60 – 69	12
70세 이상	26
교육	
고등학생 혹은 고졸	11
대학생	7
대졸	20
석사/박사	20

인터뷰 가이드

인터뷰 가이드의 주요 목적은 환자로 하여금 한 명 혹은 그 이상의 의료제공자와의 관계에 대한 스토리를 털어놓을 수 있도록 하는 것이었다. 특히 시작, 중요한 변곡점, 그리고 관계의 과정 전반에 대한 성찰에 우리는 관심을 가졌다. 우리는 또한 그 관계가 왜 효과적이었는지 혹은 왜 효과가 없었는지에 대해 되돌아볼 기회를 환자들에게 제공하고자 했다. 그들은 자신들의 상호관계에 대해 무엇을 기억했을까? 그들은 인상적이었던 어떤 행동 혹은 기분을 상하게 했던 어떤 행동을 기억해낼 수 있었을까? 다음에 우리가 질문했던 내용들을 소개한다.

1. 현재의 의료서비스 제공자를 만난 지 얼마나 되었습니까? 당신은 어떻게 그 혹은 그녀를 방문하기로 처음에 결정했습니까? 그 당시 당신의 삶에 무슨 변화가 있었습니까?

2. 의료서비스 제공자를 처음 만났던 때를 되돌아봅시다. 그 혹은 그녀의 어떤 행동이 당신으로 하여금 그 혹은 그녀를 계속 찾도록 했습니까? 당신은 어떻게 그런 결정을 내리게 되었습니까?

3. 의료서비스 제공자를 최근에 방문했을 때 그 혹은 그녀가 당신에 대한 관심과 염려를 나타내거나 당신과의 관계를 구축하는 데 도움이 될 만한 말이나 행동을 했던 기억이 있습니까?
   • 어떤 의료서비스 제공자를 만났을 때, 그때가 언제이든지 혹

은 의료서비스 제공자가 누구이든지 간에, 그 혹은 그녀가 당신에 대한 관심과 염려를 나타내거나 당신과의 관계를 구축하는 데 도움이 될 만한 말이나 행동을 했던 기억이 있습니까?

4. 최근에 당신이 만났던 의료서비스 제공자가 관심과 염려를 나타내지 않거나 관계를 약화시킨 말이나 행동을 했던 일이 생각나십니까?
• 어떤 의료서비스 제공자가 관심과 염려를 나타내지 않거나 관계를 약화시킨 말이나 행동을 했던 일이 생각나십니까?

5. 의료서비스 제공자와 당신의 관계가 어떠했는지를 보여주는 가장 중요한 순간이나 이벤트 한두 개를 소개할 수 있습니까?

6. 당신이 의료서비스 제공자를 만나온 기간 동안 질병을 치료하거나 치유하는 데에 그 혹은 그녀가 가장 도움이 되었던 일은 무엇이라고 말하고 싶습니까?

7. 000가 처음 당신의 의료서비스 제공자가 되었을 때와 비교하여 현재 당신의 생활은 어떻게 달라졌습니까?

8. 우리가 질문하지 않았지만 환자와 의료서비스 제공자의 관계에 대해 이 연구에서 우리가 고려해야 한다고 생각하는 다른 사항이 있습니까?

인터뷰 진행

2009년 11월부터 2010년 8월까지 총 58명의 참가자를 대상으로 55건의 인터뷰를 시행했다. 전체적인 연구 프로토콜과 인터뷰 가이드라인은 밴더빌트대학교 의료원의 기관생명윤리심의위원회에서 승인되었다. 모든 인터뷰는 미국 남동부의 저자들에 의해 진행되었다. 인터뷰는 대면 방식으로 진행하였으며 환자에게 편리한 시간에 편리한 장소에서 진행하였다. 정확성을 기하기 위해 모든 대화를 녹음하였다. 모든 참가자에게 35달러의 보상금이 제공되었다. 대부분의 인터뷰는 한 시간 정도 진행되었지만, 소요시간은 20분에서 2.5시간까지 다양했다.

3. 자료분석

안아주는 임상 공간 만들기와 **이중 행위주체성** 같은 이론적 모델은 자료분석의 직접적인 결과물이었다. 그리고, 각각의 모델은 독자적인 연구 방식을 반영하고 있다. 아래에 우리가 어떻게 이러한 생각 그리고 이와 비슷한 사고에 이르렀는지에 대해 그 과정을 간략하게 설명하고자 한다.

코드북 개발

이 책의 저자들만 코딩(부호화) 작업에 참여하였다. 우리는 참가자들이 우리에게 말해준 것에 대해 완전히 익숙해지기 위해 1,600페이지 이상의 녹취록에서 선택된 것들을 읽고 또 읽었다. 그런 다음에, 특히 내용이 풍부한 세 개의 인터뷰가 세 명의 면접관들에 의해 선정되고 코드화되었다. 그다음에 각 코드의 이름과 의미에 대해 논의하였고 코드의 불일치 문제를 해결하였으며 마침내 코드북에 관한 합의를 도출했다. 그 후에 우리는 평가자 간의 상호 신뢰를 확립하기 위해 추가로 다섯 개의 녹취록을 코딩했고, 마지막으로 모든 녹취록을 최소한 2명이 함께 코딩했다. 질적 소프트웨어인 Atlas.ti가 이러한 우리의 노력을 도와주었다. 세 사람이 코딩을 했기 때문에, 우리는 그 과정의 초기 단계에 우리가 서로 비슷한 방식으로 자료를 코딩하는지 여부를 평가해야 했다. 코딩하는 사람들 간의 신뢰성을 확립해야 한다는 생각에 우리는 코딩하는 과정에도 비교, 설명, 도전 그리고 수정하는 습관을 갖게 되었다. 이런 과정이 코딩 기준을 결정하는 데 있어서뿐만 아니라 예컨대 공감과 연민을 개념적으로 명확히 구분하는 것에 저항하는 경향을 좀 더 이해할 수 있는 여유를 가지는 데 크게 도움이 되었다. 기초 이론에서는 이런 과정을 보통 **상수 비교**라고 한다. 예를 들어, 제2장에서는 여러 코드에 걸친 수많은 인용문을 비교함으로써 **안아주는 임상 공간 만들기**와 **측은지심** 같은 모델이 개발될 수 있었다.

질적 분석을 위한 전략으로 도입한 근거 이론의 한계들 중 하나는 코딩 과정이 자료의 서술적 흐름을 파괴한다는 것이다. 코딩을 시작하면서 우리는 삽화와 긴 서사를 있는 그대로 보존하기로 결정했다. 왜냐하면, 환자들이 임상의사와의 관계에서 절정이라고 느꼈던 순간을 거기에 그러한 형태로 반복적으로 표현했기 때문이다. 삽화들은 비교분석을 통해 테마별로 분류되었으며 대부분 코드화 범주를 강화하는 데 기여하였다. 예를 들어, "온전히 함께하기" 범주의 삽화는 "주의 깊은 관심"의 특성을 강화했다. 그리고, 다른 삽화들은 "인간적 유대"와 같이 뚜렷한 관계적 결과를 돋보이게 했다. 제4장의 "소염제 이부프로펜과 사랑" 같이 긴 이야기들이 채택된 이유는 임상적 관계가 치유력을 가질 때 그것이 얼마나 빛날 수 있는지 강력하게 보여주는 사례이기 때문이다. 또한 그들이 만성 질환이나 말기 치료와 같은 특정 의료 분야와 관련된 중요한 주제를 다루고 있기 때문이기도 하다. 그리고, 이 스토리들은 폭넓은 인간적 맥락 속에서 발생한 가슴 아픈 관계로 묘사하는 데 초점을 맞추기 위해 편집되었다는 점을 밝혀둔다.

4. 글쓰기

이 책의 구성은 우리의 연구 과정에 다양한 분석 방식을 적용했다는 사실을 있는 그대로 보여주고 있다. 제1장은 현상학적 분석과 서술적 해석을 동원하여 환자로 사는 경험적 구조를 제시한다. 제2장과 제3장에서는 구조화된 코딩과 모델링을 활용하여 치유 관계를 강화하고 저해하는 요인에 대해 이론적으로 설명한다. 제4장에서는 일차 자료들을 강조해서 제시하고 이에 대한 해설은 아주 조금만 덧붙였다. 우리는 이미 모든 인터뷰에 대한 일반적인 동의를 얻어 놓았지만, 특히 제4장에 기술한 두 명의 생존 인터뷰 대상자들의 광범위한 구두 인용문을 사용할 때에는 추가로 허락을 받았다. 제5장에서 우리는 환자가 된다는 것이 무엇인지를 정의하는 도덕적 영역을 설명하는 상황에서 현상학적 모드로 다시 돌아왔다. 그리고, 마지막으로 제6장에서는 생명윤리학 분야에서 우리의 연구 결과가 갖는 의미에 대해 논의했다.

우리가 이 연구를 진행하는 동안 환자들로부터 배운 것에 깊이 감사하고, 우리가 인터뷰한 사람들의 용기, 극복하는 힘, 지혜에 대해 더 큰 감사를 드리며 이 프로젝트를 마친다.

참고의 글

들어가는 글

1. David Schenck and Larry R. Churchill, *Healers: Extraordinary Clinicians at Work* (New York: Oxford University Press, 2012)
2. 우리들 각각은 기관생명윤리심의위원회(IRB: Institutional Review Board) 기획안 작성, 인터뷰 시행, 녹취록 코딩부터 궁극적으로는 초고 쓰기, 편집하기, 교정하기에 이르기까지 이 프로젝트의 모든 단계에 상당한 기여를 하였다.
3. 우리가 수행한 인터뷰는 55사례이다. 하지만 인터뷰에 응한 환자수는 58명이다. 몇몇 경우에는 같은 임상의사의 돌봄을 받은 남편과 아내를 함께 인터뷰했기 때문이다.

제1장

1. 우리의 삶을 변화시키는 질환의 힘에 대한 글은 많이 보고되었다. 다음에 전형적인 예를 소개한다. Arthur W. Frank, *At the Will of the Body: Reflections on Illness* (Boston: Houghton Mifflin, 2002); Anatole Broyard, *Intoxicated by My Illness: And Other Writings on Life and Death*, comp. and ed. Alexandra Broyard (New York: Clarkson Potter, 1992); Reynolds Price, *A Whole New Life: An Illness and a Healing* (New York: Atheneum, 1994); Harold Brodkey, *This Wild Darkness: The Story of My Death* (New York: Holt, 1996); Audre Lorde, *The Cancer Journals*, special ed. (San Francisco: Aunt Lute Books, 1997); and Kay Redfield Jamison, *An Unquiet Mind: A Memoir of Moods and Madness* (New York: Vintage, 163

NOTES 1996). 더 포괄적인 주제를 다룬 글로는 David Schenck and Larry R. Churchill, "Patient Perspectives: Healing from the Other Side of the Bed Rail," in *Healers: Extraordinary Clinicians at Work* (New York: Oxford University Press, 2012), pp. 129−68가 있다. 우리는 여기서 그런 작업을 반복하고 싶지 않다. 우리는 이 연구에서, 아프든 아프지 않든 간에 환자가 된다는 것이 구체적으로 어떤 의미를 가지는지에 대해 살펴보고자 한다.

2. 우리는 이 책 전체에 걸쳐 취약성, 신체 그리고 생활−세계라는 주제들을 다루었는데, 이 주제들과 관련한 기본적인 자료들은 다음과 같다. Judith Butler, *Giving an Account of Oneself* (New York: Fordham University Press, 2005), and "Survivability, Vulnerability, Affect," in *Frames of War: When Is Life Grievable?* (New York: Verso, 2009), pp. 33−62; Emmanuel Levinas, *Totality and Infinity: An Essay on Exteriority*, trans. Alphonso Lingis (The Hague: Martinus Nijhoff, 1979), especially "Ethics and the Face," pp. 194−219; Erwin W Straus, "The Upright Posture," *Psychiatric Quarterly* 26 (1952): 529−61; Maurice Merleau−Ponty, *The Visible and the Invisible*, ed. Claude Lefort, trans. Alphonso Lingis (Evanston: Northwestern University Press, 1968), especially "The Intertwining−The Chiasm," pp. 130−55. 더 참고가 될 자료들은 다음과 같다. Maurice Merleau−Ponty, *Phenomenology of Perception*, trans. Colin Smith (London: Routledge & Kegan Paul, 1962); Emmanuel Levinas, *Otherwise Than Being, or Beyond Essence*, trans. Alphonso Lingis (Pittsburgh, PA: Duquesne University Press, 1998), especially "Substitution," pp. 99−129; Helmuth Plessner, *Laughing and Crying: A Study of the Limits of Human Behavior*, trans. James Spencer Churchill and Marjorie Grene (Evanston: Northwestern University Press, 1970), and "On Human Expression," in *Phenomenology: Pure and Applied*, ed. Erwin W Straus (Pittsburgh, PA: Duquesne University Press, 1964), pp. 63−74; Richard M. Zaner, *The Context of Self: A Phenomenological Inquiry Using Medicine as a Clue* (Athens: Ohio University Press, 1981); and David Schenck, "The

Texture of Embodiment: Foundation for Medical Ethics," *Human Studies* 9, no. 1 (1986): 43–54.

3. 우리는 "환자가 되기로 결심하기"라는 말을 이 절의 제목으로 사용했는데, 다양한 응급 상황에서 응급실에 실려 가는 일이 "환자가 되기로 결심하는" 것이 아님을 충분히 알면서도 그렇게 했다. 하지만, 그 결정은 의사결정자 역할을 대신하는 누군가에 의해 내려지며, 환자가 다시 능력을 회복하게 되면 그때에 다시 환자 스스로가 "환자 상태"로 남을 것인지 여부를 결정하게 된다.

4. 우리는 인터뷰 대상자들이 우리와 공유한 자료들이 Arthur Kleinman, *The Illness Narratives: Suffering, Healing, and the Human Condition* (New York: Basic Books, 1988)에서 사용한 그런 의미의 "질환 이야기"라고 생각하지는 않는다. 또한 Rita Charon, *Narrative Medicine: Honoring the Stories of Illness* (New York: Oxford University Press, 2006)에서 사용한 의미와도 약간 다르다. 우리의 인터뷰는 기본적으로 건강, 질병 그리고 회복의 과정에서 형성된 환자와 의사 간의 관계에 대한 것이다. 인터뷰 진행자와 인터뷰 대상자의 대화는 치유 관계를 유지시키는 더 깊은 역학을 탐색할 독특한 기회를 제공하였다. 몇몇 전형적인 사례의 경우 수십 년에 걸쳐 유지 발전된 치유 관계를 보여주기도 하였다.

제2장

1. 아래 문헌에 나오는 "의료 컨테이너"와 "의료 통과의례"에 대한 논의를 참고하자. David Schenck and Larry R. Churchill's *Healers: Extraordinary Clinicians at Work* (New York: Oxford University Press, 2012), pp. 26–47.

2. 문자 그대로의 의미와 상징적인 의미 양쪽 모두에서 "안아주기(holding)"의 중요성은 다음 책에 체계적으로 탐색되어 있다. Donald W. Winnicott's *The Child, the Family, and the Outside World* (Harmondsworth, Middlesex, England: Penguin Books, 1964).

3. 이러한 발견은 다음 책에서 보고한 전문 임상의사들의 생각과 일치한다.

Schenck and Churchill, *Healers*, pp. 6–8.

4. Kelli J. Swayden, Karen K. Anderson, Lynne M. Connelly, Jennifer S. Moran, Joan K. McMahon, and Paul M. Arnold, "Effect of Sitting vs. Standing on Perception of Provider Time at Bedside: A Pilot Study," *Patient Education and Counseling* 86 (February 2012): 166–71.

5. 대학병원에서 일하는 레지던트, 포커스그룹 인터뷰. 진행자는 Joshua Perry, March 16, 2009, audio–recorded, Vanderbilt University, Nashville, TN.

6. Hippocrates, "On the Physician," cited in Ira M. Rutkow, *Surgery: An Illustrated History* (London: Mosby Elsevier Health Science, 1993), pp. 24–25 (emphasis added).

7. Jerome Groopman, *How Doctors Think* (Boston: Houghton Mifflin, 2007).

8. Francis W. Peabody, "The Care of the Patient," *JAMA* 88, no. 12 (1927): 877–82.

9. Ibid., p. 882.

10. Richard Sobel, "Beyond Empathy," *Perspectives in Biology and Medicine* 51, no. 3 (2008): 471–78.

11. 만약 우리가 Sobel의 정의를 받아들인다면, 우리는 경제학자이자 도덕 철학자인 Adam Smith의 기본적인 통찰이 현대 정신의학에서 되살아나 발전하고 있음을 알 수 있다. 그는 이미 오래전에 공감(empathy)(그는 이 현상에 대해 "연민(sympathy)"이라는 용어를 사용한다)이 윤리에 필요한 핵심 역량이라고 주장한다. 그것은 자연적으로 생기는 것이 아니라 훈련과 상상력에 의해 계발된다고 강조한다. Adam Smith, *The Theory of Moral Sentiments*, ed. D. D. Raphael and A. L. Macfie (Indianapolis, IN: Liberty Classics, 1982), pp. 8–23. 다음 책에 나오는 David Hume의 "sympathy" 개념과 Adam Smith의 개념 비교도 살펴보자. Larry R. Churchill's *Self-interest and Universal Health Care: Why Well-Insured Americans Should Support Coverage for Everyone* (Cambridge, MA: Harvard University Press, 1994), pp. 67–72.

12. 공감(empathy)에 대한 경고성 이야기 하나. 뉴욕타임즈의 통찰력 있는 논설위원 David Brooks는 2011년 9월 29일 공감에 대한 칼럼 하나를 쓴다. 공감을 옹호하는 주장에 이의를 제기하는 입장에서 Brooks는 미국 문화가 현재 "공감 열풍"을 겪고 있다고 말한다. 즉 이 역량에 너무 많은 의미를 부여하고 있다고, 특히 그것이 좋은 도덕적 선택을 보장하는 주요 역량이라고 가정할 때 특히 그렇다고 말한다. Brooks는 처음에 공감 역량을 가능하게 하는 "거울 뉴런"의 존재를 확인해주는 신경과학 연구를 인용함으로써 조심스럽게 공감에 경의를 표하지만, 그의 전반적인 메시지는, "공감의 한계"라는 제목이 보여주듯, 공감이 어디까지 우리를 데려갈 수 있을지에 대한 회의를 담고 있다. 결국 Brooks는 공감 그 자체에 반대하는 것이 아니라 윤리적 결함에 대한 해결책으로서의 공감에 반대한다고 주장한다. "그것은 불충분하다"고, "규범(codes)"에 의해 안내되어야 한다고 말한다. 마지막에는 공감을 "부차적인 것"으로 무시하면서 도덕적 규범이 윤리적인 사람에게 좀 더 확실한 "정체성의 원천"이 된다고 말한다. Brooks를 인용하는 이유는 그의 사설이 폭넓은 독자층을 가지고 있기 때문이며, 또한 공감을 무시하는 그의 비평이 최선의 공감을 언급하는 것이 아니라 Sobel이 "연민(sympathy)"이라고 부르는 것에 대해 언급하는 개념적 오류를 내포하고 있기 때문이다. Brooks에 반대되는 입장은 정말로 깊이 생각하지 않고 자동적으로 반응하는 감정적 메아리이다. 공감이 윤리의 결정체라고 진지하게 믿는 사상가는 없다. 우리가 여기에서 그런 주장을 하고 있는 것도 아니다. 그보다 우리가 주장하는 것은 공감이 기본적인 혹은 근본적인 역량이며, 좋은 치유기술과 윤리 양쪽 모두에 있어서 핵심적이라는 것이다. 공감이 없이는 어떤 기술로도 규범을 도덕적 삶에 이용할 수 있는 방법을 알 수 없다. Brooks가, 우리의 환자 정보원들이 그러하듯이, 공감의 인지적이고 상상적인 측면을 더 풍부하고 더 정확하게 이해했다면, 아마도 사설을 다르게 썼을 것이다. 우리는 이 모든 것을 종합하여 이렇게 균형 잡히게 말할 수 있을 것이다. 즉, 어떤 하나의 능력이나 역량도, 심지어 공감조차도, 윤리에서든 치유적 전문가를 묘사할 때든, 우리 모두가 필요로 하는 최종적인 대답으로 받아들일 수는 없을 것이다. 그리고 이에는 "규범" 역시 포함된다. 규범도 공감적 통찰만큼이나 오용되

고 남용될 수 있다. 정말로, 이 책에서 우리가 강조하고 싶은 것 중 하나는 치유적 관계에서 핵심으로 드러난 것이 변화무쌍한 다원적 현상이라는 점이다. 바로 이런 이유 때문에 우리는 개념과 기술들의 위계 구조를 가진 특정한 이론을 주장하려고 하지 않는다. 단지 환자들이 치유 과정에 도움이 된다고 우리에게 말해준 다양한 역량들을 그대로 보여주려고 할 뿐이다. 치유적 관계와 관련된 요소들은 다양하다. 그리고 그것들의 움직임은 역동적이며 상황에 따라 다르게 나타나지만 구별할 수 있는 독특한 패턴을 띤다. 여기서 우리의 과제는 이러한 패턴들의 지도를 그리지만 동시에 그 모든 것을 엄격한 하나의 공식으로 정리하려는 유혹에 저항하는 것이다. David Brooks, "The Limits of Empathy," *New York Times*, September 29, 2011, p. A25.

13. Piero Ferrucci, *The Power of Kindness: The Unexpected Benefits of Leading a Compassionate Life* (New York: Penguin, 2007), p. 112.

14. Churchill의 다음 책에서 선한 사마리아인의 동정 어린 반응에 대한 분석 참조. *Rationing Health Care in America: Perceptions and Principles of Justice* (Notre Dame, IN: University of Notre Dame Press, 1987), pp. 34–37.

15. 비록 널리 반복되고 순환되고 있지만, 이것은 다음에 나오는 또 다른 불교 가르침의 각색이라고 볼 수 있다. SN 45.2 Upaddha Sutta: Half (of the Holy Life) translated from the Pali by Thanissaro © Bhikkhu.

16. Charles G. Roland, *William Osler's The Master-Word in Medicine* (Springfield, IL: Charles C. Thomas, 1972), p. 31. 이것은 Osler가 1903년에 토론토 대학 의과대학 학생들에게 했던 연설이다.

제3장

1. 다중 작업과 그 책임에 대한 최신지견은 다음에 잘 요약되어 있다. Christine Rosen's "The Myth of Multitasking," *New Atlantis* 20 (Spring 2008): 105−10, http://www.thenewatlantis.com/publications/ the-myth-of-multitasking, accessed on April 27, 2013.

2. Jodi Halpern, *From Detached Concern to Empathy: Humanizing Medical Practice* (New York: Oxford University Press, 2001), pp. 59−60, 85−86. Rita Charon의 혁신적 작업을 참조하려면 특히 다음 논문을 보자. "Narrative Medicine: A Model for Empathy, Reflection, Profession, and Trust," *JAMA* 286, no. 15 (2001): 1897−902. 정신의학에서는 공감의 역할과 적용에 대해 다소 다른 방향을 취하고 있는데, 그 논의에 대해서는 다음을 참조하자. Jennifer Radden and John Z. Sadler, *The Virtuous Psychiatrist: Character Ethics in Psychiatric Practice* (New York: Oxford University Press, 2010), pp. 26ff. and 124ff. 소아과에서 공감적 관계의 중요성에 대한 논의는 다음을 참조하자. Margaret E. Mohrmann's *Attending Children: A Doctor's Education* (Washington, DC: Georgetown University Press, 2005).

3. Jerome Groopman, *How Doctors Think* (Boston: Houghton Mifflin, 2007).

4. David Schenck and Larry R. Churchill, *Healers: Extraordinary Clinicians at Work* (New York: Oxford University Press, 2012), 특히 제6장을 참조하자. 이 영역의 최근 연구와 함께 기대가 결과에 미치는 영향에 대한 모델을 자세하게 설명하고 있다.

5. Ibid., pp. 170ff.

6. Ibid., p. 15.

제4장

1. 의학적 활력 징후로서 통증에 대한 관심에도 불구하고, 이 문제가 얼마나 큰 문제인지를 보여주는 지표들이 지속적으로 나타나고 있다. 이에 대한 미국 사회의 연간 경제비용이 5,600~6,350억 달러로 추정된다. Committee on Advancing Pain Research, Care, and Education, Board on Health Sciences Policy, Institute of Medicine of the National Academies, *Relieving Pain in America: A Blueprint for Transforming Prevention, Care, Education, and Research* (Washington, DC: National Academies Press, 2011), p. 1, http://books.nap.edu/openbook.php?record_id=13172&page1, accessed on April 27, 2013.

2. René Descartes, *The Philosophical Works of Descartes*, vol. 1, trans. Elizabeth S. Haldane and G. R. T. Ross (Cambridge: Cambridge University Press, 1970). 특히 "Meditations on the First Philosophy," pp. 144ff를 참조하자. "데카르트적"이라는 말은 여러 가지 다른 접근법들을 일컫는데, 그 모든 접근법이 마음과 신체의 이분법을 당연한 것으로 받아들이고 있다. 그러한 심신분리는 현대 신경과학에서 점점 더 인기를 잃어가고 있다. 그 예로 다음 책을 참조하자. Antonio Damasio, *The Feeling of What Happens: Body and Emotion in the Making of Consciousness* (New York: Harcourt Brace, 1999). 좀 더 철학적인 책으로는 Patricia Churchland, *Braintrust: What Neuroscience Tells Us about Morality* (Princeton: Princeton University Press, 2011)가 있다.

3. Elaine Scarry, *The Body in Pain: The Making and Unmaking of the World* (New York: Oxford University Press, 1985) 참조.

4. John Keats, *Letters*, April 21, 1819. David Perkins, ed., *English Romantic Writers* (New York: Harcourt, Brace & World, 1967), pp. 1225-26 참조.

5. 국립현대대체의학센터는 2007년에 미국 성인의 38% 그리고 어린이의 12% 이상이 대체의학 치료자를 찾고 있고, 그 빈도는 증가하고 있다고

보고하였다.
http://nccam.nih.gov/news/camstats/2007/camsurvey_fsl.htm,
accessed on April 27, 2013 참조.

6. David Schenck and Larry R. Churchill, *Healers: Extraordinary Clinicians at Work* (New York: Oxford University Press, 2012) 참조.

7. 통합 건강 모델은 기존의 증상중심의학 즉 "서양" 의학과 침술이나 한약 같은 보완적인 치료법을 결합하여 한 사람을 전체적으로 치료하고자 한다. 미국의 몇몇 주요 의료원들은 강력한 통합 건강 서비스를 시행하고 있다.

8. 인용된 Toynbee의 말 전체는 다음과 같다. "죽음은 반-미국적이며, 생명, 자유, 행복추구라는 모든 시민의 양도할 수 없는 권리에 대한 모욕이다." Toynbee가 이 견해를 지지하고 있는 것이 아님은 분명하다. 그는 단지 미국 문화에 대해 관찰한 것을 반영하고 있을 뿐이다. 다음을 참조하자. "Changing Attitudes towards Death in the Modern Western World," in Arnold Toynbee et al., *Man's Concern with Death* (St. Louis, MO: McGraw-Hill, 1969), p. 131.

9. 수많은 철학자들이 이런 주장을 하였지만, 다음 두 철학자만을 소개한다. Michel de Montaigne, *The Complete Essays of Montaigne*, trans. Donald M. Frame (Stanford, CA: Stanford University Press, 1958), pp. 56-68; and Martin Heidegger, *Being and Time*, trans. John Macquarrie and Edward Robinson (New York: Harper & Row, 1962), especially "Division Two: Dasein and Temporality," pp. 274-311.

10. 임종 비용을 보고하는 문헌들은 적지 않지만, 이런 비용을 창출하는 전문적인 치료와 환자 및 가족들의 태도에 대한 분석은 드물다. 뉴욕 타임즈는 전문적 가치와 사회적 가치 양면을 부각시키는 보고서를 발간했다. Reed Abelson, "Weighing Medical Costs of End-of-Life Care," *New York Times*, December 22, 2009, http://www.nytimes.com/2009/12/23/health/23ucla.html?pagewanted=all, accessed on April 27, 2013.

11. Elisabeth Kübler-Ross, *On Death and Dying* (New York: Macmillan, 1969).

12. 우리가 죽어가는 환자들의 일상생활에서의 치유에 대한 광범위한 설명이 없다고 말할 때, 말기 환자들의 치유 경험에 초점을 맞춘 훌륭한 호스피스 문헌이나 완화치료 문헌들을 축소시키거나 무시하려는 것이 아니다. 그러나 이러한 설명들은 대부분, 우리가 여기에서 제공하려는 환자들의 관점에서 말해진 폭넓은 현상학적 설명들이기보다는 돌보미들에게 그리고 때로는 환자들에게 주어지는 실제적 조언들을 담고 있다. 그것들은 치유를 기본적인 주제로 환자들을 오랜 시간 동안 추적하고 있지 않다.

13. T. S. Eliot, "Little Gidding, Four Quartets," in *The Complete Poems and Plays, 1909-1950* (San Diego, CA: Harcourt, Brace, Jovanovich, 1971), p. 139.

14. William Wordsworth, "Ode: Intimations of Immortality from Recollections of Early Childhood," in *English Romantic Writers*, ed. David Perkins (New York: Harcourt, Brace & World, 1967), p. 281.

제5장

1. 이 사례는 *Healers*의 기반이 되었던 연구를 위해 수행된 어떤 임상의사 인터뷰 중에서 사용되지 않은 녹취록의 일부이다.

2. 이 절의 소제목에 있는 "현상학"이란 용어는 사고하는 방식을 나타내기 위해 사용되었다. 여기에서 "현상학을 수행"한다는 것은 환자와 환자 경험에 대해 말할 때 우리가 보통 사용하는 개념과 용어를 일단 유보하겠다는 의미이다. 이런 방법은 정말로 진행되고 있는 것을 새로운 눈으로 보기 위한 우리의 노력이었다. "현상"에 대한 우리의 신선한 시각이다. 이 영역에서 주요 인물들의 생각에 대한 요약을 포함해서 현상학을 종합적으로 검토하려면 Dermot Moran's *Introduction to Phenomenology* (London: Routledge, 2000)를 참조하자. 의료윤리에서 현상학적 방법론을 훌륭하게 사용한 사례에 대해서는 Richard M. Zaner's *Ethics and*

the Clinical Encounter (Englewood Cliffs, NJ: Prentice Hall, 1988)를 참조하자.

3. 환자를 위한 기본적 윤리 원칙으로 "자율성(autonomy)"을 옹호하는 사람들은 공유된 행위주체성으로의 전환이 문제라고 느낄 수 있다. 우리는 이 문제를 제6장에서 좀 더 자세히 다룰 것이며 생명윤리의 지배적인 원칙들의 적절성에 대해서도 더 철저하게 논의할 예정이다.

4. 의학적 오류, 특히 환자를 죽음에 이르게 하는 오류가 자주 발생하고 있다는 사실은 우리들로 하여금 정신이 번쩍 들게 하는 심각한 문제이다. The Institute of Medicine의 보고서인 *To Err Is Human: Building a Safer Health System*, ed. Linda T. Kohn, Janet M. Corrigan, and Molla S. Donaldson (Washington, DC: National Academy Press, 2000)을 참조하자.

5. 여기에 인용할 수 있는 문헌들은 많이 있지만, Edwin R. DuBose, Ron Hamel, and Laurence J. O'Connell, eds., *A Matter of Principles? Ferment in U.S. Bioethics* (Valley Forge, PA: Trinity Press International, 1994)는 생명윤리에 대한 원칙중심 접근법에 대해 가장 강력하게 반대하는 의견을 많이 포함하고 있는 책이다.

6. David Schenck and Larry R. Churchill, "Ethics and Medicine: Healing the Wounds of Fate," in *Healers: Extraordinary Clinicians at Work* (New York: Oxford University Press, 2012), pp. 212−42 참조.

7. 사실, 취약성을 정의하는 한 가지 방법은 취약성을 지속적인 가능성으로, 일상생활 속에 묻혀 있던 것이 즉각적인 관심을 받는 핵심으로 떠오를 수 있는 지속적인 가능성으로 표현하는 것이다. 이와 같이 지속적이고 즉각적인 혼란의 가능성, 즉 파묻혀 있던 것이 분출되어 핵심이 될 가능성, 이것이 우리와 언제나 함께 움직이는 취약성의 본질이다. 그러므로 균형이 깨지는 것은 놀라운 일이 아니다. 그리고 균형을 되찾는 것도 놀라운 일이 아니다. 사실 이것이 삶이고 존재의 정의일 것이다.

8. 환자의 취약성과 전문가의 도움을 받는 행위를 의학 윤리의 근본이라고 말해온 사람들 가운데 그 주장을 가장 잘 펼친 사람은 Edmund Pellegrino이다. 특히 주목할 만한 자료는 그의 논문 "Toward a

Reconstruction of Medical Morality," *Journal of Philosophy and Medicine* 4, no. 1 (1979): 32−56이다. 여기에서 Pellegrino는 환자의 취약성을 "질환의 실제(the fact of illness)"로, 기꺼이 돕고자 하는 의사들의 의지를 "전문직업의 행위(the act of profession)"로 표현한다. 이 글을 보다 체계적으로 발전시킨 것이 그가 David Thomasma와 함께 쓴 책 *A Philosophical Basis of Medical Practice* (New York: Oxford University Press, 1981)이다. 이 책에서는 취약성을 전문적인 응답을 야기하는 "공리(axiom)"로 묘사한다.

9. Erwin W. Straus, "The Upright Posture," *Psychiatrie Quarterly* 26 (1952): 529−61 참조.

10. 이 문단에서 기술하는 핵심 내용을 정교하게 발전시킨 주장에 대해서는 다음을 참조하자. Annemarie Mol, *The Logic of Care: Health and the Problem of Patient Choice* (London: Routledge, 2008).

제6장

1. 환자중심적 연구방법은 새로운 연방연구프로그램인 환자중심성과연구재단 (PCORI: The Patient−Centered Outcomes Research Institute)을 상징하는 접근법인데, 이는 2010년에 제정한 환자보호와 적정진료에 관한 법률에서 요구하고 있는 사항이다. 이는 매우 환영할 만한 일로서 특히 환자와 환자의 가족을 연구팀에 포함시킬 것을 강력하게 촉구하고 있다.

2. 이 세 가지 원칙과 함께 네 번째 원칙인 무해성의 원칙을 가장 강력하게 주장하는 저자들은 Tom Beauchamp과 James Childress이다. 이들의 연구는 1979년 *Principles of Biomedical Ethics* (New York: Oxford University Press) 첫 판이 출판되면서 생명윤리학 분야를 전국적으로 유명하게 만드는 데 도움을 주었다. 이 책은 현재 7판까지 출간되었다. Larry Churchill이 다른 곳에서 주장했듯이, 원칙론적 접근법이 지닌 주요 문제점들은 Beauchamp와 Childress의 연구에서만이 아니라 이러한 원칙들을 채택하고 종종 이 접근법만이 유일하게 중요한 것처럼 말하는 광범위한 생명윤리학계 사람들의 연구에서도 분명하게 나타난다. 자세한 내용은 Larry R. Churchill's "Rejecting Principlism, Affirming

Principles," in *A Matter of Principles? Ferment in U.S. Bioethics*, ed. Edwin R. DuBose, Ron Hamel, and Laurence J. O'Connell (Valley Forge, PA: Trinity Press International, 1994), pp. 325–35 를 참조하기 바란다. Beauchamp와 Childress의 공로를 인정하자면, 이들은 우리가 여기서 논하는 관심사들을 그 이후에 연속적으로 출판한 개정판들에서 상당히 많이 인정하고 있다. *Principles of Biomedical Ethics*의 7판에는 "Moral Character"라는 제목의 장에서 덕목에 대한 훌륭한 논의가 포함되어 있다(pp. 30–61). 그들은 우리 주장의 모든 부분에 대해서는 아니어도 우리가 여기에서 전반적으로 강조한 것에 대해서는 동의할 것이다. 예를 들어, *Principles*의 7판에 나오는 다음과 같은 문장을 보자. "종종 도덕적 삶에서 가장 중요한 것은 윤리적 원칙을 고수하는 것이 아니라 신뢰할 만한 성품, 선량한 도덕심 그리고 적절한 감정적 반응성을 가지는 것이다"(p. 30). 혹은 다음 문장을 살펴보자. "자신의 행동에서 아무런 염려도 표현하지 못하는 의사나 간호사는 환자들이 가장 필요로 하는 것을 제공할 수 없다"(p. 38).

생명윤리학에서 원칙에만 의존하는 것에 대한 독특하지만 보완적인 비판에 대해서는 다음 문헌을 참조하자. Larry R. Churchill and David Schenck, "One Cheer for Bioethics: Engaging the Moral Experiences of Patients and Practitioners beyond the Big Decisions," *Cambridge Quarterly of Healthcare Ethics* 14 (2005): 389–403. 또한 또 다른 통찰력 있는 책으로는 Howard Brody, *The Healer's Power* (New Haven, CT: Yale University Press, 1992)가 있다. 여기에서 Howard Brody는 권력을 현명하게 사용하고 환자와 권력을 나누기 위해 원칙을 뛰어넘는 의료윤리가 확대되어야 한다고 길게 주장한다. Brody가 주장하는 "권력 나누기"는 우리가 여기에서 하는 작업과 아주 잘 일치하고 있다. 하지만 이 두 개념이 내포하는 의미의 가장 큰 차이점은, 우리의 "이중 행위주체성" 개념은 환자들이 자신의 질환을 다루는 힘을 증가시켜야 할 필요성을 느끼는 것으로부터 시작해서 이후에 그 힘을 임상의사에게 부여하는 반면 "권력 나누기" 개념은 원래 전문가가 가지고 있다고 추정되는 권력을 환자가 공유함을 나타낸다는 점이다. 이와 같이 누구의 관점이 중심적인지에 대한 가정이 다르고 시작점이 다르다. 우리 인터뷰는 시작점의 차이와 가정의 차이가 왜 도덕적으로 중요한지에 대한 확장된 증언이다. 우리는 우리의 개념 재정립 과정에서, 그리고 생명윤리를 하나의 영역으로, 의료윤리 강령으로, 그리고 의학교육의 도덕적 의제로 살펴보면서 이런 차이를 한층 더 강조할 것이다.

우리 분석의 많은 부분들은 페미니스트 윤리와 페미니스트 생명윤리와도 상당히 일치한다. 특히 일상적인 관계가 도덕적으로 중요하다는 점을 들어 "돌봄"을 강조하는 여러 페미니스트들의 주장과 결과적으로 의료관계의 기본을 덜 공식적이고 덜 원칙적으로 이해해야 한다고 강조하는 수많은 페미니스트 저자들의 주장이 그러하다. 우리의 논제와 가장 가까운 논리를 펴고 있는 페미니스트는 Margaret Urban Walker이다. 도덕성의 지배적인 모델인 "이론적-사법적 모델"에 대해 펼친 Walker의 설명과 비판은 페미니스트 전통 안에서 가장 날카로운 재평가 중 하나이며 이 책에서 우리가 주장하고 있는 전반적인 논제와도 긴밀하게 관련되어 있다. 그녀는 특히 이론적-사법적 체계를 뒷받침하는 권위, 인식론 그리고 과학의 모델링에 비판적이며, 윤리에 대한 보다 "설명적으로 풍부하고 정치적으로 비판적인" 접근법을 구현하는 "표현적-협력적 모델"을 받아들인다. Walker's *Moral Understandings*, 2nd. (New York: Oxford University Press, 2007, pp. 30ff, 55ff) 참조.

마지막으로, 생명윤리와 의료윤리의 원칙에 대한 Arthur W. Frank의 선견지명이 있는 재해석이 *The Hastings Center Report* (July-August 1998, pp. 37-41)의 논평에 기술되어 있다. Paul A. Komesaroff의 작업과 그의 "미세 윤리학" 개념에 기대어 Frank는 그가 검토하는 환자 이야기들에서 세 가지 중요한 원칙을 찾아낸다. (1) 자기와 다른 사람들 재현하기(representation), (2) 아픈 사람들과 건강한 사람들 사이의 호혜 (reciprocity), (3) 질병과, 자기 자신과, 그리고 다른 사람들과 화해하기 (reconciliation)이다. 이 세 가지는 모두 삶의 우발성에 대한 인식이라는 더 큰 맥락 안에서 작동한다고 Frank는 주장한다. 또한 그는, 그의 원칙들이 분명하게 보여주듯이, 관계를 중요시하게 되면 건강 전문가들이 아주 다르게 생각하게 되고 또한 다르게 행동하게 된다고 주장하면서, 이것을 "아직까지 표현되지 않은 윤리의 시작"(p. 37)이라고 부른다. 이런 윤리, 아직까지 표현되지 않은 윤리를 명확하게 표현하는 것이 우리가 이 책에서 수행하고자 하는 과제이다. Komesaroff's article "From Bioethics to Microethics: Ethical Debate and Clinical Medicine," in *Troubled Bodies: Critical Perspectives on Postmodernism, Medical Ethics and the Body*, ed. Paul A. Komesaroff (Durham, NC: Duke University Press, 1995)도 참조하자.

생명윤리의 표준원칙들이 사용되는지 여부와 언제 사용되는지를 이해하고자 하는 최근의 연구 결과에 의하면 연구 대상자들이 이러한 원칙을 지지하기는 하지만 더 중요하게 생각하는 것은 그 원리들이 제시된 사례들의 상황적 요인들이었다. 따라서 그들의 결정은 본질적으로 경우론적(casuistic)이라고 할 수 있다. Katie Page, "The Four Principles: Can They Be Measured and Do They Predict Ethical Decision Making?" *BMC Medical Ethics* 13, no. 10 (2012), http://www.biomedcentral.com/1472−6939/13/10, accessed on April 27, 2013 참조.

3. *The Enlightenment: An Interpretation, vol. 2: The Science of Freedom* (New York: W. W. Norton, 1969), especially "The Science of Man," pp. 167−215에서 물리학을 핵심 패러다임으로 하는 정치학의 중심성에 대한 Peter Gay의 고전적인 설명을 참조하자.

4. 규범적 설명이 도움이 되려면 일상적인 실천에 내재된 규범을 면밀하게 살펴야 한다. 이러한 실천과 규범이 의도된 선행을 실제로 성취하는지 여부는 이해당사자들, 특히 의료제공자와 환자의 판단에 달려 있다. 여기에서 우리가 주장하고자 하는 바는 생명윤리와 그 원칙들이 (1) 일상적인 실천을 담보하는 의사−환자 관계에 충분히 세심한 주의를 기울이지 못해왔고, (2) 환자들의 건강 관리 경험에 충분히 신경쓰지 못해왔다는 점이다. 이러한 비판에 취약한 생명윤리학자들은 오직 규칙과 심판에 대해서만 논평하는 농구 분석가들과 같다. 그들은 경계를 벗어난 선수들의 발동작과 파울에 사로 잡혀서, 일상적으로 경기장 안에서 일어나는 공의 복잡한 움직임과 공격과 방어 패턴들을 놓치고 있다.

5. 주로 전문적인 선의를 베푸는 가부장적 규범 안에서 교육받은 연로한 의사들보다는 자율성의 시대에 성장한 젊은 의사들의 기대와 습관에서 아직까지 이를 더 많이 경험하고 있다고 말해 두어야 할 것 같다.

6. 원칙으로서 "유익성(beneficence)"의 가치와 기원에 대한 자세한 논의는 다음을 참고하자. Larry R. Churchill's entry in the *Encyclopedia of Bioethics*, 4th ed., ed. Bruce Jennings (New York: Gale-Macmillan, 2013), 출간 예정.

7. 자율성의 위험성에 대한 최종적인 언급은 그것이 특히 미국적인 환경과 관련이 있기 때문에 순서상 여기에서 하게 된다. Michael Sandel이 최근에 주장했듯이, 미국은 시장 경제에서 시장 사회로 옮겨 갔다(*What Money Can't Buy: The Moral Limits of Markets* [New York: Parrar, Straus and Giroux, 2012]). 우리가 의료 서비스를 이해하고 여기에 가치를 부여하는 방식이 바로 이러하다. 이와 같이 시장 사고가 만연한다는 것은 정치적 개념에서 시작된 자율성에 대한 존중이 다양한 서비스 가운데서 자유롭게 선택하는 소비자 자율성에 대한 존중으로 바뀌는 경향이 나타난다는 의미이다. 이러한 전환으로, 자신의 삶의 가치에 맞는 선택을 저울질하는 것이 상품과 서비스에 대한 현명한 쇼핑을 하는 능력을 평가하는 것으로 바뀌게 된다. '사람으로서의 환자'를 보는 대신 '소비자로서의 환자'를 만나게 된다. 미국 문화에는 의료윤리의 이러한 전환을 지지하고 장려하는 측면이 많다. 이 지점에서 우리의 목표는 이러한 전환에 반대하는 주장을 펼치려는 것이 아니라, 단지 의료윤리의 이와 같은 전형적인 생명윤리 모델링에 내재된 추가적인 위험에 주의를 기울이자고 말하고 싶은 것이다. 전문가 윤리가 의료 및 의료의 상호작용이 상업화하는 것을 막아줄 것이라고 생각할 수도 있다. 실제로, 전문적 윤리는 전체적으로 시장의 힘, 환자의 요구 또는 치료에 대한 정치적 간섭 같은 것을 판단하기 위한 독립적인 측정 기준을 제공한다. 하지만, 의료윤리는 그러한 보호 역할을 부분적으로만 할 수 있다. 그 이유는 의료윤리 역시 상업화되어 왔고 그것이 지닌 자기-보호적이고 노동조합 위주인 의제들로 인해 환자들의 경험으로부터 소외되었기 때문이다.

8. 이 지점에서 회의론자들은 우리가 여기에서 묘사하는 것들이 단지 과거에만 존재했던, 아니 아마도 이상적인 과거에만 존재했던, 환자-의사 관계의 이상적인 형태라고 이의를 제기할지 모르겠다. 산업 모델의 효율성을 중시하는 현재의 의료환경에서 우리가 말하는 것은 불가능할 수 있고 최선의 상태에서도 대단히 불완전할 수 있다. 회의론자들은, 더 나

아가, 대부분의 우리 사례들이 만성질환을 가진 환자들로부터 나온 것이며, 능률이 주된 평가기준인 다양한 시술 중심의 치료를 받은 환자들로부터 나온 것은 아니라고 말할 것이다. 이것이 정말로 우리가 낯선 사람들 간에 흔히 형성하는 의료 관계의 실행가능한 모델일까요? 설사 그것이 바람직하다고 해도, 누가 실제로 우리가 여기에서 묘사하는 그런 종류의 관계를 맺을 시간을 가질 수 있을까요?

　이런 회의론에 대한 우리의 반응은 다음과 같다. 먼저 우리는 여기에서 우리가 이상적인 것이라고 제안한 것을 달성하는 데 항상 더 많은 시간이 걸린다는 가정을 인정할 수 없다. 임상의사들이 『치유자(Healers)』에서 설명했던 것처럼, 가장 바람직한 관계 기술은 추가적으로 해야 할 어떤 일이 아니라 이미 수행했던 일들을 다르게 수행하는 것일 뿐이다. 자신을 믿을 만한 의사로 만드는 것은 시간을 얼마나 더 쓰는가의 문제가 아니라 자신이 가지고 있는 그 시간 동안 어떻게 진정한 마음으로 함께 있는가의 문제이다. 즉, 질병 뒤의 사람에게 관심을 보임으로써 진정한 연결고리를 만들고, 지속적으로 배려하고 도와줄 수 있음을 느끼게 하는 것이다. 우리가 여기에서 제시하는 방법이 환자들에게는 더 나은 치료 성과를 가져다주고 의사들에게는 더 많은 직업적 만족을 준다는 증거들은 점점 더 많아지고 있다. 사실 일반적으로 행해지는 "좋은" 의료 모델이 갖는 주요 결함은 그것이 관계적 차원에 더 두드러진 자리를 내주지 않는다는 것이다. 마지막으로, 우리는 회의론자들에게 제3장을 다시 읽어 보고, 그리고 거기에 묘사된 실패들이 전형적으로 비효율, 좋지 않은 결과, 지속성의 결여를 야기하며, 궁극적으로는 의사, 환자 그리고 사회에 비용 부담을 증가시킨다는 점에 주목해 달라고 요청하고 싶다.

9. http://www.ama-assn.org/ama/pub/physician-resources/medical-ethics/code-medical-ethics/principles-medical-ethics.page?, accessed on June 25, 2012.
10. Ludwig Edelstein, *The Hippocratic Oath: Text, Translation and Interpretation,* supplement to the *Bulletin of the History of Medicine,* no. 1 (Baltimore, MD: Johns Hopkins Press, 1943).
11. AMA Code of Medical Ethics.

12. "American College of Physicians Ethics Manual, Sixth Edition," in *Annals of Internal Medicine* 156, no. 1 (pt. 2, Supplement, 2012): 73－104. 매우 사려 깊은 설명서임에도 불구하고 핵심 아이디어에 환자가 진지하게 기여했다는 사실을 나타내는 구절은 전혀 없다.

13. David Mechanic, "Changing Medical Organization and the Erosion of Trust," *Milbank Quarterly* 74 (1996): 171－89를 참조하자. 또한 사회학자 William Sullivan은 의사들이 잃어버린 전문성을 되찾기 위해서는 공공복지와 환자들의 이익에 관심을 가져야 한다고 웅변적으로 주장했다.

14. The Code of Ethics for Nurses with Interpretive Statements at http://www.nursingworld.org/MainMenuCategories/EthicsStandards/CodeofEthicsforNurses/Code－of－Ethics.pdf, accessed on June 25, 2012.

15. Ibid.

16. Sarah Breier－Mackie, "Medical Ethics and Nursing Ethics: Is There Really Any Difference?" *Gastroenterology Nursing* 29, no. 2 (March－April 2006): 182－83.

17. 밴더빌트 대학병원 의료원의 <환자의 권리와 책임> 리스트가 전형적인 사례이다. http://www.mc.vanderbilt.edu/documents/main/files/PatientRightsResponsibilities07.pdf, accessed on April 27, 2013. 우리가 체계적으로 조사한 것은 아니지만, 존스 홉킨스 대학병원, 듀크 대학 병원, 메사츄세츠 종합병원의 <환자의 권리와 책임> 리스트는 밴더빌트 대학병원의 리스트와 매우 유사하다.

18. 약 20년 전에 Pew－Fetzer Task Force는 "관계－중심 치료"라고 부르는 건강관리 패러다임을 권고했다. 우리는 그들의 목표에 대체로 동의하지만 주의사항을 덧붙이고자 한다. 전문가들이 환자들의 경험으로부터 단절되거나 환자들의 경험을 간과하고 그 관계를 정의한다면 "관계－중심 치료"는 기존의 의료 서비스보다 나을 것이 없다. 관계는 정말로 중요하다, 왜냐하면 그것으로 인해 의사가 어떻게 환자에게 초점을 맞출 것인지 그리하여 결과적으로 어떻게 환자를 도울 것인지를 알 수 있

기 때문이다. 의료윤리를 개혁하려는 모든 노력은, 환자들이 이를 충분히 이해하고 그들의 의료 요구가 분명하게 존중되지 않는 한, 그 진심이 의심받을 것이다. 환자가 이런 방식으로 진료의 진정한 중심에 있을 때, 적절하고 효율적인 관계는 자동적으로 따라올 것이다. Carol P. Tresolini and the Pew-Fetzer Task Force, *Health Professions Education and Relationship-Centered Care* (San Francisco: Pew Health Professions Commission, 1994) 참조.

19. Iris Murdoch, *The Sovereignty of Good* (London: Routledge & Kegan Paul, 1970), p. 37.
20. Ibid.

찾아보기

저자 소개

Larry R. Churchill

래리 R. 처칠(Larry R. Churchill)은 밴더빌트(Vanderbilt)의 앤 게데스 스탈만 의학윤리교수, 의학교수이면서 철학과 종교학 교수이다. 주요 저서로는 1987년의 책『미국 의료 배급(Rationing Health Care in America)』(노트르담 대학교 출판부), 1994년의 『자기 이익과 보편적 의료(Self-Interest and Universal Health Care)』(하버드 대학교 출판, 1995년 초이스 매거진 우수학술도서 선정) 등이 있다. 2002년에는 마리온 데니스(Marion Danis), 캐롤린 클랜시(Carolyn Clancy)와 함께『보건정책의 윤리적 차원(Ethical Dimensions of Health Policy)』(옥스퍼드 대학 출판부)을 편집했다. 가장 최근의 저서로는 데이비드 쉔크(David Schenck)와 함께 쓴『치유자(Healers: Extraordinary Clinicians at Work)』(옥스퍼드 대학 출판부, 2011)가 있다. 윤리와 보건정책 분야에서의 연구를 기반으로 1991년에 국립과학원 의학연구소에 선출되었고 2000년에는 헤이스팅스 센터의 펠로우로 선정되었다.

Joseph B. Fanning

조셉 B. 패닝(Joseph B. Fanning)은 밴더빌트 대학교 메디컬 센터와 의생명 윤리 센터의 조교수이다. 임상윤리 상담서비스 책임자로 환자, 가족, 임상의와 함께 환자 치료 시 발생하는 윤리적 문제에 협력하고 있다. 그의 연구는 치료관계를 구축할 때 커뮤니케이션의 중요성에 초점을 맞추고 있다. 2009년에는 엘렌 라이트 클레이튼(Ellen Wright Clayton)과 함께 의학 유전학의 영적, 종교적 문제에 초점을 맞춘 미국 의학 유전학 저널의 특별호를 공동 편집했다. 또한 임상 윤리 상담의 철학과 실제에 관한 논문들을 공동 집필해왔다. 그는 침례교 치유 신탁에서 자금을 지원하는 파일럿 프로젝트의 수석 연구원이며, 이 프로젝트는 의료팀과 능력을 상실한 환자들의 가족이 향후 치료 과정에 대한 기대치를 어떻게 조정할 수 있을지 이해하려는 프로젝트이다. 그는 또한 메디컬 센터에서 의료윤리를 가르치고 있으며, 미국에서의 죽음과 임종에 관한 학부 과정을 이끌고 있다.

David Schenck

데이비드 쉔크(David Schenck)는 밴더빌트 대학교 메디컬 센터의 의생명 윤리와 사회 센터 그리고 의학과의 연구 조교수이다. 철학과 종교학 교수로 20여 년 재직 후 무료 진료소의 창립 상임이사로 일했으며, 노숙자를 위한 의료 옹호자 및 상담자로 활동했다. 지난 20여 년 동안 그는 여러 호스피스에서 자원 봉사도 하면서 일을 하였다. 쉔크는 내과학 연보(Annals of Internal Medicine), 케임브리지 의료윤리 계간지(Cambridge Quarterly of Healthcare Ethics), 사회의학 리더(Social Medicine Reader), 사회(Society), 영국 사회 현상학 저널(Journal of the British Society for Phenomenology), 현상학과 철학적 연구(Phenomenology and Philosophical Research), 사운딩(Soundings), 종교윤리 저널(Journal of Religious Ethics), 국제 철학 계간지(Inter-national Philosophical Quarterly), 국제 철학 연구(International Studies in Philosophy), 인간 연구(Human Studies) 등의 학술지에 논문을 발표해왔다. 래리 R. 처칠(Larry R. Churchill)과 함께 『치유자(Healers: Extra-ordinary Clinicians at Work)』(옥스퍼드 대학 출판부, 2011)의 저자이기도 하다.

역자 소개

정영화 (鄭永和)

서울대학교 의과대학을 졸업하고 1989년부터 2022년까지 울산의대와 서울아산병원 소화기내과에서 겸임교수로 근무하였다. 현재 울산의대, 서울아산병원 명예교수이며 <의료인문학연구소 공감클리닉> 소장이다. 지금까지 200여 편의 논문을 국내외 저명학술지에 게재하였고, 내과학 및 소화기학 교과서 10여 권의 저술에 참여하였다. 또한, 지금까지 30여 편의 학위논문을 지도하였고 10여 건의 국내외 특허도 취득하여 등록하였다. 다수의 학회에서 임원으로 활동하였으며, 특히, 국제학술지 Liver International에서 Associate Editor를 역임하였고, 현재 다수의 국제 저명학술지에서 편집위원으로 일하고 있다. 그리고 2023년 종합 문예지 『스토리 문학』에서 시인으로 등단하였다.

주된 학문적 관심사는 바이러스성 간염에서 간세포암종과 간섬유화의 발생기전이다. 또한, 임상적으로 간세포암종의 진단과 치료에 관심을 가지고 지금까지 40여 년 동안 진료 현장을 지켜오면서 다양한 간질환 환자들을 진료하였다. 장기간 환자를 진료해 오면서, 진료실을 보다 따뜻하고 풍요롭게 만들기 위해서 환자들의 스토리와 환자들이 내면으로부터 외치는 목소리에 귀를 기울일 필요가 있음을 절감하고 있다. 또한, 진료실에서 환자중심적인 진료를 지속하기 위해서는 의료진에 대한 교육이 보다 공감지향적으로 변화할 필요가 있다고 생각하고 있다. 이런 이유로, 최근 들어 의료인문학과 의료윤리에 관심을 가지고 공감클리닉을 만드는 일에 힘을 쏟고 있는 중이다.

저서로는 『간기능검사 돋보기』(학지사메디컬, 2023), 『네가 제일 예쁘다』(박영사, 2022), 『김 박사의 공감진료 스토리』(박영사, 2022), 『김 박사의 공감클리닉』(박영사, 2021), 『간을 아끼는 지혜』(고려의학, 1996), 『Individualized Therapy for Hepatocellular Carcinoma』(WILEY, 2017), 『Systemic Anticancer Therapy for Hepatocellular Carcinoma』(Jin Publishng Co., 2011)가 있고, 번역서 『이야기로 푸는 의학』(학지사, 2020)을 출간하기도 하였다.

이경란 (李京蘭)

이화여자대학교 영어영문과를 졸업하고 동대학원에서 20세기 전환기 미국 여성작가 연구로 영문학 문학박사학위를 받았다. 이화여자대학교 이화인문과학원 연구교수를 역임했고, 현재 <도서출판 공감앤스토리> 대표 및 <의료인문학연구소 공감클리닉> 연구위원장으로 일하고 있다. 여성, 소수자, 포스트휴먼에 관심을 두고 연구를 하였으며, 최근에는 특히 이야기와 문학의 치유적 힘과 문학과 의학 다리놓기에 관심을 가지고 있다.

저서로는 『로지 브라이도티, 포스트휴먼』(2017), 『미국이민소설의 초국가적 역동성』(2011, 공저), 『젠더와 문학: 19세기 미국여성문학 연구』(2010) 등이 있고, 역서로는 『행복의 약속: 불행한 자들을 위한 문화비평』(2021, 공역), 『이야기로 푸는 의학』(공역, 2020), 『내러티브 메디슨: 병원에서의 스토리텔링』(2019, 공역), 『나의 어머니는 컴퓨터였다: 디지털 주체와 문학텍스트』(2016, 공역), 『포스트휴먼』(2015) 등이 있다.

공감 Empathy 의료인문학연구소 **공감클리닉** (ecps.co.kr)

본 연구소는 특히 인간에 대한 애정을 가지고 인문학적 접근에 관심 있는 전문가들의 지혜를 모아 의료인문학적 관점에서 환자들에게 최대한의 이익을 가져다 줄 수 있는 방안을 모색하고 환자들과 함께 손잡고 걸을 수 있는 길을 찾고자 설립되었다. 따뜻하고 풍성한 진료실을 조성하고자 하는 각계의 전문가, 환자, 보호자, 의료정책 입안자들의 노력이 합쳐져 우리의 진료실이 모두 '공감클리닉'으로 변할 수 있기를 소망한다. 북클럽, 세미나, 강좌 등을 통한 전문가 양성, 환자 상담, 의료인 상담, 교육자료 개발, 의료인 양성 교육기관과 병원 관계자들과의 간담회, 관련 도서 발간 등의 사업을 수행하고 있다.

좋은 의사 나쁜 의사

초판발행	2023년 9월 25일
지은이	Larry R. Churchill · Joseph B. Fanning · David Schenck
옮긴이	정영화 · 이경란
펴낸이	안종만 · 안상준
편 집	김민조
기획/마케팅	박부하
표지디자인	이영경
제 작	고철민 · 조영환
펴낸곳	(주) **박영사**
	서울특별시 금천구 가산디지털2로 53, 210호(가산동, 한라시그마밸리)
	등록 1959. 3. 11. 제300-1959-1호(倫)
전 화	02)733-6771
f a x	02)736-4818
e-mail	pys@pybook.co.kr
homepage	www.pybook.co.kr
ISBN	979-11-303-1814-1 93510

* 파본은 구입하신 곳에서 교환해 드립니다. 본서의 무단복제행위를 금합니다.

정 가	17,000원